早期新生儿护理手册

主　编　魏克伦　姜　红　李　健

科学出版社

北　京

内 容 简 介

　　本书全面介绍了早期新生儿生长发育、早期疾病诊治、急救、护理方面的新技术的相关前沿新知识,重点阐述了早期新生儿发育支持、新生儿病房管理、危重新生儿监护、新生儿分类与评估和早期新生儿营养与喂养等内容。从病区的设计到感染控制的细节,从疾病的病情观察到护理技术的操作,力求覆盖早期新生儿管理的全部内容;同时增加了新生儿护理操作标准及考核评分表,可为新生儿护理操作流程提供专业的指导。本书内容科学、全面、新颖、实用,可作为临床临床医师、护理人员规范化培训的考核用书。

图书在版编目 (CIP) 数据

早期新生儿护理手册 / 魏克伦,姜红,李健主编 .—北京:科学出版社,2019.3
ISBN 978-7-03-060771-3

Ⅰ.①早… Ⅱ.①魏… ②姜… ③李… Ⅲ.①新生儿—护理—手册 Ⅳ.① R174-62

中国版本图书馆 CIP 数据核字 (2019) 第 043270 号

责任编辑:郝文娜 / 责任校对:郭瑞芝
责任印制:肖　兴 / 封面设计:吴朝洪

科 学 出 版 社出版
北京东黄城根北街 16 号
邮政编码:100717
http://www.sciencep.com

三河市春园印刷有限公司 印刷
科学出版社发行　各地新华书店经销

*

2019 年 3 月第　一　版　开本:880×1230　1/32
2020 年 1 月第二次印刷　印张:10 1/8
字数:208 000

定价:65.00 元
(如有印装质量问题,我社负责调换)

编委名单

主　编　魏克伦　姜　红　李　健

副主编　魏　兵　于新颖　李雪华　张英慧
　　　　　杨　凡

编　者（以姓氏笔画为序）

于新颖	孔超男	列锦艮	闫玉荦
许　丽	孙方丽	李　娟	李　健
李雪华	杨　凡	吴　桐	何晓光
张英慧	陈　丹	易显丽	姜　红
娄　未	莫　莉	董彦君	甄　妮
魏　兵	魏克伦		

前　言

随着新生儿学科诊疗技术水平的不断进步，新生儿发病率与病死率逐年下降，其护理技术也在与时俱进。

早期新生儿是指出生后1周内的新生儿。本书围绕早期新生儿各系统相关护理问题进行指导，既介绍了早期新生儿生长发育及护理的相关知识，也介绍了新生儿疾病防治的新内容，特别是有关新生儿早期疾病诊治、急救在护理方面的新技术。在满足专业人士作为临床参考用书的同时，也是指导新生儿护理人员临床工作的实用手册。本书坚持理论联系实际，各章节经过仔细斟酌，力求覆盖早期新生儿管理的全部内容。从病区的设计到感染控制的细节，从疾病的病情观察到护理技术的操作；同时增加了新生儿护理操作标准及考核评分表，可为新生儿护理操作流程提供专业的指导，也可作为规范化培训的考核标准，有重要的临床指导意义和实用价值。本书提供了科学、全面、新颖、实用的早期新生儿护理理念和方法。

本书汲取了国内外诸多专家、学者的研究成果，在此向有关作者致以深切的谢意！同时欢迎同领域专业人士交流探讨，也恳请各位读者批评指正，为新生儿管理的专业化发展而努力前行！

魏克伦　姜　红　李　健

2018年10月

目　录

第1章
以家庭为中心的护理

第一节 新生命诞生对家庭的影响

新生儿的诞生意味着两人世界的结束，造就新生命的夫妻承担起了做父母的责任是多重关系的开始。父母通过与孩子之间的亲密接触，逐渐理解孩子的行为、啼哭甚至表情，进而建立起与孩子之间的亲密关系。从传统观点上来说，母亲是孩子的主要照顾者，而父亲更多的是扮演养家者的角色，但对于一对夫妇来说，明确的理解各自的责任是家庭稳定的重要基石，尤其当孩子由于疾病的原因需要入住新生儿病房或新生儿重症监护室，压力更加复杂。

一、家庭的定义

家庭是在婚姻关系、血缘关系基础上产生的，是构成社会的基本单位，是人类最基本最重要的一种制度的群体形式。家庭通过家庭成员，以及家庭成员与社会的联系形成基本构架。住院新生儿尽管医护人员对患儿的照护较多，但家庭才依旧是患儿的最初来源和最终去处。

二、角色理论

（一）角色定义

角色是社会心理学中的一个专有术语，是对某特定位置的行为期待与行为要求，是一个人在多层面、多方位的人际关系中的身份和地位。每个角色都有各自特定的行为及社会赋予这些角色的期望，这些期望引导个体扮演各自的角色。个体由于成熟度和生命阶段的不同对于角色扮演的需求反应也不同。角色理论存在7种角色相关问题：①角色模糊；②角色冲突；③角色不协调；④角色负担过重；⑤角色负担过轻；⑥角色资历过高；⑦角色资历过低：当发生这些问题时就会导致角色压力和紧张，个人或者参与互动的合作者就会出现失意、压力、焦虑等不良情绪。

（二）角色改变

角色转变基于个体或其他相关人员的需要，呈现出持续、动态、缓慢的发展。角色的改变需要摆脱以前的行为模式和心理特点，发展另一种角色所需的行为模式和特点。相应角色行为的改变会给个体带来压力，但不改变角色所导致的个体内部和个体之间的角色冲突又会带来更多的压力和焦虑，故新生儿妈妈需要主动调节好工作和家庭的关系，避免压力和焦虑的发生。成功的角色改变步骤，包括确认其他相关个人的角色、确认新角色的社会期望、发展新角色所需要的能力、承担新角色、调整新角色。

1. **母亲角色的转变**　母亲和孩子之间的联系从妊娠时开始，随孩子的出生这种亲密关系逐渐增强，但也因母亲自身情况的不同而有所差异。刚结束分娩的女性正是最虚弱、最具有不确定感的时候，尤其新生儿需要住院治疗时，更增加了母亲角色转变的难度。

影响亲子关系建立的母亲因素主要包括：①妊娠期间的健康状况；②分娩经历和方式；③社会和家庭支持网络；④工作约束；⑤自我认同感；⑥与孩子父亲等其他重要人物的关系。

孩子住院延迟了正常的角色转变，母亲由此体验到的不适情感主要包括3个方面。①分离感：新生儿母亲不能承担自己孩子的照顾任务，是一件让人难以接受的事情。孩子交给医护人员照顾，缺少与孩子之间的亲密接触会造成母亲角色的缺失进而产生分离感。②自责和负罪感：每一位母亲都希望自己能为家庭带来一个健康的孩子，当出生的孩子打破了这种愿望时，母亲会认为是自己的过错，从而产生负罪感。③悲伤和失去感：当孩子入住病房时，父母就相当于暂时失去了他们的孩子，与孩子相关的场景都将推迟。虽然这不是实质性的失去孩子，但某些时候造成的悲伤程度却相同，担心孩子的预后也增加了悲伤感的产生。

2. 父亲角色的转变 当孩子出生后，许多男性意识到"父亲"这个角色带来的挑战远比想象中大，这意味着情感、身体和财政等多方面的挑战。住院新生儿父亲的支持能给母亲带来更大的力量，让父亲融入到孩子的照顾中，可以增强家庭的稳定性。

新生儿父亲经历角色转变时也会有害怕、压力、疏离感等不良情绪，其原因主要包括3个方面。①财政负担：许多父亲需要重新平衡工作和家庭的压力。一份有薪水的工作代表着稳定和自我价值的社会认可，但是有些父亲需要承担更多的工作来应对孩子的出生，这种转变会导致父亲只意识到自己在赚钱上的重要性，而忽略自己在照顾孩子上的作用。②对孩子母亲的支持：不管是在医院还是在家里，丈夫的支持和鼓励都能够提高妻子应对母亲角色的应对能力。父亲参与到照顾新生儿当中有助于孩子母亲的健康，尤其对于低出生体重儿的母亲来说，这种作用更加明显，但父亲在承担支持者任务的同时也需要被支持和帮助。③情感压抑：当新生儿患有严重的疾病时，父亲会经历长期的"失控"感觉，医院病房相对限制父亲的探视，父亲缺乏对孩子病情的了解，但是又需要在关键时刻做出决定，这些都会持续加重父亲的情感压抑。

（三）父母压力表现

压力是个体对作用于自身的内外环境刺激做出认真评价后引起的一系列非特异性生理及心理紧张性反应状态的过程，是一个包括刺激、认知评价及反应3个环节的动态过程。早期新生儿父母可能经历压力失调，当家庭内部分歧或家庭成员刻意压抑自己的情感时，这种压力失调表现会更加明显，主要表现为父母无效应对：①不能接受新的信息，不断重复既定的事实；②不能清楚的思考和解决问题，不能分清事情的主次；③不能完成照顾孩子的任务，个体有效感缺失；④与周围环境脱离；⑤退缩或易激惹。

（四）压力应对

应对是压力与健康的中介机制，对身心健康的保护起到重要作用。压力的应对重点在于预防压力的产生及减轻压力对健康的影响，根据压力过程的特点，压力应对主要有四大原则：①减少压力的刺激；②正确认识和评价压力；③减轻压力反应；④寻求专业帮助。

第二节 家庭在早期新生儿护理中的作用

一、家庭参与护理的演变历程

1957年英国建立第一家婴儿特殊照顾病房，新生儿治疗的核心原则是保护脆弱的新生命，照护工作由专业的医师进行。在抗生素广泛应用之前，医护人员认为家长是潜在的病菌携带者，因此当时的新生儿病房禁止家长探视，忽略了父母在新生儿照护中的独特作用，以及父母与早期新生儿身体和情感的隔离对新生儿后期生长发育的不良影响。20世纪70年代，新生儿重症监护室开始出现，医疗技术和支持性治疗飞速发展，医疗性干预的水平不断提高，超低、极低出生体重儿的存活率不断提高，住院期间家长的参与也逐渐被认为是完善家庭功能的一部分，医院开始关注亲子关系对新生儿的积极作用，鼓励家长参与到新生儿的护理工作中来。20世纪80年代开始强调母乳喂养和母亲参与照护的重要性，同时倡导医疗环境的人性化。许多新生儿病房也逐渐认识到家庭是新生儿护理的核心，逐渐形成以家庭为中心的医疗护理模式来鼓励家长参与早期新生儿的护理。

国内"以家庭为中心"的护理理念最早由范丽于2001年引进我国，随后开始有学者陆续进行研究。家庭参与和个体化照护指导能够有效促进父母积极情绪的形成，促进新生儿生长及智能的发育。父母共同参与新生儿的护理能够使其获得更多的护理知识，在促进孩子行动能力、提高对孩子的支持性等方面均得到加强，其积极作用已经得到国内学者的广泛认同，越来越多的研究开始关注新生儿的心理健康及远期预后。有大量研究指出，父母的爱和亲子关系在孩子的大脑发育上起着至关重要的作用；有专家指出，孩子和父母开始接触，是其社会性大脑开始发育的时机，此时受到的不良影响越少，孩子成年后应对社会和情感困难的能力就越强。

二、以家庭为中心的护理

1. "以家庭为中心"的护理的定义　"以家庭为中心"的护理理念最早于1972年由Fond及Luciano提出，Yauger（1972）第一次定义其为"认识家庭面对的问题和需求，并提供家庭中的每位成员适宜的服务"。Porter（1979）更进一步的将其定义为"一种开放的、多层面的健康管理体系，每个人都无法从其身处的家庭与环境中孤立出来，应有效并高效地利用医疗服务机构和患者家庭中每位成员的能力，并有效协调这些能力。"Rushton（1990）将其描述为"由患儿父母和医护工作者共同努力达成的一致。"这被认为是这一思想在临床工作中的定义。英国将其概括为7个部分：①家庭必须参与在整个过程中；②必须评估家庭成员的个性特征；③父母必须参与做决定；④主要照顾者应参与照护计划的制订和评价；⑤家庭应参与一些技术性的照顾；⑥日常照护应在院内鼓励练习，除非对患儿不利；⑦应在患儿出院后给予持续的支持。

高质量的早期新生儿护理必须以家庭为中心，这一模式要求新生儿的家庭完全参与照护或治疗过程，同时医务工作者也应对其家庭给予足够的尊重与支持。"以家庭为中心"的护理要求在患儿父母与医护人员之间建立起自由开放的沟通交流，它包括八大要素：①重视家庭的影响贯穿于患儿的一生；②强调家庭与医务人员的联系；③重视家庭的不同文化背景；④认识到并重视不同家庭的应对方式；⑤满足不同家庭的需求，给予家庭发展上的、健康教育上的、心理及情感上的、环境上及财力上的支持；⑥重视家庭与家庭之间的支持及社会支持；⑦注重医院内的、社区的医疗服务支持体系，应考虑灵活性、可行性以及综合性；⑧认识到患儿是家庭的一部分，但是又是独立的个体。

2. "以家庭为中心"的护理的内涵　"以家庭为中心"的护理的核心概念包括：①尊重患儿及家庭；②传送健康信息；③尊重患儿选择权；④强调患儿、家庭及照顾者间的协作；⑤给予力量及支持；⑥有弹性、授权。其中提高能力和授权最为根本。

三、"以家庭为中心"的护理在新生儿应用中的问题

家庭在早期新生儿照护中扮演着重要角色，在新生儿科实施"以家庭为中心"的护理模式意味着医护人员应该认识到家庭在新生儿生活中的作用是恒久不变的；家庭参与将使患儿获得更优质的护理；医护人员和父母在照顾孩子的过程中是合作者的关系。"以家庭为中心"的护理注重尊重家长的需求，通过与家长的共同合作、信息共享，更好地促进患儿的健康和家庭单元的稳固。"以家庭为中心"护理的实施应该从患儿入院开始，但由于国情和文化差异，"以家庭为中心"的护理工作在现有条件下开展与推进，还存在包括政策、法律等相关问题上的诸多障碍与阻力。

"以家庭为中心"的护理模式是新生儿科护理发展的趋势，是从传统的以照护人员为中心的、完成照护任务为直接目标的护理向整体化的、个性化的、建立医患合作关系为基础的新型护理模式的转变。父母承担照护

责任、促进有效沟通、保证信息供给、提供感情支持能满足亲子需求，减少焦虑和抑郁的发生。对于绝大多数医疗机构来说，接受并实施"以家庭为中心"的护理意味着一种医院文化的变更，而这种转变涉及观念、教育和客观环境等多方面问题，所以"以家庭为中心"的护理模式在新生儿临床实践应用中会遇到诸多阻力。同时由于"以家庭为中心"的护理要求更多的人力资源的填充，我国目前新生儿科护士短缺也限制了这种护理模式的开展；再者护士本身观念和教育的缺乏也使其难以胜任"以家庭为中心"的护理模式的展开和推广。因此，要更好地推行"以家庭为中心的护理"，建立新的照护模式是新生儿护理的发展方向。要真正做到以家庭为中心，必须转变护士的服务理念并进行专业化的培训，优化护理人力资源配备和人员结构，让医院管理者、患儿家属了解以家庭为中心的护理并参与进来，而不是边缘化他们的角色，让父母成为医疗团队的合作伙伴共同促进早期新生儿的恢复。

第三节　早期新生儿的家庭支持

家庭系统是经验家庭治疗首先提出的概念，它认为家庭是一个稳定的系统，家庭成员交互作用产生的有形或无形的规则构成了比较稳定的家庭结构。积极有效的家庭系统要求家庭成员有能力适应新的环境，能够从外界得到有效反馈并认识到家庭目前遇到的困难。早期新生儿的照护，需要有效的家庭系统来帮助其正确的面对困难，积极地寻找信息和资源，并更好的利用外界各种支持系统。反之，则会害怕改变、质疑各种外界的帮助。

对于新生儿护理人员来说，主要的护理目标是通过以家庭为中心的护理，使家长能够在新生儿早期就掌握正确的育儿技巧，并以一个完整家庭单元的形式呈现。在护理工作中应用"家庭系统"的概念能够帮助护理人员更好的描述一个家庭中各个个体之间的关系，从而更好地识别一个家庭结构上、功能上和发展上的需要，更确切地说是能够识别其生理、心理、情感上的需求。家庭的结构和组织形式决定了各个家庭成员的行为，各个家庭成员之间的沟通和反馈对于整个家庭系统功能的运行至关重要。个体化的家庭系统评估是以家庭为中心护理模式的基础，要求临床护理工作者能够评估每个家庭及家庭内部成员的特定需要。在进行家庭评估时，不能够脱离一个家庭系统的其他部分来评估其某一部分。

一、新生儿家庭的主要需求及评估

需求是人的大脑对各种事物的反应，包括生理需求、精神需求、心理需求与社会需求，是驱动人从事活动的基本力量，是人的行为积极性的起源。目前我国对影响家长生理需求、应对方式和社会支持方面的研究还比较少。早期新生儿家长的心理需求有哪些，影响因素是什么，迫切需求是什么，心理需求与应对方式及社会支持之间的关系是怎样的，这些都需要进一步的研究。

（一）情感需求

父母与孩子之间的联系从出生就开始建立，但是对于需要住医院的新生儿来说，亲子关系只有当父母能够开始抚摸和照顾自己的孩子才开始正式形成，因此家属的参与应该从入院时开始。父母可以安慰、抚摸、怀抱孩子，做抚触或袋鼠式护理，这些交流有助于孩子的生理和行为发展，也能够使家长建立与孩子的早期联系，对育儿更加自信,增强自我控制感。同时,护士可以运用策略帮助患儿家长学习如何与孩子更好的交流,如何更好地参与到孩子的照护中来。有研究发现,在孩子病情许可的情况下,让家长抚摸和拥抱自己的孩子能够为亲子关系的建立提供机会。另外,护士也应该教会家长知道并识别孩子的一些危险信号,如打嗝、呼吸暂停、发绀、心动过缓等,这样家长自己也可以根据孩子的行为表现来评估自己的照护效果。还有,孩子行为反应的不完善及孩子的各种病理性反应会使家长感到焦虑,此时需要责任护士能够进行观察并对家长做出相应的解释,这样家长就不会误解孩子的行为或产生与孩子的分离感。

常见的促进亲子交流的策略包括:①给予建设性的意见;②鼓励家长谈论他们的关注点和感受;③提供家长针对他们自己孩子护理的信息;④将家长的注意力引导到孩子的积极部分,让家长意识到孩子对自己的反应;⑤保持信息畅通并且不要带有偏见。

(二)育儿能力需求

育儿是生活的一部分,家长的育儿技能的学习需要一个过程。但是对于孩子患有疾病或者早产的患儿家长来说,一般很难有信心照顾好自己的孩子。只有通过与孩子的不断接触,并参与照顾自己的孩子才能使家长建立信心。只有让家长及时准确地了解自己孩子目前的状况,才能满足孩子目前的需要,否则即使家长采取行动也有可能不会对孩子的照顾产生积极作用。国外有学者提出了创造机会授权项目(creating opportunity for parenting empowerment COPE),该项目共分为4个阶段,通过医务人员对患儿家属进行健康教育,从而赋权给家庭(表1-1)。

表1-1 COPE健康教育项目

阶段	时间	项目
第一阶段	入院后2～4天	以文字和录像的形式向患儿家属提供信息，包括如何识别孩子一些简单的行为模式、如何胜任父母的角色等。家长开始确认自己孩子独特的行为，开始记录孩子生长过程中的一些重要时刻
第二阶段	2～4天之后	重点教会家长识别患儿的行为，认识患儿的发育过程。同时就父母如何参与孩子的照顾提供更进一步的建议。家长确认自己孩子独特的行为，开始识别孩子的压力暗示及其他能表示孩子已经准备好做交流的暗示
第三阶段	出院前1～4天	①患儿的行为状态：进行交流的恰当时机、如何有效地进行；②家长的行为：家长能够确认孩子的行为暗示，能够采取策略减少孩子的压力
第四阶段	出院后1周	以文字和录像的形式向患儿家属提供信息，包括早产儿和足月儿的正常生长发育规律，建立积极亲子关系的建议

（三）信息需求

在患儿的整个住院过程中，患儿家长希望能够及时准确地了解自己孩子的病情。医务人员为患儿家属提供信息的目的是为了增加患儿父母的自信，培养患儿父母照顾孩子的独立性，重塑家长的信心。医护人员提供给患儿家属的信息必须直接、诚实，而且为了避免医护人员之间信息提供的差异性，应该限制为患儿家属提供信息的人数。一般来说是由主治医师向患儿家长解释患儿的不良状况，但护士作为团队的一员，应该知道如何在患儿家属困难的时期提供支持和帮助。①如果条件允许的话，不好的消息应该提供给患儿父母双方；②为患儿家长提供详细的信息，在与家长进行讨论时抓住重点；③营造安静隐私的环境，温柔地向患儿家长讲解，但要保持自信；④制订个体化的方案，尽可能地使用患儿的名字进行交流；⑤允许患儿家属表达自己的情绪或者提问，为这些情绪或者问题提供支持；⑥提供患儿病情照顾中的注意事项；⑦为患儿家属提供机会，能够与同样经历这些困难的家庭进行交流；⑧对患儿家庭进行随访，提供必要的支持。同时，还需要告知家长探视制度、孩子可能接受的操作、治疗等。在为患儿家属提供消息时，纸质的告知书能够使患儿家长更清楚，也能为之后发生的问题提供依据，但口头的信息交流仍然十分重要。还应为患儿家长提供机会，每天与医护人员进行交流，探讨孩子的病情。同时，在为患儿家属提供信息时可以用图、表的形式进行解释，让患儿家属更好的理解。尽量不使用医学术语，运用不同的形式提供信息，可以采用适当的赞美增加患儿家属的自信心。

二、家长参与护理查房及护理操作

　　家庭是医疗护理决策制订时需要考虑的因素，通过家长与医疗团队的相互合作，家长可以决定自己能够并且愿意参与的医疗护理项目。根据FCC的基本原则，患儿家长是患儿主要的照顾者，患儿家长可以根据自己的承受能力选择参与患儿的医疗护理过程。家长参与医疗护理查房也有利于护理人员对患儿进行评估，制订护理计划。医护人员应该营造宽松支持的环境，让患儿的家长主动参与到患儿的医疗护理过程中来。但需要注意的是，此时患儿父母处于巨大压力下，需要来自医疗机构的其他成员能够在此时安慰新生儿父母。

三、促进护患合作关系的建立

良好的环境有利于护患合作关系的建立，同时有研究显示许多家长表示医院内各样的医疗设备让他们感到害怕，并且面对穿着同样工作服的医护人员，容易造成混乱。病房应该采用责任制护理，在患儿入院时，由责任护士向患儿家属介绍自己的姓名和职位，佩戴写有名字的胸牌，让患儿家属意识到自己的孩子在住院期间有专门的护士照顾，减少患儿家长的焦虑情绪，同时也有利于为住院患儿提供持续的优质护理。

在护患合作关系的建立过程中，应该遵循以下原则：①促进医护人员和患儿家庭之间关系的建立，为患儿及其家庭提供最好的服务；②认识并且尊重医护人员和患儿家庭双方的知识、技能和经验；③信任是合作关系建立的基础，协商是合作关系建立的根本；④考虑各个家庭文化背景、价值观的不同，营造宽松的环境；⑤促进开放的交流方式，医护人员和患儿家庭都能够自由的表达自己的观点和感受。同时，护理人员应该学会使用一些话语来促进护患之间合作性关系的建立。如"我是这样想的，你是怎么想的呢？""我们医院是这样处理这件事情的，这种方法你觉得对于你可以吗？""这件事听起来很重要，请你帮助我了解你的需要""你对你孩子的护理有什么好的建议吗？"等。患儿的责任护士应该是患儿家庭和医疗团队之间的联络员，患儿当前的情况、病情的变化、预后等信息都应该及时提供给患儿家长。

四、其他家庭成员的参与

积极的家庭网络是促进亲子关系建立的重要工具。

当新生儿家长面临危机时，需要重新"定义"家庭的概念，动用多方面的力量度过困难时期。

1. **患儿的祖父母**　一般来说，患儿的祖父母是患儿家长的支持来源。但是当祖父母看到自己的孩子经受痛苦而无能为力时，也会产生悲伤情绪，反而增加了患儿父母的压力，起不到支持的作用。

2. **朋友**　患儿家长的朋友可以作为很好的倾听者缓解悲伤情绪，也可以帮忙照顾独自在家的其他的孩子。

3. **患儿的同胞**　患儿的同胞姐姐或者哥哥是患儿日后生活中的重要成员。家里诞生一个新生命，弟弟或妹妹长期的住院、出院回家，这些时刻都会对未成年的孩子产生巨大的影响。父母需要去照顾患病的弟弟或妹妹，孩子会感到自己被忽视。打乱了家庭原有的正常生活，而这些可能会对孩子今后的生理、心理和社会发展产生巨大的影响。有研究显示，让患儿的哥哥或姐姐去医院探望患儿能够有效地降低其焦虑情绪。因此，新生儿的救治场所不仅应该鼓励患儿家长的参与，还应该注重患儿同胞兄弟姐妹的参与，由此促使新生儿的同胞哥哥或姐姐接受这个新生命，并把其作为家庭的一部分。

第四节　新生儿的临终护理

临终是指患者在已接受治疗性或姑息性治疗后，虽然意识清醒，但病情加速恶化，各种迹象显示生命即将终结，从伦理学角度来说，为患儿及其家属提供临终关怀是医护人员的责任。患者临终对其家庭来说是一个极大的刺激，尤其是患儿的父母会承受更大的心理冲击。患儿去世后，父母经历的情感、行为、认知、心理和生理的应激会持续数周、数月或数年。如果医疗护理人员在患儿临终阶段忽视对患儿及其整个家庭的关怀护理，最终的结果可能不仅仅是患儿的死亡，还有可能失去患儿家庭对医院的信任。因此，面对临终患儿，优质的医疗护理服务不仅体现在疾病的救治过程中，也体现在医护人员如何进行高质量的临终关怀。医护人员要考虑到患儿及其家属双方的需求，对患儿进行临终护理（hospice care），对患儿家长进行安慰，有效减轻他们失去孩子的痛苦。

一、患儿家长的情感体验

悲伤、哀悼、丧亲都是失去亲人时的情感体验，但是这些词语内在的意思有所不同，明白这些词语各自的意思有利于医护人员更有效地进行患儿家属的安慰护理。

1. 丧亲 丧亲（bereavement）是一种既定的事实，类似于对失去某种东西的陈述。在很多时候，这种失去伴随着某种原有状态的改变。当患儿家长失去孩子，尤其是唯一的一个孩子时，护理人员需要评估这种失去是否让患儿家长感到社会身份的改变，即感到他们失去了社会意义上的父母的角色。

2. 哀悼 哀悼（mourning）是由于失去而引起的悲痛表现，可以表现为一系列的行为，如穿特定的衣物。但是对于新生儿的父母来说，很难去完成这种哀悼。虽然其他家人和朋友可能会认为一个刚出生孩子的死亡并不会像一个成年人的离去那样让人感到悲伤，但是，护理人员仍应该帮助失去孩子的父母采用合适的方法去表达自己的悲伤，并且获得其他家人和朋友的支持。

3. 悲伤 悲伤（grief）是一种痛苦的体验，每个人的悲伤表现各不相同。有些人表现为不愿意和别人接触，有的人表现为拒食，还有的人会表现为身体上的不适如疼痛、失眠或自尊的缺失。悲伤及如何经历悲伤是一种个人的行为，没有对错之分。个人和文化因素决定一个人悲伤的持续时间。一般来说，大部分的家长需要6个月至1年才能走出失去孩子的悲伤，但是也有家长需要2～3年，甚至长达7年。有专家指出，家长需要时间克服痛苦，但是如果这种悲伤和痛苦使他们不能进行日常生活且时间超过6个月，则需要求助医疗机构专业人员。而医护人员则应该为经受悲伤的父母提供信息，让其认识到此时的悲伤如果在正常范围内是可以被接受的，他们并不是孤军奋战。

4. 可以预见的悲伤　可以预见的悲伤是指患儿家属已经认识到即将面临孩子的死亡。当家长被告知孩子的病情不可逆转时，患儿家长会经历这种可以预见的悲伤。患儿家长可以为孩子的失去做计划，但有时候家属为了避免即将到来的失去所带来的悲伤，会选择不和孩子继续接触交流，但又会对孩子有愧疚心理，因此护理人员应该理解家长的这种复杂心理。

二、临终患儿的护理

患儿的死亡使护理人员的任务从治疗和照顾转变为安慰和支持，同时家庭成员面对患儿死亡的各种负面情绪也会增加护理的难度。有学者列举了此时护理人员将面临的困境：①当护理人员面对患儿的死亡时，本身也会产生不良情绪，但又要作为专业人员为家属提供安慰和支持；②护理人员需要在短时间内处理患儿的善后事宜，如果对自己期望过高，可能会为自己没有达到自己的期望而产生负罪情绪；③家属可能拒绝护理人员的安慰和支持，或仅仅接受某一位医护人员的护理，其他护理人员也会产生挫败感；④护理人员需要学会评估患儿家长需要安慰支持的程度；⑤患儿家长处于脆弱困难的时候，容易误解护理人员的安慰，从而对护理人员产生敌意。因此护理临终患儿时，护理人员应该了解临终患儿家庭的整体需求，帮助患儿父母接受死亡，应对悲伤。

（一）了解患儿病情的需求

在患儿临终时，父母对其病情变化尤为关注，迫切需要了解患儿的身体状况。有研究显示，医护人员与患儿父母交流不充分是影响临终护理质量最重要的因素。另有研究对临终患儿的父母进行访谈，结果显示父母希望得到关于患儿状况的真实信息，即便是病情恶化等坏消息，父母也希望得到医护人员坦率的告知，而非给他们虚假的信息。所以，医护人员应加强与患儿父母的有效沟通，将患儿病情真实、详细地介绍给父母尤为重要。建议使用以下几种方法来促进医护人员与患儿父母的交流：①医护人员与患儿父母进行开放式交流，明确他们的需求；②认真回答患儿父母的问题，告诉他们患儿病情，让他们了解目前患儿所接受的治疗和护理措施，以及患儿的现状、生存的可能性等，纠正患儿父母对患儿病情的误解；③让他们知道护理人员在照顾患儿，使他们放心；④不同的医护人员对患儿的病情、预后等信息的传达应保持一致，否则可能引起患儿父母的紧张、焦虑情绪。

（二）参与患儿日常护理及参与决策的需求

患儿临终时，父母不希望自己是无所事事的，他们想尽自己的最大努力去为患儿做些事情。有研究通过对16名临终患儿父母进行访谈，发现父母对患儿疾病的一系列心理反应是基于他们想积极地为患儿、为家庭和为自己做些事情的迫切需求。在患儿临终时父母希望能够多陪在患儿身边，有与患儿身体接触的需求，如触摸、拥抱等，患儿父母希望能参与患儿的护理，如给患儿洗浴、更衣、喂食等。另有研究表明，在患儿死亡的过程中，父母希望能够陪在患儿身边。因此在可以陪护的病房中，应尽量增加父母与患儿接触的时间；在不能陪护的病房中（如NICU），则尽量增加父母探视的时间和频次，尽量满足父母照顾患儿的需求，除了照顾患儿外，父母也希望能够参与制订患儿医疗决策，尤其有关是否限制或撤出生命支持的决策。当父母被认为是护理患儿的专家，并为患儿做出决定时，他们会感到在尽其所能的帮助患儿，从而减轻后期可能出现的负罪感。因此，医护人员在制订有关患儿临终的诊疗计划时，应邀请患儿父母参与决策。

（三）尊重的需求

在进行临终护理时，护士及其他人员应暂时忽略自己的文化信仰，首先尊重患者及其家属的信仰。在临终护理工作中，不仅要尊重患儿父母，也要尊重患儿。尊重患儿的人格及社会价值；在提及患儿时使用他们的名字，避免直接叫床号；在患儿死亡时，医护人员要尽力为他们提供独处的环境；与患儿进行告别，倘若错过了与患儿告别的机会，父母会感到极度的痛苦。患儿父母有自己的信仰、价值观、习惯和传统，希望被尊重、被满足。对于不同家庭、不同文化，处理患儿尸体的方式也不尽相同。尸体料理时，遵照家属的意见并给予指导，如父母把此项工作交给护士时，要做好尸体的清洁，让患儿的容貌表现得安详。

（四）被关怀与支持的需求

1. 心理支持的需求　在患儿接受治疗的同时，父母也在承受着痛苦的煎熬，他们存在明显的焦虑、抑郁情绪，因此做好父母的心理支持至关重要。在患儿临终时，其父母的心理是极其脆弱的，患儿父母需要他人，尤其是医护人员对他们表示同情，理解他们的悲伤。医护人员可以通过安慰的话语、肢体语言来表达对患儿父母的同情，如与患儿父母握手、拥抱等。为患儿父母提供适当的私人空间，允许他们表达内心的悲痛、自责，允许他们进行情绪的宣泄。在全面掌握情况的基础上综合分析，根据家属的不同职业、心理反应、社会文化背景制订出不同的关怀计划，循序渐进，让父母慢慢接受现实，知道他们是患儿生活和精神的支柱。同时，给他们提供护理的专业人员尽量固定，因为这样的护理人员对患儿的情况比较了解，父母也不需经常去适应不同的人员，从而会在心理上得到安全感。

2. 对身体健康支持的需求　在患儿去世后，其父母的身体健康会受到很大的影响。一些有关丧失患儿后家属健康状况的研究显示，患儿的父母很容易有创伤后应激的症状，失去患儿的父母因心理问题而住院的发生率是一般患儿父母的1.67倍，丧失患儿的父母的意外死亡率和心血管意外发生率也有所增高。在巨大的心理创伤下，患儿父母的健康需要护理人员给予关注，及早发现异常情况并积极处理。做好健康教育，教会父母排解压力，适当做些放松活动，并学会自我观察，有异常情况时及时就医。

（五）延续性护理的需求

在患儿去世后，对父母的关注和护理并未终结，患儿父母巨大的心理创伤需要延续性的护理。护理人员应该帮助家属承认孩子的死亡这一既定事实，确定并适时地宣泄自己的情绪。为患儿家属提供宣泄悲伤的时间，根据患儿家属的不同表现制订个体化的措施。当患儿去世后，父母往往需要一些物品来寄托哀思，如患儿之前用过的一些旧物，如衣服、玩具、毯子等或者患儿的头发、生前的照片等。因为通过这些物品，父母能够感觉到仍然和患儿有联系，就像患儿仍然存在于他们的生活里一样。但信仰的不同、所生活的环境不同，患儿父母及其整个家庭是否愿意参与死亡患儿护理的态度也各不相同。研究显示，有些家长不愿意去参与死亡患儿的临终护理，但又担心自己会被医护人员认为是"不好"的父母。护理人员应该充分尊重患儿家属的意愿。如果患儿家属愿意参与死亡患儿的护理，护理人员应该为其提供支持，让孩子有尊严地、有价值地离去。父母可以抱着自己的孩子，可以为孩子洗澡穿衣，为父母提供一些可供纪念的东西，如足印、头发、照片等。同时护理人员应该提醒家长死去的孩子会出现的变化，以免造成恐慌。

（六）了解有关资源的需求

临终患儿父母渴望有人员或组织帮助他们，除医护人员外，还希望更多的专业人士如心理学家、营养师等来帮助他们。有研究指出，患儿父母渴望与社区组织的联系，认为支持小组能帮助他们忍受悲痛，也希望能够有社会工作者、心理学家给予他们指导和支持。护理人员可以将这种支持性的资源介绍给患儿父母，让他们能够获得更多的支持，尽快恢复心灵的创伤。在患儿去世后，护理人员或社会工作者与父母的联系减少，父母则失去了很重要的支持，失去了可以依赖的人。患儿父母希望能够得到连续性的护理，能够与护理人员保持密切的联系，医护人员能够通过电话或信函给予父母指导，或去参加患儿的葬礼，或在医院为患儿举行追思会，都会让父母感到很欣慰。教会患儿父母以恰当的方式来缅怀患儿，如在患儿的忌日种一棵树或者点上蜡烛，或进行特别的家庭聚会来怀念患儿等。此外，家庭的结构问题也应予以注意，有的家庭会因为患儿的去世导致离异，寻找新的伴侣等情况的发生。护理人员应了解患儿父母间的关系情况，及时进行疏导，尽量维护家庭结构的完整。

患儿的临终护理是NICU护理工作中重要的一部分。患儿的死亡给家庭带来了极大的打击，临终患儿父母都将经历一段极其痛苦的过程。在患儿临终时，患儿父母的护理需求是多方面的，在时间上是持续的。临床护理工作者要充分认识临终患儿父母的护理需求，通过理论的学习和实践的经验给予患儿最好的护理，让其尊严而体面地离开；同时，安慰患儿家长的悲伤情绪，真正做到以家庭为中心的护理。

新生儿死亡是医务人员不可回避的问题，如何能够摆脱医务人员自身的恐惧或是无奈，提供整体的、高质量的、以家庭为中心的临终关怀护理，这对医务人员来说是个巨大的挑战。

（莫 莉 李雪华 李 健）

第2章

早期新生儿发育支持护理

第一节　发育支持护理的环境控制

　　新生儿发育支持护理（neonatal development supporting care，NDSC），是指为减少新生儿童症监护室（NICU）新生儿应激、促进疾病康复及生长发育而实施的干预策略。新生儿期的特点是逐渐适应宫外环境，各器官系统功能及形态发生着有利于生存的变化，但又容易发生不适应现象。正如宫内环境对胎儿的影响，新生儿室及新生儿病房的环境同样可影响新生儿尤其是早产儿的发育。为使新生儿生理及心理均能最快适应宫外环境，应以新生儿和家长为中心，由专业医师、护理人员、营养师、物理治疗师等共同参与的医护行为，旨在通过减少环境因素对神经系统发育的不利影响，促进患儿疾病恢复、生长发育、自我协调能力，从而改善新生儿的生长发育状况。这种干预是单一措施或多种措施的综合，包括控制NICU光线、减少噪声刺激、为患儿提供舒适和正确的体位、减少疼痛刺激、合理安排操作和护理、鼓励父母参与照顾患儿、协助建立亲子关系等。

一、声音发育与环境控制

新生儿在出生前几个月，妊娠23～25周声音就已经发育，并能就声音做出生理上的反应，能准确的区别声音的类型、强弱，声调的高低、熟悉或不熟悉的声音，甚至能辨别声音的来源方向。新生儿喜欢人的声音，尤其是母亲的声音，喜欢高调的声音，讨厌各种类型的噪声。新生儿出生后，听力系统并不能继续收到母亲的保护，听到的声音与子宫内的声音明显不同。噪声干扰新生儿的睡眠，增加其心率，导致其周围血管收缩，突发的噪声可导致新生儿血氧饱和度降低、哭泣、烦躁、颅内压增高、生长激素水平降低。因此，新生儿环境中声音应保持低分贝，墙壁和地板的材质能够减轻声音或吸收噪声，开关抽屉、关暖箱门及橱门、设备移动声音要小，监护仪及电话铃声要柔和，有条件的情况下可以尽量使用视觉和振动报警。工作人员需保持安静，采用最低音量说话和走路；穿的鞋子，其走路时鞋底不宜发出声音，为新生儿创造和保持一种安静、祥和的环境。

二、四肢活动的发育与环境控制

不同的文化教养、传统习惯和种族等因素会影响新生儿的活动，正常新生儿出生就存在主动运动及先天的反射，这些反射反映出新生儿的机体是否健全、神经系统功能是否正常，有些早期异常也可从这些反射的变化看出来。新生儿自胎内就开始运动，且这种运动在出生后与父母及照护者的交往中继续发展。运动本领受神经系统内的生物钟支配，反之运动又促进神经系统的发育，有利于早期智力开发。照护者及父母们应掌握这种规律，促进新生儿的正常活动，引导新生儿进行主动运动，减少分散新生儿及照护者或父母的注意力，避免以下活动情况：①新生儿室环境忙乱；②持续存在各种活动；③探视者、工作人员、技术人员、实验室人员来来往往；④水流声、开关门、仪器设备移动等。应该保持新生儿室的宁静，急救时，工作人员应冷静处理，避免过于喧闹吵杂。

三、视觉发育与环境控制

新生儿看东西的能力主要与其所处的状态有关，动力视网膜镜显示，新生儿最优视焦距为19cm，新生儿在安静觉醒状态才会看东西。新生儿视觉能力非常活跃，在觉醒状态时能注视物体，移动眼睛和头追随物体移动的方向，能记住看到的形象，喜欢轮廓鲜明和深浅颜色对比强烈的图形，喜欢复杂的、有丰富内容的图形，尤其是人脸可以引起新生儿的特别兴趣。总看见舒服的物品会使新生儿感觉舒适，而频繁的色彩及视物变化会引起新生儿的焦虑不安。光线过亮会使新生儿因强光睁不开眼睛，因此，应谨慎选择新生儿暖箱或小床周围可视区域内的物品，当新生儿足够成熟，能适应周围的色彩及明暗度变化的时候才逐渐让其进行新的视觉体验，支持其自我调整稳健进行。例如，当新生儿表现出困倦、高度警觉、难受、担心或惊恐万分或目光漂浮的时候，表明新生儿的刺激过度，应淡化或移去视觉体验。父母离开时，应该使新生儿看到父母的脸由存在到变柔和，到慢慢退出其视野。

四、嗅觉发育与环境控制

新生儿喜欢处于熟悉的、舒适的嗅觉环境。父母身上的舒适味道提供给新生儿持续的熟悉的嗅觉环境，当新生儿父母照护新生儿并对其皮肤接触护理时，这种味道更加强烈。新生儿床内可采用母亲贴身的小衣服或小手绢放置在新生儿鼻部，使其感受到母亲味道的存在，以用来做自我安慰。移去新生儿照护区域所有的毒性及不舒适的味道，如衣服上的香水、发胶、尼古丁味道、乙醇棉片、手消毒液、去黏剂、清洁液、脏的衣物、橡胶管道、手套、仪器和一次性隔离衣等。

五、味觉发育与环境控制

新生儿不喜欢咸的、苦的或酸的味道，偏好于甜的液体，并对此做出反应。胎儿在子宫内不断吞咽羊水，故母亲身上的味道对其来说是熟悉的、舒适的。而NICU中的新生儿接触到的是生理盐水的咸味或做口腔护理时小苏打的味道，新生儿会为了避开这些不适的刺激，表现出心跳加速及呼吸的改变。为减轻新生儿不适，可进行母乳喂养来增加新生儿的舒适感。若不能接触到持续提供来自母亲乳汁和父母体味的熟悉味道，可以适当提供如蔗糖水这样的甜味体验。

六、触觉发育与环境控制

在宫内，胎儿周围是温暖的羊水、柔软的胎盘和子宫组织，被羊水持续温柔的振动所抚触着。出生后仍喜欢贴在父母的怀里，卷曲着像在鸟巢里一样，喜欢轻轻地被抚摸，嘴能分辨出奶头的硬度和形状。而NICU中，新生儿所接触的刺激多是不舒服的、频繁的不适刺激，会使新生儿将所有的接触都认为是疼痛的来源，而表现为哭闹、反抗及逃避的行为。应该尽量多的提供给新生儿熟悉的舒服触觉体验，所有的材料和用物都应适合新生儿个体发展，适合新生儿的皮肤，如天然柔软的羊毛毯、100%棉质、天鹅绒和（或）丝质的床单位用品和衣物，为新生儿提供如母体子宫内温暖、柔软的、熟悉的触觉刺激。工作人员的护理过程应保持持续的、温柔的、平稳的与新生儿合拍的感觉刺激。

七、照护温度和大气循环的控制

胎儿生活在温暖的子宫环境中，温度相对稳定，胎儿体温高于母体温度0.5℃，出生后的室温应保持在24～26℃。新生儿刚娩出时，依赖于脂肪产热，较低的环境耗氧量可增加2～4倍以上，可使新生儿躁动不安，产热增加，尤其是早产儿易于失热，长期处于环境温度过低的情况下，可引起寒冷损伤、代谢性酸中毒、低血糖，加重低氧血症及微循环障碍、弥散性血管内凝血，甚至发生肺出血。而环境温度过高，机体代谢率及耗氧量增加，尤其温度增高过快时，可使每分钟通气量减少，可引起呼吸暂停和呼吸衰竭，甚至可导致死亡或脑损伤。应该避免在新生儿室及新生儿床周围的大气温度和循环波动厉害，经常性达到挑战新生儿体温自我调整和稳定能力的水平。应小幅度逐步调整新生儿病房的环境温度，以保持新生儿的体温维持在36.5～37℃。

八、寝具和衣物的控制

新生儿寝具和衣物的选择可参照新生儿的喜好和需要。包括选择棉外套、吊床、小指形状的安抚奶嘴、水枕、界限、"鸟巢"等。衣服要柔软，选择适合新生儿的尺寸；为新生儿提供柔软的帽子，细致的包绕，合适柔软的尿布及柔软的、长长的"拥抱枕"。父母是新生儿最好的体味支持者，应鼓励父母与新生儿皮肤接触及入室与新生儿床旁互动。

九、灯光的控制

较暗的光线可以减少快速动眼睡眠时间，并增加深睡眠的时间。光线有日夜差别的环境能增加早期新生儿的睡眠时间，减少心率、血压的变化，增加眼睛张开及清醒状态的持续时间，增加喂养的耐受性及体重，促进早期新生儿的行为发育，使荷尔蒙分泌与外在环境的互动相整合。因此，早期新生儿睡眠时给予黑暗幽静的环境，警觉期和新生儿被抱时提供适当的柔和的、非直接照射的光线，根据新生儿的个体发育程序提供精确的调整，促进健康及自我调整能力。床单位灯光个体化，根据特殊操作要求调整明暗度，确保所有的光线不直接照在新生儿脸上。父母以及工作人员应掌握用光原则，使用遮光窗帘。光疗新生儿应使用保护性眼罩，需要进行其他照护活动时，确保先关掉治疗灯，而后轻轻地对新生儿说话，并逐渐用手接触新生儿，轻柔的包绕新生儿直至感觉到新生儿全身肌张力放松，轻轻取掉眼罩，帮助新生儿从强光中恢复过来，然后开始正常的照护互动。互动完毕后，帮助新生儿恢复到休息状态，轻轻地罩上眼罩，帮助新生儿适应，重新打开治疗灯，和新生儿在一起直到新生儿完全适应暴露在灯光下。确保新生儿照强光时所需要的能量。在光疗时可寻找最适合父母抱新生儿的方法，同时注意避免其他床位上的新生儿受到光线的照射。

十、新生儿自我调节的特殊支持

胎儿在子宫内已经具备自我调节的能力，并在出生后继续发展。刚开始，新生儿的自我调节包括保持体温的稳定、心率、呼吸等生理学稳定；接下来，新生儿学会在中等的压力下能够自我安慰和自我放松，如新生儿会自发地出现手到口的动作。

医护人员应采用支持手段来支持和促进新生儿的自我调节，鼓励父母与新生儿之间进行皮肤接触，如果新生儿父母不在场，可以鼓励另一个比较熟悉的、被新生儿父母相信的照护者支持新生儿。医护人员或父母可以轻柔地用手将新生儿包绕，尤其是当新生儿觉醒和难受时，有行为紊乱及抗争性的动作时，或新生儿变得精疲力竭、全身肌张力消失时，都需要以手包绕新生儿。医护人员进行操作时要持续进行皮肤接触，操作过程中或两个操作之间，给新生儿用小手指或安慰奶嘴提供吸吮的机会，管饲喂养也可采用此方法。

现代NICU为危重儿提供各种生命支持技术，使患儿得以存活。危重新生儿在复杂的NICU环境中需要进行监护，反复检查操作、噪声、疼痛、过多搬动等不良刺激，增加早期新生儿的应激行为。对NICU环境进行干预，如降低光线、减少噪声、减少医护人员活动和对患儿的操作，提供合适的味、触、嗅觉体验，给予足够的休息时间等，可促进新生儿生理指标的稳定和神经系统发育。

第二节　发育支持护理的应用

初生新生儿脱离母体后需要经历一段时间的调整，才能适应宫外生活，维持其生存和健康发展。发育支持护理要求根据新生儿个体化情况及阈值的复杂性决定护理的时机、持续时间以及强度等，并针对新生儿不同的组织功能进行特别的指导。在发育支持护理中，照护者需要有自我意识，且能够反应在行动中真诚地对待每个新生儿及其家庭，提供给新生儿最好的照护支持，给予父母无条件的情感投入，增强父母的信心、能力和信任，这也是发展性照顾最重要的内容。

一、早期新生儿照护发育支持的应用

1. 靠近早期新生儿 因新生儿视觉的局限性，听觉及触觉的敏感性，突兀的靠近会使新生儿感觉不适。靠近新生儿时动作应轻柔、舒缓；靠近新生儿的床旁时，需要调整位置以便于新生儿看清照护者的脸。新生儿面部表情能够帮助照顾者意识到或理解新生儿的感受，能看出新生儿是否安定、舒服，是否处于休息的状态。轻柔的声音可使新生儿保持一种安静祥和的状态。碰触新生儿前，自问一下上次接触新生儿时手的感觉，接触时，新生儿的面部表情，是舒适的、还是拒绝的，根据当时新生儿的状态调节手的力度。

2. 早期新生儿喂养 早期新生儿由于胃肠蠕动功能弱，组织器官发育尚未成熟，不当喂养可导致或诱发胃肠功能损害，进而影响到新生儿的早日康复。父母是新生儿最重要的营养者和营养提供者，目前从医学的观点认为应鼓励母乳喂养，如果新生儿没有足够的肌张力，可以将母乳泵出喂养，也可以根据需要安排母亲在新生儿床旁泵奶，有助于减少泵奶的焦虑，同时也使母亲有靠近自己孩子的安全感。母乳喂养时应创造平静、温暖、光线幽暗的环境，使新生儿保持舒服的体位，正确控制奶流量，同时提供小手指或安慰奶嘴给新生儿吸吮，有条件者可将新生儿放置于父母胸前，做皮肤接触。喂养期间应提供休息条件，喂养后持续支持新生儿，确保其舒服进入睡眠。喂养结束后，根据新生儿的暗示，将新生儿轻轻地靠近肩膀或前胸，照护者的身体缓慢地上下移动，促进新生儿打饱嗝，打嗝后竖抱新生儿，缓慢将新生儿放置于休息体位。

3. 早期新生儿更换纸尿裤　更换尿布和皮肤护理前准备好各种物品，确保房间温暖。注意新生儿的状态和体位，轻柔的包绕和支持新生儿。当新生儿舒服地屈曲侧卧位时开始进行，选用柔软、舒服和合适的尺寸、质地、形状的材料。清洁臀部时确保新生儿的踝部接近床上，轻轻抬起大腿，保持双腿屈曲。避免仰卧位更换尿布。提新生儿腿的时候，足踝离开床面会突然改变新生儿脑部的血流。鼓励并帮助父母，成为更换尿布和提供皮肤护理最好人选。

4. 早期新生儿沐浴　沐浴时确保新生儿处于平静状态，有足够的体力应付沐浴。确保护理空间是平静的，灯光柔和的、温暖的。以手或毯子温柔地包绕新生儿，使用沐浴毯，将新生儿放低至浴盆时，沐浴毯有助于将新生儿包裹。确保沐浴水的温度与水深均合适，当新生儿情况足够平稳时浸没新生儿的身体。可使用床旁浴盆，减少从暖箱或小床到沐浴盆之间的距离导致的不必要温度波动。沐浴后持续抱着新生儿，确保新生儿舒适、平静。根据新生儿的能量水平、睡眠、清醒状态及喂养周期决定喂养的频率和时机，以增加休息，促进消化。

5. 早期新生儿游泳　新生儿游泳一人一桶水，用品定期消毒；水温控制在 $37 \sim 38\,℃$，室温应保持在 $22 \sim 28\,℃$（夏季 $22\,℃ \sim 24\,℃$，冬季 $26\,℃ \sim 28\,℃$），每次游泳 $10 \sim 15\text{min}$ 为宜。游泳完毕后要迅速擦干新生儿身上的水迹并注意保温，游泳全过程必须有培训过的人员专人全程监护，适时给予安抚或回应。颈圈使用前必须进行安全监测（如泳圈的型号、保险按扣，是否漏气等），婴儿套好颈圈后，检查下颌部是否托在预设位置，保险扣是否扣牢，以保障孩子呼吸通畅，要逐渐缓慢入水。如新生儿在水中乱抓表示恐惧，陪护人员应握其小手给予安慰，每天游泳不超过2次，不要用家庭浴缸或浴盆给孩子游泳。正确使用新生儿脐部防水护脐贴。

以下新生儿不适宜进行游泳：①Apgar评分小于8分的新生儿；②有新生儿并发症或需要特殊治疗的新生儿；③胎龄＜32周的早产儿；④出生体重＜1800g的低体重儿；⑤皮肤破损或有感染的新生儿；饥饿、哭闹的新生儿。

二、体位

早期新生儿长时间仰卧位会导致体位性畸形，髋关节过伸、肩部扭转、颈部高度紧张和头部平放都易造成不良影响。合理的体位可促进身体的伸展和屈曲的平衡，一般安置体位的原则是四肢屈曲和身体对称、放置髋部位于中线位，略内收，肩部略向前，头部与躯干保持直线，并使早期新生儿四肢和躯干有所依附和支撑，双手可自由活动，能触及面部，可发展手-口综合能力，提高新生儿的自我安慰度，避免不正确的姿势，促进身体的对称性。早期新生儿可用毛毯固定体位（仰卧位/俯卧位/侧卧位）：肢体屈曲，髋部置于中线位不外旋，肩部向前，头部位于中线位，双手可自由活动，模拟胎儿在宫内的体位，减少新生儿应激。搬动危重早产儿时使身体和头部成一直线，并使肢体收拢。

移动新生儿或改变新生儿体位时，使其手腿处于柔软放松的屈曲位，将1只手从新生儿背后到头后包绕，将新生儿的头轻柔地放在照护者手里；另一只支手支持新生儿前部，帮助新生儿的头处于中位放松体位，双手举起靠近脸。照护者用手和臂膀包绕新生儿的整个身体，缓慢柔软地改变体位和（或）举起新生儿，都很安全。将新生儿放回床上或将其移动到其他表面时，要先将该物体表面用软垫垫好或采用信封式包绕法安全包绕，然后在轻轻缓慢地移动新生儿。确保新生儿的头处于中线位，尤其是新生儿仰卧位时。当新生儿适应手臂里的毯子或睡袋的包裹后，逐渐移开手臂，确保逐步减少直接支持，确保新生儿保持休息状态。

研究证明，将患病的早产儿放置于俯卧位可提高氧合、改善通气、降低呼吸频率、增加胸部运动的同步性、减少呼吸暂停发生。俯卧位可促进胃排空，减少胃食管反流发生，增加睡眠时间，减少能量消耗。但长期水平俯卧可影响早产儿发育，早产儿过早离开母亲子宫内环境，神经肌肉发育不成熟，全身肌张力低下，不能对抗地心引力，自身活动能力差；因此，经常保持固定的体位可引起主动和被动肌张力不平衡，从而导致运动功能障碍。在宫内，肌张力从尾向头发育，屈肌张力较伸肌张力的发育稍延迟，屈肌张力从妊娠30周开始发育。因此，早产儿躯干肌张力高，占优势，而下肢屈肌张力发育受限，这可引起脊柱过伸、肩胛后缩，进一步引起颈部过伸、肩部外展；同时由于缺乏骨盆上升的发育过程，可出现髋部外展和外旋。无论新生儿任何体位，都应持续支持和促进新生儿的生理体位，注意新生儿的体位，进行专业化调整，以促进疾病康复和生理、运动的发育。

三、降低早期新生儿疼痛的措施

疼痛对早期新生儿，尤其是接受大量致痛性操作的早产儿和危重儿，可造成一系列的近期和远期的不良影响。临床上尽可能减少对新生儿的疼痛刺激，反复输液者给予有效的静脉置管，各种操作检查集中进行。在执行侵入性操作治疗的同时，使用手掌柔软部位轻压患儿上肢使其形成屈曲体位，靠近前胸，增加患儿自身的安全感，同时给予安慰奶嘴。注意操作时选择患儿睡醒时间进行，避免打扰睡眠时段的新生儿，如必须进行操作，应触摸或轻声唤醒新生儿，使其有准备。

有研究显示，反复的疼痛刺激可对新生儿产生远期不良影响。早期的疼痛经验可使脑的结构和功能发生重组，导致以后对疼痛的反应发生改变，因此，给予新生儿适当的药物镇痛措施是必要的。大量研究证明，吗啡和芬太尼可作为NICU最常用的镇痛药，吗啡可减少早产儿死亡、严重脑室内出血和脑室周白质软化的发生。此外，对乙酰氨基酚也可用于NICU镇痛，不良反应小，规律给药效果好，并能增加麻醉镇痛药疗效。

四、非营养性吸吮

不能接受经口喂养的早产儿，在采用胃管喂养时，给其吸安慰奶头，即称非营养性吸吮，其不同于营养性吸吮，后者表现为缓慢而持续的吸吮动作。研究发现，NNS有助于营养性吸吮行为的发育，促进对肠道的耐受性及体重增长，减少操作时患儿应激，缩短住院时间等。最近的Meta分析结果显示，非营养性吸吮可明显减少住院天数，有助于从管饲到瓶饲的过渡及进入全胃肠道喂养。此外，可促进患儿行为反应，减少胃管喂养时的防御反应，进食后容易进入睡眠状态等。

五、抚触

抚触时保持房间温度在25℃左右，选择婴儿哺乳后1小时进行，安排在沐浴之后或午睡或晚上就寝前，抚触以每日3次，每次15分钟为宜。操作者与婴儿应采取舒适的体位，保持心情愉悦、充满爱意，可以播放轻音乐，有助于彼此放松。抚触前温暖双手，倒婴儿润肤油于掌心，然后轻轻地在婴儿的肌肤上滑动，开始时动作要轻，然后逐渐增加压力。早期新生儿的注意力不能长时间集中，每次抚触时间以5分钟为宜，之后逐渐可延长到15～20分钟。抚触不是一种机械运动，它是由抚触者和婴儿协同完成的，可以满足其情感上的需求，使其身心受到抚慰，消除"孤独""恐惧"等不良情绪，从而促进婴儿身心健康发育。抚触传递着爱、关怀、亲吻和拥抱。它是一种爱、一种治疗，一个身（局部）—心—身（整体）的良性反馈过程，将为抚触者和婴儿带来愉快和健康。

六、袋鼠式护理

"袋鼠式护理"（kangaroo care，KC）或称"皮肤接触"，指在早期新生儿出生后将其裸体放在母亲或父亲裸露的前胸进行持续性的皮肤接触，新生儿仅仅用一块尿布、戴一顶帽子，用衣服或毯子将新生儿与家长一起包裹，模仿其在子宫里的环境与母亲进行亲密接触。

1. KC对新生儿的影响　在与母亲皮肤接触中早期新生儿睡觉时间更多，心率慢而稳定，体温保持稳定，氧合和气体交换增加，早产儿的呼吸暂停和心搏迟缓发生率降低。KC时的早期新生儿较少哭闹，主要与皮肤接触削弱了紧张反应，改善了觉醒激励调节和压力反应调节相关。早期新生儿神经系统还处于发育阶段，皮肤接触有助于神经突触的连接，特别是在大脑和行为建立联系的特殊时期，KC干预措施能对神经发育起到长期正向的作用，有利于新生儿的认知发展。

2. **KC对母亲的影响**　KC也是早期新生儿母亲哺乳期的刺激源，皮肤接触有利于促进泌乳素的快速产生，有利于早期开奶，促使母乳喂养顺利进行，减少因产后早期母乳分泌量不足而放弃母乳喂养的概率。且皮肤接触增加了母亲脑垂体后叶素的分泌水平，减轻了产后抑郁症，提高了母亲对早期新生儿的照护水平，从而促进母亲行为和角色转变。

3. **KC对家庭的影响**　皮肤接触可以促进母婴间的交互作用，改善母亲产后抑郁的情绪，增加作为母亲的责任感和使命感，更好地促进角色适应。母婴间亲近的接触，可促进并加速母婴感情发展；父母间经常彼此探讨新生儿的行为，可使整个家庭更加和谐；愉悦的信号传导，使家庭成员间的交互作用更强，新生儿生长在一个良性循环且和谐的家庭环境中，在未来的性格形成和发展时，更容易展示出良好的社会适应性。

第三节　新生儿疼痛评估与护理

"疼痛"是一个跨学科的生理或病理现象，是一种令人不愉快的感觉和情绪上的感受，伴随着现有的或潜在的组织损伤。早在1995年，全美保荐机构评审联合委员会（JCAHO）就正式将疼痛确定为继呼吸、脉搏、血压、体温之后的第5个生命体征；但是，由于缺乏对新生儿疼痛发生的研究，很多学者认为"新生儿并不会像成人那样感到疼痛"。因此，在早期的研究中新生儿的疼痛被完全忽略。随着临床工作者对新生儿的观察与研究发现，疼痛反应会对新生儿产生一系列近期和远期的不良反应，应重视新生儿疼痛的严重性，加强对新生儿疼痛的干预和管理。

一、新生儿疼痛的机制

新生儿感受疼痛的方式和成人一样。感受疼痛刺激的神经末梢广泛分布于身体的各个部位,大量集中于皮肤的浅层、内部组织(如骨膜、动脉壁、关节表面等)。各种机械的、化学的或者温热刺激可以兴奋痛觉感受器,并通过两类神经纤维(快传导的有髓鞘Aδ纤维和慢传导的无髓鞘C纤维)将电脉冲传导至髓鞘的背角,再由脊丘束通路传导至下丘脑和大脑皮质等部位而产生痛觉。此过程由多种神经递质参与调节,对疼痛性质的感受位于大脑基底区。

在宫内早期(受精20周后),产生痛觉的各种解剖、生理及生化前提条件就已经具备。因此,即使是早产儿也能感知痛觉。此外,新生儿具有发育良好的内分泌系统,在受到疼痛刺激时可以释放皮质醇和儿茶酚胺类物质,从而产生各种生理生化改变。但是,新生儿痛觉的神经生理学有许多基本的不同。由于新生儿痛觉主要通过无髓鞘纤维传递,一致性神经递质相对匮乏,具有更大的感受野和较高浓度的P物质受体,故其痛觉兴奋和敏化阈值较低,痛性刺激可以导致更多中枢效应,所有这些因素导致早期新生儿感知疼痛比成人更敏感。

二、疼痛对新生儿的影响

1. 疼痛对新生儿的近期不良影响　早期新生儿如果要承受长时间、反复的疼痛刺激,那这种刺激就会使疼痛外周感受器敏感化,导致痛觉过敏反应。即当给予无痛觉的刺激时,也会认为是疼痛刺激,引起的急性生理反应,如心率增加、血压升高、颅内压升高、血氧饱和度降低、产生恐惧和焦虑情绪等。这些因素足以导致灌注再损伤并诱发急性反复脑室出血，引起神经系统发育不良，严重影响脑的发育。疼痛还会导致血液中儿茶酚胺和胰高血糖素的分泌增加，胰岛素分泌减少。儿茶酚胺增加会导致心率加快、心肌耗氧量增加，肾素-血管紧张素-醛固酮系统激活，从而引起全身血管收缩，水、钠潴留，增加心血管系统的负荷。胰高血糖素的分泌增加和胰岛素分泌的减少还会引起代谢紊乱，如高血糖、乳酸中毒等，从而增加病死率。

2. 疼痛对新生儿的远期不良影响 早期新生儿经历反复的疼痛刺激可引起痛觉改变，导致慢性疼痛综合征和躯体不适，并可能导致其成长后注意力不集中、学习困难、认知障碍和适应能力差等行为功能障碍。疼痛刺激的远期影响比较复杂，疼痛敏感性因疼痛类型、持续时间及疼痛程度的不同而存在差异。但总体来说，早期新生儿如果多次接受各种疼痛刺激，将来其疼痛敏感性会增强，对远期造成一定的影响，因此，医护人员应该充分的重视早期新生儿疼痛的评估与干预。

三、新生儿疼痛的来源

1. 侵入性操作 疼痛存在于所有的侵入性操作中。国外有研究发现，54名新生儿住院期间接受的侵入性操作为3283次，其中最常见的是足跟采血（56%），其次是气管内吸痰（26%）和静脉置管（8%）。胎龄越小，经历的疼痛性操作越多，最小的早产儿经历了最多的488次侵入性操作。同时还有研究发现，新生儿NICU住院期间的前两周接受的侵入性操作平均次数为196次，平均每天14次。

2. 手术性操作　对于成人来说，手术及一些创伤性的损伤能够引起"应激反应"，引起肾上腺素、去甲肾上腺素等激素的分泌，这些激素的分泌能够帮助机体对抗疼痛。但是新生儿对于应激的反应不如成人，因此，合适的手术麻醉十分必要。

3. 其他　锁骨、肋骨及四肢的骨折对于新生儿来说并不常见，但是，当早期新生儿出现持续的哭闹或不能活动一侧肢体时应该考虑是否有骨折发生。支气管肺发育不良（bronchopulmonary dysplasia，BPD）在早产儿中比较常见，而且可能会导致胸痛。神经系统障碍可能会导致持续的疼痛。

四、新生儿疼痛的评估

新生儿无法表达疼痛感，其疼痛的评估只能通过行为表现、生命体征等各项生理指标来实现。研究表明，新生儿疼痛评估工具的选用与胎龄密切相关，但目前国际疼痛组织还没有金标准，临床上医务人员只能通过观察生理生化指标及行为变化等方式来评估，这些都使得新生儿的疼痛评估变得比较困难。

（一）疼痛的表现

理论上说，伤害性刺激可通过兴奋交感神经系统、副交感神经系统使得新生儿产生一系列的疼痛反应，主要表现为生理反应、行为改变及激素水平的变化。

（二）评估的内容

1. 生理生化指标　生理指标既客观又敏感，但尚没有与疼痛相关的特异性指标。早期新生儿受到疼痛刺激时，会引发机体一系列应激反应，进而引起一系列的生化指标改变，还会引起血液中的自由基、高级氧化蛋白产物及氢离子的增加。但这些生化指标在临床上缺乏统一的测量标准，所以在日常监测中不能单独应用生理指标来评估新生儿疼痛。目前还是主要通过心率、血压、呼吸等行为评估指标来评估新生儿的疼痛。

2. 行为变化评估 早期新生儿疼痛时会产生相应的行为变化，包括面部表情的变化（如皱眉、挤眼、缩鼻、下颌抖动、努嘴、舌肌紧张等），哭声的变化（剧烈、刺耳、不规律的、长时间的、频繁的尖声啼哭），呻吟、肢体活动及行为状态（睡眠、食欲等）的改变。而早产儿较少哭，即使哭闹，时间也较短。危重儿因衰竭无力很少哭，或因气管插管导致声门阻塞而无法哭。因此，哭声并不是早产儿或危重儿疼痛评估有效的、可靠的指标，需结合面部表情来评估。这提示对于新生儿疼痛的评估，应该从生理生化指标和行为变化等方面进行综合测评。

3. 综合评估新生儿疼痛 疼痛评分与观察生命体征同样重要，应选择可靠的、临床实用的、标准化的方法来进行评估。疼痛的评价必须是多元的、全面的。综合评估新生儿疼痛是通过选择某些行为和生理性指标，用评分的方法来判断新生儿的疼痛。目前临床上常用的单维度评估方法，如新生儿编码系统（neonatal facial coding system，NFCS）、CHIPPS量表（CHIPPS）及多维度评估方法，如早产儿疼痛评分简表（premature infant pain profile，PIPP）（表2-1）、CRIES量表 crying，required O_2 for $SO_2$95%，increased vital signs，expression，sleeplessness，CRIES）（表2-2）、新生儿疼痛评估量表（neonatal infant pain scale，NIPS）（表2-3）和舒适评分量表（comfort scale）（表2-4）。

表 2-1　早产儿疼痛评分（PIPP）

项目	0分	1分	2分	3分
胎龄	>36周	32～35周	28～31周	<28周
行为状态	活动/觉醒，双眼睁开，有面部活动	安静/觉醒，双眼睁开，无面部活动	活动/睡眠，双眼闭合，有面部活动	安静/睡眠，双眼闭合，无面部活动
心率最大值（次/分）	增加0～4	增加5～14	增加15～24	>25
血氧饱和度最低值	下降0～2.4%	下降2.5%～4.9%	下降5.0%～7.4%	下降7.5%
皱眉动作	无（<观察时间的9%）	最小值（<观察时间的10%～39%）	中值（<观察时间的40%～69%）	最大值（>观察时间的70%）
挤眼动作	无（<观察时间的9%）	最小值（<观察时间的10%～39%）	中值（<观察时间的40%～69%）	最大值（>观察时间的70%）
鼻沟加深	无（<观察时间的9%）	最小值（<观察时间的10%～39%）	中值（<观察时间的40%～69%）	最大值（>观察时间的70%）

注：用于评估足月儿和早产儿的急性疼痛评分

表2-2　CRIES量表评分

项目	0分	1分	2分
哭闹	无（非高调哭）	高调哭但可安抚	高调哭且不可安抚
$SpO_2 > 95\%$ 所需的氧浓度	无	< 30%	> 30%
生命体征	心率和平均血压<术前值	心率和平均血压增高但幅度<术前值20%	心率和平均血压增高但幅度>术前值20%
面部表情	无痛苦表情	痛苦表情	痛苦表情伴有呻吟
睡眠障碍	无	频繁觉醒	不能入睡

注：用于妊娠32周以上新生儿的术后疼痛

表2-3　新生儿疼痛评分（NIPS）

项目	0分	1分	2分
面部表情	安静面容，表情自然	面肌收紧（包括眉、额和鼻唇沟），表情痛苦	
哭闹	不哭	间歇性轻声呻吟	持续性尖叫
呼吸形式	自如	呼吸不规则、加快，屏气	
上肢动作	自然/放松	肌紧张，腿伸直，僵硬和（或）快速屈伸	
下肢动作	自然/放松	肌紧张，腿伸直，僵硬和（或）快速屈伸	
觉醒状态	睡眠/觉醒	警觉，烦躁，摆动身体	

注：通过面部表情，哭闹，呼吸形式，上、下肢动作，觉醒状态评价疼痛

五、新生儿常见疼痛的处理

（一）非药物疗法

1. 改善NICU环境设置　合理降低NICU噪声水平，调节室内光线强度，床边放轻柔舒缓的音乐等，可降低新生儿的压力水平，减少能量消耗，更好地应对疼痛。

表 2-4　舒适度量表

项目	1分	2分	3分	4分	5分
警戒程度	深睡	浅睡	昏昏欲睡	清醒并警戒状	高度警戒状态
镇静程度	平静	轻度焦虑	焦虑	非常焦虑	惊慌失措
呼吸道反应	无咳嗽、无自主呼吸	自主呼吸、机械通气有或无反应	偶然有咳嗽反射或对机械通气	对抗呼吸活跃或有规律的咳嗽	严重对抗机械通气、有他咳
哭声	呼吸平静、无哭声	啜泣（阵发性）	呻吟不止	大哭	尖叫
身体活动度	无活动	偶尔、轻微活动	四肢频繁活动	四肢活动有力	全身活动有力
肌张力	完全放松	肌张力降低	肌张力正常	肌张力增强且指（趾）卷曲	肌张力极高且指（趾）卷曲
脸部表情	完全放松	正常，无明显面部紧张	部分肌肉有明显紧张	全部肌肉呈紧张	紧张且痛苦状
基础血压	低于基础血压	保持基础血压	很少高于基础血压的15%，或观察2分钟间有1~3次高于基础血压的15%	频繁发生高于基础血压的15%，或观察2分钟有3次高于基础血压的15%	持续高于基础血压的15%或更多
基础心率	低于基础心率	保持基础心率	很少高于基础心率的15%，或观察2分钟间有1~3次高于基础心率的15%	频繁发生高于基础心率的15%，或观察2分钟有3次高于基础心率的15%	持续高于基础心率的15%或更多

注：用于包括新生儿在内的儿科患者疼痛评价

有研究表明，新生儿长期暴露于明亮的光照中和声音水平＞45分贝的环境中，也是一种不良刺激，与疼痛密切相关。因此，医护人员操作应做到"三轻"，并且集中有序，尽量减少科室噪声，说话轻柔，尤其在靠近早产儿要减低音量，最好不在早产儿暖箱或床旁说话，走路要轻柔，避免穿响底鞋，不要用力碰撞暖箱门，避免敲击暖箱等。调节室内光线强度，可以在暖箱或辐射床罩遮光性能好的棉布，夜间可适当关闭病室的灯光。轻松的音乐可以使新生儿交感神经系统活动减少，副交感神经活动增强，并通过影响内啡肽等物质的释放达到镇静、催眠、缓解疼痛的目的。

2. **加强对新生儿病房医护人员的健康教育**　提高医务人员对新生儿疼痛的认识，改变忽视新生儿疼痛的观念，强调疼痛对新生儿的严重影响，不断提高医务人员的技术操作水平。在医疗护理操作中，动作轻柔、技术熟练，最大限度地减少医源性疼痛。

3. **非营养性吸吮**　非营养性吸吮（NNS）即指婴儿口中仅放置安慰奶头以增加吸吮动作，通过刺激口腔触觉受体提高疼痛阈值，促进5-羟色胺的释放而产生镇痛作用，并无母乳或配方乳吸入。有研究报道，非营养性吸吮可以减小心率、呼吸和血氧饱和度的波动幅度，并且当婴儿的吸吮频率＞30次/分时，非营养性吸吮即可发挥镇痛作用。

4. **口服蔗糖液或葡萄糖**　研究指出，新生儿口服蔗糖水可以有效缓解侵入性操作引起的疼痛、哭闹和行为异常。目前认为应用此方法镇痛应注意以下问题。①浓度：蔗糖味甜可使新生儿愉快，浓度越稀，效果越差，宜选浓度为24%～50%；②剂量：24周的早产儿给予剂量为0.1ml，足月儿给予剂量为2ml；③时间：操作前2～3分钟服完，在患儿经受疼痛的时候可以反复使用；④监测不良反应，尤其对于胎龄较小的早产儿，过量服用可能导致高血糖、坏死性小肠结肠炎；⑤频率超高，8次/日；⑥可与其他镇痛方法同时应用。

5. 体位治疗　体位治疗主要是保持屈曲体位和襁褓包裹，同时不限制新生儿的自主活动，促进自我控制，这些明显地减少新生儿激惹程度，提高自我调节能力，减轻疼痛。有研究发现，给新生儿实施致痛性操作时，护理人员将两手分别置于新生儿的头部和双足，使其屈曲体位，可显著降低致痛性操作所产生的疼痛，尤其对呼吸道吸引产生的疼痛，效果更明显。Meta分析证实，襁褓能够减轻所有胎龄早产儿及足月儿的疼痛反应，而且对足月儿的止痛效应维持时间（可达4分钟）较早产儿长。

6. 袋鼠式护理　将新生儿放于母亲（或父亲）胸前，使母子肌肤直接接触，提供新生儿所需的温暖及安全感。近年来，有许多研究证实袋鼠式护理能减轻新生儿疼痛，是一种良好的镇痛药。

7. 新生儿抚触　胎儿感觉发育非常早，按摩、摇晃、拥抱和肌肤接触为无痛性触觉刺激，可刺激新生儿的触觉、前庭、运动感觉系统、调节行为状态、减少刺激行为。抚触带来的温和刺激可通过β-内啡肽的释放、迷走神经张力的改变及5-羟色胺的释放，满足新生儿情感上的需求，使其身心受到抚慰，消除孤独、焦虑、恐惧等不良情绪。

8. 母乳喂养　母乳喂养是母亲将新生儿抱至身边吸吮自己的母乳，是新生儿生长发育的最佳选择。有结果显示，母乳吸吮能够有效减轻新生儿足跟采血时的疼痛程度，与国外研究者的研究结果一致，说明母乳吸吮具有潜在的镇痛效果。但对一些禁食、病情特殊、吞咽不协调及无吸吮能力的早产儿和危重儿不宜使用。

（二）新生儿疼痛的药物性干预

1. 阿片类药物　对NICU新生儿疼痛处理的调查发现，阿片类药物是最常用的镇痛药，如吗啡、芬太尼等。给药方式为口服、静脉等，推荐用于新生儿中度至重度的疼痛控制。吗啡在早产儿仅限于静脉给药，通常认为其有效血药浓度为15～20ng/ml。芬太尼常用于静外周或中心静脉置管给药，每2～4小时静脉缓慢推注1～4μg/kg，持续给药剂量为每小时1～5μg/kg，之后改为每小时0.01～0.02mg/kg。阿片类药物易导致新生儿尤其是早产儿呼吸抑制和呼吸暂停，可用纳洛酮拮抗，应用时要注意肠蠕动及有无低血压、心动过速、惊厥等。新生儿也会出现对阿片类药物的依赖，减量应当缓慢。

2. 非甾体抗炎药　非甾体抗炎药适用于轻度至中度的疼痛治疗，效力虽不及阿片，但不良反应小，规律给药效果好，并能增加麻醉镇痛药疗效，与阿片药合用可以使阿片的用量减少，从而减少其不良反应。因此，长期镇痛治疗时，其有可能产生成瘾性，而对于需要减少阿片剂量的一种替代治疗，非常有价值。常用药物有对乙酰氨基酚、布洛芬等。多采用直肠或口服给药，早产儿达到安全有效血药浓度的单次直肠给药剂量为20mg/kg。足月新生儿及胎龄32周以上的早产儿口服或直肠给药日累积量不应超过60mg/kg，胎龄28～32周的早产儿不应超过40mg/kg，胎龄30周的早产儿直肠给药的适宜剂量为每12小时29mg/kg。

3. 局部涂抹镇痛药　局部麻醉药通过阻断皮肤表面感受器或脊髓感受器对有害刺激的传导而起到镇痛

作用。可用于包皮环切术、静脉穿刺/置管、动脉穿刺等。临床上常用的是利多卡因和丙胺卡因油（EMLA），由局部麻醉药2.5%的利多卡因和丙胺卡因1：1混合组成。早产儿因其皮肤系统发育不成熟，存在全身药物吸收的危险，因此只适用于胎龄＞36周的足月儿，用于胎龄＜36周的早产儿必须要在出生后2周以后。同时，EMLA膏剂只能用于健康完整的皮肤范围，避免重复使用。

4. 其他辅助药　还有一些药物其本身没有镇痛作用，但具有较好的镇静和催眠作用，常作为镇痛辅助药物，如苯二氮䓬类，包括地西泮、阿普唑仑等。其镇静效应会抑制疼痛的行为反应，可对疼痛评估造成一定干扰，但在密切监护心率、呼吸、经皮血氧饱和度的情况下使用还是安全有效的。

随着疼痛研究的不断深入，对早期新生儿疼痛的认知和控制也在不断的发展和完善。早期新生儿完全有能力感知和记忆疼痛；疼痛会对新生儿产生短期和长期影响，其中有关疼痛刺激远期不良影响相关机制的动物实验研究还在进行中。新生儿疼痛是可以评估的，并且如果采取适当的措施进行疼痛管理，新生儿的疼痛也是可以控制的。但是在新生儿疼痛研究领域仍存在一些有待解决的问题，如有些评估方法不够精确、评估内容不够全面等，尚需研究者进一步讨论和完善。在新生儿疼痛治疗方面，多数新生儿疼痛没有得到较好的治疗和控制。由于人们固有的观念（如顾虑药物蓄积、镇痛药对新生儿的远期影响）及临床试验伦理和操作上的困难等原因，药物治疗现状并不令人满意。非药物治疗方法虽然较多，但研究对象多半没有具体细化，对不同胎龄、不同刺激的疼痛，效果尚不确定，因此对于新生儿疼痛的治疗还需要更深入的研究。总之，未来新生儿疼痛的管理和控制将走向个性化评估，综合性治疗和护理，从而真正提高患儿的生活质量，为患儿及其家属带来福音。

（闫玉苹　李　健）

第3章

新生儿病房管理

第一节　新生儿病房布局及分级管理

一、新生儿病房布局

新生儿病房是医院内独立的病区，有自己独立的出入门户和可以控制的环境，病房位置邻近产房、婴儿室和电梯，不需要经过公共通道便可在院内转运新生儿，若与手术室、急诊室、化验室和放射科邻近则更为理想。新生儿病房应采光充足，空气清新，通风良好，温湿度适宜，室内温度保持在22～26℃（足月儿22～24℃，早产儿24～26℃），湿度保持在55%～65%，建议配备层流装置和传染病负压隔离室。在患儿布局方面，应考虑根据不同胎龄、日龄、体重、感染、非感染及外科手术后的新生儿等分区放置和管理。理想的新生儿病房应包括3个等级护理区。①加强护理区：专收治病情危重需密切观察、重点护理及抢救者；②中间护理区：收治病情好转已脱离危险或急性情况已稳定者；③低级护理区：收治病情处于恢复期，待出院的患儿，亦可将中间护理区与低级护理区合并称中间护理区。根据病情轻重及转归，可将患儿自一个病区转至另一个病区内。新生儿病房按照院感流程分区布局，由监护病室、恢复期病室、隔离病室及辅助用房等构成，形成清洁区和污染区双通路进出管理。病房区域亦可按照功能划分可为监护室、早产儿室、足月儿室、隔离室和母婴同室的家庭式病房。

（一）监护病室

监护病室要控制病室内的光线和声音，减少不必要的刺激和压力以保证早产儿正常发育，减少后遗症。每个暖箱上面都有专门隔光的布帘罩住暖箱，除必要的护理外，通常不拉开布帘，以使早产儿可以在一个相对暗的环境中休息。监护病室内应装有音控报警器，保证仪器工作声和工作人员谈话声控制在40分贝以下，并有能够促进患儿成长的微小音乐声。监护病室由抢救单位组成，每个抢救单位包括一个抢救床位、一个生命岛和一套重症监护仪器设备等。每个抢救单位占地面积≥$6m^2$、床间距≥1m，是监护病室最基本的构成单位。它可以给危重新生儿提供连续的生命体征监护。监护病房床位安排，有集中式和分散式两种布局。集中式是将所有抢救单位集中在一个大房间内，病房中央部位可设立中央监护台，既便于临床观察，又无须太多工作人员。缺点在于噪声、高强度光影响大，工作人员步行活动过多，易引起交叉感染。分散式是将所有抢救单位分散于几个小房间内，每小间安排1～2个抢救单位，各小间之间用玻璃墙分隔，可减少噪声影响和工作人员步行活动，有利于观察和护理患儿，也减少交叉感染的概率，便于父母和家庭其他成员的探视、参与护理、保护隐私等，但这种布局医护人力资源投入多。目前，我国的新生儿病房绝大多数采用的是集中式布局，而国外大部分新建或改建的新生儿病房均具有提供单间病房和家庭套房的功能。

（二）恢复期病室

为保证新生儿病房抢救床位的周转，充分利用仪器设备和人力资源，应设立恢复期病室，主要接受病情好转已脱离危险或恢复期待出院患儿。一方面可让出抢救床位供危重患儿抢救用；另一方面，对恢复期患儿可继续进行观察和治疗。其床位数应与抢救床位相等或更多，可占1～2间病室。在有条件的情况下，可以建立独立的恢复期病房，并设置母婴同室，让家长参与恢复期患儿的护理，责任护士对新生儿父母进行患儿生活护理及疾病相关方面的健康教育，如洗澡、抚触及肠造口术后患儿造口的护理，早产儿喂养甚至鼻饲、吸痰等，为出院后的居家照护提供指导。

（三）隔离病室

为避免交叉感染，应设立1～2间隔离病室，供隔离患儿使用。需要隔离的患儿主要有：①多重耐药菌感染；②呼吸道传染病；③新生儿腹泻病；④破伤风；⑤梅毒、HIV感染等。有条件的情况下，应该建立负压隔离病室。

（四）辅助用房

1. **医生办公室**　每个医生应有一张办公台，每张办公台配备一台电脑，供医生书写医疗文件、开立医嘱、学习等使用。

2. **护士工作台**　配备1～2台电脑、打印机，供护士执行医嘱等操作。

3. **治疗室**　有条件者配备有层流过滤装置的配药台，供配制输液等药品用。

4. **配奶室**　应分为无菌区和缓冲区。无菌区配备配奶操作台、消毒柜、冰箱、配奶用的各种无菌物品等；缓冲区配备水池、洗手池等。

5. **小型实验室**　应配备血气分析仪、微量血糖测定仪、微量胆红素测定仪、微量电解质测定仪、血细胞计数及血细胞比容测定仪等。由医生或护士操作，即时出结果，有利于临床抢救。

6. **消毒室**　供仪器设备及抢救用品清洗消毒用。

7. **仪器室**　用于存放已消毒、待用的仪器设备。

8. **储藏室**　可存放备用物品、药品等。

9. **工作人员室**　包括更衣室、休息室、盥洗室、卫生间等。

10. **家属接待室**　供医生接待家属，交代病情用。

（五）家庭式病房

随着医学从单纯治疗为目的的传统生物医学模式转向以人为本，注重生理、心理、社会的综合模式改变，医院和患儿及其家属对新生儿病房有了更高的要求。新生儿病房不再只是治疗的场所，而且还是患儿及其家属的生活环境。以家庭为中心的护理模式正受到越来越多的关注，这一护理模式强调父母与患儿的亲情交流与照顾，突出发展性照顾理念，家庭尤其是父母成为新生儿救治的重要一环，强调人性化照护理念。新生儿病房的设置也由封闭广场式病房过渡至专门的家庭式病房，家庭式病房包括母婴同室房间，陪护房间、客厅及厨房等家庭必需用房。除了必备的硬件设施外，鸟巢式护理、袋鼠式护理等人性化护理方式被应用于临床。其主要目的在于给予患儿与正常新生儿一样完整的情感体验和最小的干扰，使宫体外不利因素对其影响降至最低，以提高其未来的生存质量，最终良好的回归社会。发达国家新生儿病房均配备专门的家庭式病房，主要供病情复杂、并发症多、长时间住院的新生儿的家庭使用。由于我国经济条件、医疗资源的限制及对院内感染的担忧，新生儿病房多数仍为封闭式管理，父母无法接触患儿，发展性照顾的理念难以普遍实施，对于重病患儿是一种情感的缺失，势必影响其存活后远期智能发育及心理健康。目前，发展性照顾对新生儿生长发育的影响已达成共识，越来越多的新生儿中心开展了以家庭为中心的护理，母乳喂养、鸟巢式护理、袋鼠式护理正在越来越广泛应用于临床。

二、新生儿病房分级管理

新生儿病房是一个包含完备的仪器设备、丰富的临床经验、规范化的治疗护理方案和密切配合的团队的整合系统。目前，在发达国家实行新生儿病房准入制度，通过对医技护人员、设施、组织、疾病种类与危险程度及对诊疗护理水平的需求，进行新生儿病房的分级界定。为促进推行我国的新生儿病房分级准入制度，规范我国医疗机构新生儿病房的组织与管理，促进我国新生儿医学的发展，中国医师协会新生儿专业委员会2011年制定《中国新生儿病房分级建设与管理指南》，将新生儿病房分为三级六等，Ⅰ级为新生儿观察病房；Ⅱ级为新生儿普通病房；Ⅲ级为NICU，Ⅲ级新生儿病房又划分为a、b、c三等（表3-1）。对新生儿病房进行等级划分，实质上是对新生儿病房技术能力的分层，它是确定医疗机构开展医疗护理业务范围的依据，也是构建区域性新生儿救治体系、规范新生儿转运工作的依据。它标志着医疗机构能够承担的任务，即能够提供的有效技术服务项目水平，以及其可以安全服务的新生儿病情复杂和严重程度。

新生儿病房建设和技术标准中明确、具体地规定了不同等级新生儿病房在人员配备、设施建设、设备配置、技术项目、支撑条件及医护管理方面的要求。按照标准组建的不同等级新生儿病房，构建更加科学合理，充当区域性新生儿救治体系的核心或枢纽，连结区域内相关的围生医疗单位，构成区域新生儿转运网络，使新生儿病房有限的资源得到最大限度地利用，使新生儿病房服务覆盖到广大城乡。

表3-1 Ⅲ级新生儿病房要求

基本要求：具备普通新生儿病房的能力和条件以及下列特殊能力和条件

1. 呼吸、心率、血压、凝血、电解质、血气等重要生理功能持续监测
2. 长时间辅助通气
3. 主要病原学诊断
4. 超声心动图检查

a等：具备下列特殊能力和条件

1. 出生体质量≥1000g的低出生体质量新生儿或胎龄≥28周的早产儿的医疗护理
2. 严重脓毒症和各种脏器功能衰竭内科医疗护理
3. 持久提供常规机械通气
4. 计算机X线断层扫描术（CT）
5. 实施脐动、静脉置管和血液置换术等特殊诊疗护理技术

b等：具备Ⅲ级a等新生儿病房的能力和条件以及下列特殊能力和条件

1. 出生体质量＜1000g的低出生体质量新生儿或胎龄＜28周的早产儿的全面医疗护理
2. 磁共振成像（MRI）检查
3. 高频通气和NO吸入治疗
4. 儿科各亚专业的诊断治疗，包括脑功能监护、支气管镜、胃镜、连续血液净化、早产儿视网膜病治疗、亚低温治疗等
5. 实施中、大型外科手术

c等：具备Ⅲ级a、b等新生儿病房的能力和条件及下列特殊能力和条件

1. 实施有创循环监护
2. 实施体外循环支持的严重先天性心脏病修补术
3. 实施体外膜氧合（ECMO）治疗

第二节　新生儿病房安全及仪器管理

一、新生儿病房安全管理

安全管理是一切护理工作的基础，护士应该具备高度的安全管理意识。随着医疗体质的改革和法律知识的普及，患者的维权意识也在逐渐增强，因此对医疗护理提出了更高的要求。新生儿病房作为特殊病区，与其他病房相比，很大程度增加了护理工作的烦琐性。由于新生儿无语言表达能力，病情重、病情进展快，随时有可能发生病情变化，病死率高；加上病房内仪器复杂、医疗护理操作繁多等安全隐患较多，较易引起医疗纠纷。为新生儿提供安静、舒适、安全的治疗环境，保证新生儿的健康需求，新生儿病房工作人员应严格遵守各项管理规定，保障新生儿住院期间的安全。

（一）建立健全新生儿病房管理制度

新生儿病房应当建立健全并严格遵守执行各项规章制度、岗位职责、相关诊疗技术规范、操作流程，保证医疗服务质量和安全，促进工作质量的持续改进。新生儿病房应当制订并完善各类突发事件应急预案和处置流程，定期演练，一旦发生意外，立即启动应急预案流程，熟悉护理人员分工，确保抢救工作有序开展。设备应当定期检查、保养，保持良好性能。应建立新生儿病房质量管理制度，完善质量管理流程和关键环节的管理，加强对新生儿诊疗不良事件的报告、调查、分析和改进，提高医疗护理质量。

（二）加强护理人员管理和培训

1. 护理人员结构　合理调整病房护理人员结构，

实施护士长、责任护士分层管理制度，充分发挥每位人员的技能特长。

2. 护理人员责任要求 新生儿病房护士必须具有沉着冷静的心理素质，扎实的理论基础和丰富的临床经验，较强的鉴别能力、较快的判断力和极为敏捷的反应，遵循生命第一、时效观念的工作原则，面对危重病患儿及众多抢救监护仪器做到忙而不乱，沉着应对，并对病情的转归有一定的预见能力。此外，还要有对患儿的仁爱之心，强烈的责任心，并热爱本职工作，自觉遵守职业道德规范。新生患儿无法表述，且国内大多数新生儿病房没有家属陪护，需要护理人员严密的监护和细致的护理。护士长应参考国内外新生儿病房要求，确定适合本地区、本医院的培训目标，根据目标制订培训计划。组织护士学习新生儿评估、新生儿病理生理和急危重症有关基本知识，掌握新生儿窒息复苏技术，了解急危重症的发病机制、临床表现，以及急救药物的药理作用、用法。学会计算液体和电解质摄入量，识别异常心电图，使用各种抢救仪器，设置监护参数和报警线等。发达国家新生儿病房的新生儿执业护士（neonatal nurse practitioner，NNP），均由具有丰富的新生儿护理经验的注册护士担当，并且经过正规的培训课程后获得硕士学位，一般具有较强的科研能力。其主要职责是负责新生儿病房护士培训、感染控制、质量管理和改进及新生儿病房的行政管理。NNP具有处方权，可以协助医生进行诊疗和操作，可以完成与医生相似的现代医疗技术，不但为新生儿提供全方位的护理，而且还负责解释检验数据、X线片结果及药物处方。NNP与新生儿科主治医生、研究生及新生儿助理专家一起工作，共同负责患儿的出入院工作及整个住院期间的管理。此外，许多医院的NNP还负责高危儿的转运。目前国内新生儿病房的新生儿专科护士的培养尚不规范，还有待借鉴发达国家经验，逐步规范和完善新生儿专科护士的培训。

（三）物品管理

1. 新生儿病房尽量减少物品摆放，物品的摆放按照无菌、清洁、污染有序分开。

2. 进入无菌组织器官的医疗器械、器具及物品必须达到灭菌标准。

3. 一次性使用的医疗器械、器具应当符合国家有关规定，不得重复使用。

4. 氧气湿化瓶、吸痰瓶等应当每日更换清洗消毒。

5. 暖箱和蓝光箱应当每日清洁，同一患儿长期连续使用暖箱和蓝光箱时，应当每周更换消毒1次，用后终末消毒。

6. 接触患儿皮肤、黏膜的器械、器具及物品应当一人一用一消毒，如雾化吸入器、面罩、体温计、浴巾等。

7. 新生儿使用的被服、衣物等应当保持清洁、干燥，每日更换，随时污染随时更换。

8. 患儿出院后床单元进行终末消毒。

（四）环境管理

1. 新生儿病房应严格按照消毒隔离常规及质量标准执行，要求室温保持在22～26℃，相对湿度在55%～65%，保证良好通风和空气质量，最好配有层流装置；无层流的建议每日进行紫外线空气消毒2～3次，消毒时间每次不少于1小时。NICU内应设专职消毒员，每日负责室内的消毒工作，如室内的地面、家具、医疗设备、各种台面、治疗车、门把手、水龙头、病历夹、门窗等，每日用消毒后的拖布或抹布进行湿式擦拭。

2. 病区内严格限制非医疗物品与人员进入。

3. 及时处理医疗垃圾，患儿使用过的一次性卫生用品、敷料等按医疗废物处理规定进行分类收集，产生的垃圾病房内停留＜24小时，严密封口，专人回收，并做记录。

（五）质量控制

护理质量按照管理流程分为要素质量、环节质量及终末质量。影响新生儿病房质量的因素很多，在要素质量方面，包括医护人员配备不足、设备设施多、环境结构等；在环节质量方面，包括各种服务项目、工作程序或工作质量；终末质量方面，如院内感染、医源性损害等。针对影响新生儿病房质量的因素，新生儿病房应加强要素质量、环节质量及终末质量的管理。

1. 合理配置医生护士，尤其护士长要根据不同时间护理工作量的变化弹性排班，有针对性加强对护理人员的调配，在保证工作的前提下，要兼顾护士休息的需要。

2. 加强医疗设备的管理，每台设备设施建立档案资料，并制定相关制度，明确落实管理责任，设专业技术人员定时、定期检修和维护并有记录。

3. 强化环境安全管理，新生儿病房为封闭式管理，病区内除消防通道外所有门需要关闭上锁，有条件者应设置专用密码，本病区工作人员刷卡后门自动打开，非本病区人员需按呼叫器，经护士允许才能进入病区，病区应配备监控设备，一方面便于护士通过监控设备观察病区每个角落，另一方面遇有安全问题，可调阅录像资料佐证。

4. 严格执行各项诊疗护理常规，完善规章制度，防范差错事故发生，加强医生护士基础知识、基本技能的培训，不断增强医护人员的法律意识，提高医生护士防范和化解医护风险的意识和能力。

5. 加强静脉输液管理，新生儿病房护士必须牢固掌握专科理论和操作技能，输入特殊液体如多巴胺、葡萄糖酸钙、脂肪乳剂等要特别慎重选择血管和部位，防止渗出血管外而引起局部损伤，静脉输液过程中应加强巡视，注意观察患儿输液部位，发现注射部位红肿、药液渗出问题要及时做出对症处理，以免造成局部皮肤及肢体坏死，引起不必要的医疗纠纷。

6. 预防和控制院内感染，每日定时进行空气、地面、物体表面消毒，严格落实手卫生规范等。

这里强调护理环节质量管理，它注重在医疗护理工作中实施控制，属于前瞻性控制，是保证护理质量的重要环节，也体现了预防为主、防范于未然的安全管理理念。

（六）消毒隔离管理

新生儿病房应加强医院感染管理，建立并落实医院感染预防与控制相关制度和工作规范并按照医院感染控制原则设置工作流程，降低医院感染危险。

1. 出现感染迹象，及时采取有效的应对措施，防止感染蔓延，如存在严重隐患，应当立即停止收治患儿，并将在院患儿转出。发现特殊感染（如气性坏疽、破伤风、多重耐药菌等）或传染病患儿，要按传染病的有关规定实施单间隔离、专人护理，并采取相应消毒措施。

2. 医务人员在实施诊疗过程中，严格执行手卫生规范，严格执行无菌技术操作，实施标准预防。患有感染性疾病工作人员应调离新生儿病房，防止交叉感染。新进入新生儿病房工作的人员进入前需进行消毒隔离的培训，其他工作人员定期考核，包括消毒隔离制度、各项无菌技术操作及正确的洗手方法等。

3. 规范探视，如需入室探视，入室者应换鞋、洗手、穿隔离衣、戴帽子等。

二、新生儿病房仪器管理

新生儿病房内仪器多、使用频率高，良好的仪器工作性能和工作状态是新生儿病房医疗护理工作顺利进行的重要保障。此外，规范的仪器消毒管理可有效预防院内感染、避免交叉感染，对提高医疗质量具有非常重要的意义。因此，应建立健全病房仪器管理制度，减少仪器的损坏和丢失，使仪器时刻处于完好、清洁的备用状态。

（一）新生儿病房的仪器设施

1. 中央监护台　中央监护台应设在病区中央位置，由中心监护系统，计算机数据系统等组成，每班应有专人负责。护士通过中央监护系统的显示屏，可以监测每一个床边监护仪荧光屏上的图像和数据。当床边监护仪报警时中心监护系统同时发出警报并留下记录，以便及时向医师、护士发出呼叫。在采用计算机管理的医院里，中央监护台上的计算机数据系统可提供医护人员随时查阅患儿当天或过去所有的病案、检查资料及医疗费用等情况。中央监护系统能帮助医护人员提高危重患儿的监护效率，但它不能完全替代医护人员监护，在中央监护的基础上，强调医护人员的巡视和检查，才能更准确、及时、全面地反映患儿的病情变化，为治疗提供依据，这样才能提高医疗质量，保证医疗安全。

2. 中心供气设备　条件完备的新生儿病房，氧气、压缩空气和负压吸引都由中心供应，并配备中心供气的压力监测及报警系统。其优点：①安全方便；②氧源供应稳定，不必担心更换氧气时患儿吸入氧浓度的波动；③可减少室内的噪声；④利于消毒隔离。如无中心供气设备，可用氧气瓶、空气压缩机及电动负压吸引器代替。

3. 抢救单位

（1）抢救单位：多采用远红外线辐射抢救台或暖箱。

（2）生命岛：是指抢救床旁有很多分格和架子的大柜，患儿抢救所需要的物品全部集中存放在大柜中。每天应有专人负责检查和补充消耗物品。

（3）抢救设备：①心电、呼吸及体温监护仪；②血压监护仪，可采用有创或无创血压监护仪；③经皮氧分压和二氧化碳分压监护仪；④经皮胆红素测定仪；⑤脉搏氧饱和度监护仪；⑥呼吸器；⑦复苏囊、面罩、头罩、空气氧和混合器、湿化器及氧浓度测定仪；⑧吸引器；⑨输液泵；⑩蓝光治疗仪等。

（4）气源、电源装置：在抢救床边的墙壁上设有电源及气源装置，包括氧气源2个、压缩空气源1～2个、负压吸引器1～2个、电源插座10～12个。新生儿病房的电源应有两套供电线路，一套线路由市电供应，另一套线路由医院自行发电供应，以便在市电供应故障时仍能保证电力供应。

4. 洗手台　洗手是新生儿病房预防感染最重要的措施，因此，每一个新生儿病房均应重视洗手、速干手设备的配置。一般医院多采用感应式或脚踏式水龙头洗手，以及感应式烘干机或擦手纸将手烘干或擦干，可避免洗手后再关水龙头造成污染。此外，每一个抢救单位至少配备一瓶速干手消毒液，以便工作人员随时进行手消毒。

5. **其他设备**　每个新生儿病房还应具备床边X线机、床边超声诊断仪、床边脑电图、颅内压监护仪、蓝光照射灯、臭氧消毒仪、婴儿体重秤、婴儿淋浴器、急救车以及转运暖箱和各种附属设施，这些设备处于备用状态，均可在24小时内随时使用。

（二）新生儿病房的仪器管理

1. **建立健全仪器管理制度**

（1）建立仪器登记册：记录仪器的名称、购进日期、产地、价格、附件、保修时间及维修记录。建立仪器档案，领取仪器后应入账，建立仪器档案卡，做到账、物、卡相符。为了给仪器的使用、维修和保养提供可靠的证据，仪器建档后要及时记录运转时间、状态和维修内容，以后每年要对建档仪器性能进行评估。新仪器进入科室，应详细阅读使用说明书，对科内人员进行定期培训，熟练掌握操作程序，人人过关。使用中如遇异常情况，不应盲目操作。仪器管理应做到定数量、定人管理、定期检查、定点放置及定期保养。

（2）仪器的使用登记：建立仪器使用登记本，准确记录仪器的使用时数，作为机器使用率的评估依据。对有使用时数限制的部件如暖箱的空气滤网等，按时更换。此外，还应记录仪器在使用过程中出现的故障及维修更换情况。

（3）仪器的外借登记：新生儿病房的监护仪、治疗仪器一般不外借。若监护仪器外借后，在归还时，须由护士长或专管人员对仪器及各配件进行检查，防止仪器或配件遗失，注明归还日期及经手人，并经过彻底清洁和消毒后才可以使用。

2. **建立完善培训制度**　根据相关资料报道，医疗器械不良事件中，60% ~ 70%是由于使用错误造成的。新生儿病房仪器多，更新相对较快，因此，病房需建立或完善相关仪器的培训制度，使医护人员熟悉仪器的使用及简单的故障处理，从而降低"使用错误"发生的概率，保证病房的安全。

3. 设立专职护士负责仪器管理　选择有高度责任心、年资较高的护士管理，主要负责病房仪器的登记和保养工作，并由护士长督促监管。要求专管的护士有较丰富的临床知识，精通各种急救监护仪器的性能、操作规范、工作原理等，对一些常见故障能进行判断并予以排除，并且负责培训全科护士、使其能够进行简单故障的排除。除了要有护理知识，而且还要有医院感染知识和消毒隔离知识。

4. 仪器的使用　建立各种仪器设备使用规范及使用登记本，依规范使用，在工作中养成尽职尽责、遵章守规的好习惯，规范性管理是任何工作朝着正性发展的基础。因为新生儿工作强度大、患儿周转快，因此，要求专职护士定期对所有医护人员进行各种仪器的操作培训；由专职护士对所有的仪器使用说明书进行整理，使操作人员熟悉仪器的操作规程，确保每人会正确使用，严禁违规操作。

5. 仪器的监测　监测目的是保证仪器在使用中长期处于最佳工作状态。监测工作可定期或每月对常用仪器进行全面检测1次，由专管护士负责，并记录检查结果。在监测过程中，如果发现微小故障，必须及时查找原因，进行处理，必要时用其他仪器替换。另外，除了每月定期仪器检测外，如在仪器使用的过程中，发现故障及时通知专职护士送设备科维修。

6. 仪器的维护　良好的日常保养和维护，可减少仪器故障，防止仪器损坏，延长仪器使用寿命。仪器特别是呼吸机、急救车、供氧吸痰装置、各监护导联等应定位放置，避免随意搬动或更换存放位置。同时仪器的放置环境也十分重要，应建立独立的单间仪器房，将仪器放置在安全、干燥、通风无尘的地方备用，仪器使用后及时清洁消毒归档。

环境一般要求：①室内通风，温度20～30℃，相对湿度50%左右；②供电电压稳定；避免强光直射；③避免强电磁场干扰；④避免任何化学试剂腐蚀。

在日常保养方面应注意：①保持仪器清洁，但禁用高浓度有机溶剂擦洗；②仪器蓄电池要定期充电，长期不用者应取出存放；③电脑控制类仪器应减少开关电源次数；④生化类仪器有电、光、水、气路集于一身的特殊性，要定期维护；⑤无论仪器大小，避免剧烈振动。

总之，要保证仪器能够正常运转，使监护、抢救、治疗及时到位。

7. 仪器的消毒　新生儿病房仪器种类多，结构复杂，而且使用频率高，为了防止因仪器的消毒不彻底造成院内交叉感染，应根据不同的仪器，不同的部件做好彻底的消毒处理，遵循的原则是既要达到消毒的目的，又不能损坏仪器的部件。仪器的消毒应该在24小时内进行，除特殊患者使用仪器需特殊处理外，一般患儿所用仪器可用化学消毒法、紫外线消毒法等。

8. 改变管理理念　由单人管理向人人管理转变，由个别人会仪器操作及保养向人人必须学会转变，由缺乏管理力度转变为制度管人，由被动管理转变为积极主动参与管理，使病房各类仪器使用率、完好率均得到有力保障。

第三节　新生儿病房院内感染预防及管理

　　新生儿由于自身的特点，非特异性免疫及特异性免疫功能均未发育成熟。与成年人相比，新生儿的抵抗能力较弱，对细菌和病毒等院内感染不易局限。新生儿重症监护室（NICU）和新生儿病房是最常见的感染暴发地。接触传播仍是最常见的感染途径。早产儿、低出生体重儿、先天性疾病患儿、接受有创操作的患儿是易感人群。因此，在新生儿病房加强院内感染的预防和控制尤为重要。新生儿医院感染情况复杂、难以控制，可能造成巨大损失及严重后果，应引起高度警觉和极大重视。了解新生儿发生医院感染的高危因素，采取针对性的、个体化的、有效的预防医院感染的措施，不断完善新生儿病房医院感染管理制度，加强监控及护理管理，以降低新生儿病房医院感染的发生率，减少损失。

一、强化医院感染防控意识与行为

　　医院工作人员繁杂，包括医生、护士、医技人员，以及配奶员，甚至保洁、配检员、护工等，首先必须有医院感染防控的意识。

（一）健全医院感染管理制度

　　医院感染管理是一项细致而复杂的工作，其科学性和技术性较强，涉及面广，是当前国内外医院管理中的重要问题。新生儿病房应该在院感科的领导下，成立院内感染质控小组，由科主任、护士长及业务骨干组成，明确工作职责，对本科室医院感染病例及感染环节进行监测，分析讨论感染病例，持续改进保证临床安全。依据《院内感染管理规范》和《消毒技术规范》，制定一切可行的各项规章制度，并组织全科医务人员认真学习，包括医技人员及配奶员，甚至保洁、配检员、护工等，普及院内感染预防与控制知识，从而提高全体人员素质，加强责任心。使其充分认识到做好医院感染工作的重要性，严格遵守各项规章制度和操作规程，人人自觉共同防止医院感染的发生。

定期对新生儿病房内所有医务人员进行消毒隔离、医院感染、手卫生等相关知识的培训，同时加强对新生儿病房的新进人员培训与考核，提高医护人员对预防医院感染重要性的认识，加大对消毒工作监督的力度，及时发现薄弱环节，采取相应的措施，降低新生儿医院感染的发生，确保新生儿的安全；并采用循证研究的结果改进临床感控管理工作，从而降低医院感染的发生率。

（二）改善手卫生行为

2009年WHO发布医护人员手卫生指南，同期我国原卫生部颁布医务人员手卫生规范，将手卫生列入医院优先监测3项目标之一。手卫生行为与医院感染之间的关系非常密切，是预防、控制和降低医院感染最有效、最经济、最简便、最容易执行的方法，是降低医院感染最重要的措施。正确的洗手可降低通过手传播疾病的可能性，最终达到降低医院感染发生率的目的。能否有效实施手卫生，与以下因素密切相关。

1. 医护人员的职业素养和感控意识 在医护团体内，洗手行为会相互影响。首先，科主任、护士长对洗手行为没有起到楷模和监督的作用。其次，是对手卫生在医院感染控制中的必要性和重要性认识不够，从而忽略手卫生。再次，洗手液和手消毒剂会损伤皮肤，可能会导致手部皮肤皲裂、破损，从而影响了部分医务人员洗手的依从性。此外，实习学生、进修医护等外来人员，手卫生的意识相对较薄弱。因此，应对手卫生及医院感染相关知识展开定期培训，增强工作人员医院感染防控的意识，尤其是对于新入室的工作人员、进修生、实习生等更应强调洗手意识。

2. 洗手设施的便捷性　新生儿病房包括通道、病室、处置室、配奶室、休息室、卫生间均应配备完善的洗手设施，包括多套洗手池、感应式或脚踏式水龙头，并张贴"七步洗手法"的指示图，以便医务人员按照规范洗手，保障手卫生设施的便捷性。并配备充足的对皮肤刺激性小的洗手液、擦手纸或风干机等干手设施及垃圾回收桶，最好设置自动纸巾分发设备，以保证纸巾只在洗手过程中才与使用者接触。所有患儿床单位均配备挂速干手消毒液。

3. 人力资源的配置　医务人员人力资源的配置及工作强度也是影响手卫生依从性的重要因素。不合理的人力资源分配，大批量、高强度的医疗工作直接影响手卫生的质量，直接导致洗手时间不达标，洗手不细致等情况的发生。故准确评估人力资源及工作强度，合理配备人员也是保障手卫生有效实施的要素之一。

（三）规范的操作及医疗行为

1. 人员新生儿病房的医护人员要具有高尚的职业道德和娴熟的业务技术，具有高度的责任心，以及对新生儿细致观察、耐心照顾的态度，能够准确完成各种技术层面的要求。要积极学习医院感染知识，严格落实各项消毒隔离制度，并自觉遵守。

2. 技术操作

（1）所有操作包括基础操作及专科操作均应按照相应的操作标准及规范进行。无菌操作严格遵循无菌原则，实施标准预防。

（2）中心静脉导管的应用，为新生儿尤其是低出生体质量儿建立了重要的生命通路，但同时由于新生儿免疫系统发育不完善，血管条件差，导管相关性血流感染也成为了新生儿院内获得性感染的重要组成部分。预防中心静脉导管相关感染，应建立由PICC专科护士组成的专项小组，制订PICC标准操作流程及维护流程，对置管及维护进行严格的管理。PICC专科护士小组集中管理可以使导管相关性血流感染的发生率下降。

（3）呼吸机在新生儿病房的广泛应用，显著提高了危重新生儿的抢救成功率，同时机械通气的使用导致呼吸机相关性肺炎医院感染的发生，延长了住院时间，增加了住院费用。新生儿病房应遵循降低呼吸机相关性肺炎的集束化管理措施进行管理；同时提高体位的管理及口腔护理的质量。

（4）美国CDC国家医院内感染监测系统（national nosocomial infection surveillance，NNIs）报道在1995～2004年128个NICU中，50%的新生儿病房真菌性血流感染率≥7.5%，25%的新生儿病房真菌性血流感染率≥13.5%。真菌感染的发生主要是与现在广谱抗生素的广泛应用有关，所以应加强医务人员合理使用抗生素的培训，强调应该根据药敏试验和本科室现阶段的细菌流行趋势及敏感性，合理选用抗菌药物。同时对患儿家属进行合理用药知识宣教，以减少患儿家属要求滥用抗菌药物的压力。从而控制滥用抗生素导致患儿相关感染的发生。

规范医疗行为，做到人人自觉遵守维护。我国大部分新生儿病房都是无陪护病房，所以应该建立新生儿病房探视制度，家属必须严格按照制度进行探视。非新生儿病房工作人员严禁入内，进入新生儿病房的工作人员要更换工作服、拖鞋。有呼吸道和消化道感染疾病的工作人员暂时应调离新生儿科。执行各项诊疗操作护理前后，医务人员要按规范洗手，所有操作均应执行对新生儿有利的原则。

二、病区合理布局，改善病房环境

（一）新生儿病房建筑布局

新生儿病房建筑布局应符合环境卫生学和医院感染预防与控制的原则。建筑修饰必须遵循不产尘、不积尘耐腐蚀、防潮防霉、防静电、易清洁和符合防火要求的原则。病房应设在环境清洁、相对独立的区域，便于清扫和消毒。保持病房环境舒适，病室安静、整洁、空气清新，温湿度适宜。新生儿病房应具备良好的通风及采光条件，配备非手触式病室门。有条件者应装配气流方向从上到下的空气净化系统，能独立控制室内温度和湿度。尽可能采用层流系统以达到空气消毒净化的目的。通过空气过滤、层流及维持室内正压状态来维持无菌环境，程度应达10万级以上。并要求有关部门能够定期上门维护，每周1次清洁初级滤网，及时更换中、高级滤网。病房定期做好空气培养以及回风口清洁后的表面培养，从而监测层流的效果。

（二）建筑设计

病房应做到布局合理、分区明确、人物分流，标志清晰，以最大限度减少各种干扰和交叉感染，同时满足医护人员便于随时接触和观察患儿的要求。新生儿病房的整体布局应使病房的医疗区域、医疗辅助区域、污物处理区域和医务人员生活区域等有相对的独立性，以减少彼此之间的干扰并有利于感染的控制。

（三）床位空间要求

新生儿病房床位空间应符合医院感染防控安全要求，即首先应满足患儿医疗救治的需要，无陪护病室抢救单元每个床单位面积不少于6m^2，间距不小于1m；其他床单位面积不少于3m^2，间距不小于0.8m。有条件的医疗机构可以设立单间或家庭式NICU，有陪护病房床单位面积不低于12m^2。具有传染性的感染性患儿应隔离放置，多重耐药菌感染的患儿给予接触隔离，有条件者可放置单间病房，以免引起交叉感染。

三、新生儿病房感控管理工作专业化

1. 环境管理　室内温度保持在22～26℃，湿度保持在55%～65%。新生儿普通病房每天上、下午开窗通风各1次，每次20～30分钟。每日使用空气消毒机连续消毒房间2次，每次30分钟。层流净化病房须定时更换初、中、高效过滤器，保证层流效果。新生儿病室每日清洁拖地不少于2次，拖布专室专用，如疑似污染用500mg/L含氯消毒液擦拭。病室窗台、操作台等物体表面每日擦拭2次，保持清洁、干燥、无污迹、霉斑，有明显污染时使用清洁剂或消毒剂擦拭。治疗室、储藏室、病房、走廊、卫生间、污物间等的地面，每天使用清水或清洁剂湿式清洁1次，污染时随时清洁。

2. 仪器设备、物品的清洁消毒及管理

（1）新生儿暖箱是患儿每日接触时间最久的医疗设备。暖箱内的温度和湿度高，因此暖箱水槽、暖箱内壁等部位容易滋生细菌。暖箱的消毒不容忽视。

暖箱水槽：备用中的暖箱水槽不加水。使用中的暖箱每天更换水槽及无菌注射用水。每月随机抽查水槽细菌培养及暖箱内壁细菌培养，培养结果＜5cfu/cm^{2}为合格。如暖箱水槽及暖箱内壁检出有致病菌，立即停止使用该暖箱，重新消毒，使用的暖箱每周更换1次为宜，更换下来的暖箱做好终末消毒。每月彻底拆开暖箱各部件进行清洁。

（2）各类监护仪、输液泵、呼吸机等仪器：其表面每天由专人用含氯消毒液（500mg/L）擦拭1次，并将所有的电缆线擦拭1次，各类仪器专人专用。每月由院感专员对各类仪器表面进行细菌培养。如表面检出有致病菌的仪器予以重新消毒，必要时进行细菌培养，阴性后方可再次使用。

（3）接触皮肤黏膜的医疗器械及用品必须一用一消毒。用于气管插管的急救设备喉镜片每次使用后，用75%乙醇彻底擦拭消毒，再经环氧乙烷消毒后方可使用。手术使用的医疗器械、器具及物品必须达到灭菌标准。重复使用的诊疗器械、器具、物品或被服类，由消毒供应中心集中回收，遵循先清洗、后消毒或灭菌的处理程序。严格管理呼吸机管道等特殊管路的消毒，7天更换管道1次，有污染时及时更换，有条件者最好使用一次性呼吸机管路。一次性使用的医疗器械、器具应当符合国家有关规定，不得重复使用。新生儿病室的医疗废弃物管理应当按照《医疗废物管理条例》及有关规定进行分类处理。

（4）配奶用具、储奶用具、奶瓶、奶嘴可采用高压灭菌消毒或使用一次性奶瓶、奶嘴。奶制品存储箱要定时清洁与消毒。毛巾、衣服、褓褓套等布类也应清洁消毒，每日更换，发生污染、潮湿等情况及时更换。患儿出院后床单位要进行终末消毒。

3. 做好院内感染监测工作　院内感染监测是院内感染控制的首要任务。强化监控力度、确保消毒效果，是预防院内感染的有力措施。定期进行医院感染目标性监测及环境卫生学监测，每月必须定期进行微生物监测，包括室内空气、物体表面、工作人员的手、使用中的消毒液、无菌物品的灭菌效果等，对存在问题及时整改。

4. 重点人群管理

（1）做好高危患儿筛查、隔离工作：医护人员应主动地、客观地、前瞻性地观察每位患儿的疾病情况及其临床表现，及时筛查出高危患儿，及早采取隔离措施，做到早发现、早隔离，以免引起交叉感染。对感染或疑似感染的新生儿及耐药菌感染的新生儿进行隔离，安置在隔离病房，床头有隔离标志。护理人员固定、诊疗用品专用，接触患儿应穿隔离衣、戴手套。新生儿病房所有工作人员必须穿短袖，如需外出必须穿外出衣，更换外出鞋。家属及外来人员进入病房必须洗手、穿隔离衣和鞋套。

（2）早产儿、低出生体重儿、气管插管、各种外科术后安置引流管、中心静脉置管、免疫功能缺陷、多重耐药菌定植或感染的患儿重点管理，加强隔离与消毒措施。严格掌握各种侵入性操作的适应证及禁忌证，如气管插管、PICC置管、换血等，对保留导管的必要性进行评估，不需要时应当尽早拔除。

（3）及时识别感染患儿、及早治疗。密切观察患儿生命体征、病情、置管情况等，早期识别发生血行感染的临床表现，如皮肤颜色晦暗、反应转差、呼吸暂停、心率增快、奶量减少或拒奶、体温低或发热、喂养不耐受、黄疸、休克及出血倾向等。发现疑似感染或确诊感染时，采取相应消毒隔离措施。

（4）严防并发症的发生：医院感染常导致的并发症包括感染性休克、多器官功能衰竭及DIC、化脓性脑膜炎、坏死性小肠结肠炎等，应立即隔离，检查血常规、CRP，并做病原学检查，包括痰、分泌物、粪、血培养等。

第四节　新生儿病房护理质量指标评价

护理质量是指在临床护理工作中护理人员为患者提供护理技术服务和生活服务的过程及效果，以满足服务对象需要的程度。护理质量评价指标体系是不同来源和用途的各个方面护理质量评价指标有序地集合在一起形成的，从而全面地评价护理质量。NICU护理质量敏感性指标是对护理质量的量化测定，是用来评价临床护理质量及护理活动的工具，其结果能客观、真实地反映护理质量的好坏。

一、护理质量评价指标的特性

护理质量评价的指标特性包括指标的有效性、科学性、灵敏性、特异性和可操作性。

1. 有效性　是指该指标确实能够反映护理活动的重要方面。

2. 科学性　每一项指标都建立在科学、充分的论证和调研，以及对收集的数据进行准确统计分析的基础上。

3. 灵敏性　指标必须客观、确定、容易判断，不会受检查人员的主观因素影响。

4. 特异性　指标相互独立，不存在指标间相互包容、相互重叠、有因果关联的现象。

5. 可操作性　指标可以通过实际观察加以直接测量，指标的概念和原理要便于理解，指标的计算公式、运算过程也要简单实用，同时应考虑到质量管理的成本因素。

二、护理质量评价指标的构成

护理质量构成要素包括：①要素质量指标，包括护理人力资源和环境结构方面。②环节质量指标，强调护理人员实施护理服务的环节行为及过程控制。③终末质量指标，以患者为取向，针对护理终末结果制订。环节质量的高低不仅是要素质量高低的直接体现，而且还决定着终末质量。

三、护理质量评价指标体系

20世纪60年代末，Donabedian提出了用结构—过程—结果3维度模式对医疗保健服务进行质量评价，该模式提出后被广泛应用于护理质量评价。为进一步加强护理质量管理，提高新生儿专科护理质量，规范临床护理行为，促进护理服务的标准化、规范化同质化，2015年中华护理学会儿科专委会组织全国多家NICU的护理专家制定了NICU护理质量的评价指标。形成的质量体系包括20个指标，其中有6个要素质量指标：床护比、本科及以上和年资构成比、新生儿高级救命术（NRP）证书持有率、患者危重度、NICU环境声音、光线；7个环节要素质量指标：护理人员手卫生合格率、床旁隔离符合率、疼痛评估、血管通路的护理规范率、气管护理规范率、发育支持护理执行水平、住院新生儿母乳喂养率；7个终末质量指标：ROP发生率、护士在岗率、医源性皮肤损害发生率、非计划性拔管发生率、中心静脉导管相关性血流感染发生率、呼吸机相关肺炎发生率、NEC发生率。该指标体系为新生儿危重症护理质量的比较提供标准，同时为新生儿护理质量的持续改进提供参考。

（一）要素质量管理

1. 护患比 护患比是一个衡量质量的结构指标，Elverson等认为护患比对于成人来讲，是一个强大的质量指标，而极少的证据支持护患比与NICU临床结果的关系，其强调照护患儿的一致性在NICU更重要。有研究也证实，照护患儿的一致性与家庭满意度呈正相关，且较高的一致性可以显著降低医院感染，缩短住院时间。应根据科室的规模及实际收治患儿的数量与危重程度进行护士配置。发达国家的新生儿病房护士分工详细，各职责明确，配置中央监护站及监控人员，每班每个护士分管2～3个患儿，且仍有国家医疗管理者呼吁，为提高危重新生儿的护理质量，希望每班每个护士只分管一个患儿。在我国，虽然目前没有国家层面的新生儿科护患比具体要求，但在《新生儿病室建设与管理指南（2009试行）》以及《2011年三级甲等儿童医院评审标准》中均有所规定，即新生儿重症监护室（NICU）护患比为（1.5～1.8）：1，新生儿特护观察病房护患比应≥0.6：1。每班每个护士分管危重患儿应少于4个，特护观察患儿应等于或小于6个。即便有此规范，但仍有部分医院因各种原因无法达到国内护患比的要求，影响了护理质量。

2. 护士学历成分及年资构成 新生儿病房是一个专业性非常强的团队，这就要求护理人员有较高的学习能力和科研能力。同时，年资构成比同样重要。护理工作大多与丰富的工作经验及娴熟的操作技能密切相关，所以高年资、高职称的护士在病房关键技术的操作及病房管理等方面都至关重要，病房应视整体护士人数调整人员配比，力求做到学历成分与年资构成合理化、专业化。

3. **专科护士的配比** 新生儿科护士的专科护理能力对新生儿护理质量有很大的直接影响。近年来，我国专科护士的发展也日渐成熟，多层次的新生儿专科护士在病房承担重要工作。在美国，几乎所有的新生儿科均配有专门从事新生儿新入职护士，以及在职护士的岗位培训师（educator）。岗位培训师不仅具有丰富的临床实践经验，且具有较高学历水平，多为护理硕士毕业，具有全面的培训能力，包括沟通及演讲技巧等。据调查显示，一家发达国家的NICU，实际收治患儿超过50个时，配有专职培训师3人。专职培训师的职责主要为新入职护士的培训及在职护士培训，准备培训资料，实施集中培训及考核。专职培训师还经常与护士长针对病房存在的问题进行沟通交流以便采取针对性培训。同时，科室规章制度及流程的修订等也由专职培训师负责。通过培训师的集中理论、操作、规章制度及流程等培训及考核后，再将新入职护士交给临床一线护士进行一对一培训，直到考核新入职护士具备独立工作的岗位胜任力方可以单独上班。国内目前针对NICU新技术、新项目的培训越来越多，国家级、省级的继续教育培训班，以及各种护理学术团体组织的培训学习，给了新生儿专科护理工作者更所的学习机会。

4. **新生儿科的环境设计与护理质量也密切相关** NICU环境可能是一个影响护理结果的结构指标，值得探讨研究。暴露在长久的噪声和光线刺激下，新生儿神经发育会滞后，美国儿科科学院建议NICU声音水平若超过45分贝就应该引起注意。同时有研究表明，改变原来多人共居的病室为独立或半独立的NICU病室，可明显降低噪声和光线刺激，减少新生儿觉醒时间，住院时间平均可以缩短1.49天。

（二）环节质量管理

新生儿科环节质量既有基础护理质量，又包括专科护理质量。护理实践中护理管理者以及一线护士是否防范于未然，将保证患儿的安全措施落实于各个具体的细节之中是环节质量管理首先需要关注的，然后，是基础护理及专科护理措施的具体落实。反映基础护理质量指标，如红臀尿布疹等皮肤护理问题、输液渗漏、静脉炎、医源性皮肤损伤、医院感染发生率，以及专科护理质量指标如母乳喂养率、中心静脉堵管率、气管插管非计划性拔管率、导管相关性血流感染发生率及呼吸机相关性肺炎发生率等，都与护理环节质量密切相关。

由于NICU环境独特性和复杂性，加上新生儿特别脆弱，增加了医疗差错的风险。有研究表明，在NICU最常见的安全事件是用药错误，NICU新生儿药物不良事件发生率为13%～91%，其次是医院感染发生率为28%、静脉注射外渗发生率为16%、非计划拔管发生率为8%、颅内出血和局部缺血发生为率为10.5%。从医源性并发症方面也证实了约50%的医源性并发症是与用药错误相关，其主要原因是未正确执行医嘱。皮肤损伤主要由周围静脉注射外渗所引起，17%会发生皮肤坏死。用药错误一般发生在执行阶段，通常是错误剂量。低出生体重、胎龄、住院时间、中心静脉导管、呼吸机的使用是医源性不良事件的高危因素。

外周静脉注射外渗及其相关并发症在儿科患儿和新生儿患儿中有较高的发生率，建议继续探索静脉外渗与护理工作时数的关系。有文献分析，NICU护士缺乏相应的专科培训和继续教育，没有识别危险信号的能力，无法在黄金时间内及时进行新生儿复苏，造成抢救失败，导致新生儿死亡率上升。NICU的护士需取得新生儿重症监护资格认定，同时进行新生儿复苏术的培训及考核，将具有新生儿复苏术资格的员工比例列为质量评价指标。

对于临床一线护理管理来讲，护理质量检查不是去抓护士的差错，而是重点去关注护理工作中的薄弱环节及其相关因素。质量控制首先是制订并执行计划，有清晰及可以测量的指标，具备有效的资料采集渠道，采用科学的评价方式，有反馈及质量追踪。对环节质量的管理可以促进要素质量的改进，如通过存在的问题修订制度、流程，或再次对护士进行相关培训等。重点关注的护士是低年资护士及质控护士的工作。加强环节质量控制，也促进护士的护理行为更加规范。同时还针对问题进行相关培训、修订流程及设计相关表格加强督查、加强交接班等措施。鼓励护士非惩罚性上报敏感指标涉及的内容，如红臀、静脉炎、用药错误及近似错误等。具体做法为对每个房间分管患儿的责任护士每班进行询问，并评估每个患儿，详细记录有发生护理并发症患儿的床号、登记号、姓名、发生经过，查看护士的护理措施是否妥当，并及时纠正偏差，随时追踪转归直到痊愈。每月对数据进行统计分析，一旦发现某一项关键指标超出了阈值，立即查找并分析原因进行整改，再复查是否达到预期效果。

通过加强环节质量控制，护理管理者非常清楚科室存在的薄弱环节，通过不断地完善制度、修订流程、制订关键环节的质量目标、对护士进行针对性培训及现场培训指导、加强督查等措施，持续改进护理质量，使患儿安全得到保证。

（三）终末质量管理

终末质量直接体现的是护理服务呈现的效果。新生儿科的护理终末质量指标多由新生儿科专科护理质量指标所代表。

终末护理质量指标的制订应具有：①客观性，即应从临床实际出发如新生儿静脉炎发生率、静脉注射渗漏发生率等；②特异性，即指标能反映护理活动的重要方面，如母婴分离下母乳喂养率、红臀、尿布疹发生率等；③灵敏性，即指标能反映护理活动的实际质量；④可操作性，即指标在实际运用中应易于测量和观察；⑤简易性和层次性，即指标结构简单明了，量化方法简单，各级指标间体现概括与解释的关系，同层次指标相互独立又相互依存。如呼吸机相关肺炎发生率与气管插管非计划性拔管率、无创通气下皮肤损伤率、PICC异位率与导管相关性血流感染率等。

（四）护理质量管理

护理质量管理需要护士长、质量控制护士以及全体护士共同参与，才能及时发现护理实践中存在的问题，特别是通过发现环节质量中的问题、促进要素质量的改进，从而获得较好的终末质量。

通过护理质量管理能公平公正对护士进行绩效考核，从而有效规范护士的护理行为。应用每日查房表，对病房患儿及每班护士进行全面巡检后，护士长熟悉科室患儿动态，护士分管患儿的数量、难度及质量，随时可以进行人力资源的再分配，并关注重点护士、重点患儿及细节护理。通过对护士分管患儿时是否做到熟悉病情、清楚治疗、巡视观察是否到位、基础护理措施落实情况、医院感染防控措施落实情况、专科护理措施落实情况、执行医嘱情况、对发生护理并发症患儿的汇报及处理情况和处理效果追踪情况等进行绩效评分。使每一项扣分及加分均有具体理由，使绩效考核公正、公开及透明，从而促进了护士的精细化护理，有效规范了护士的护理行为，保证了护理质量及患儿安全。

表3-2 NICU护理质量评价指标

指标	定义	计算公式	意义
1.护患比	护士与患者之间的配比	=实际在岗护士/实际患者数×100%	合理的护患比,既能保证优质的护理质量,又能节省人力资源
2.本科及以上和年资构成比	本科及以上学历护士构成比NICU工作年限≥3年的护士构成比	=本科及以上学历/所有护士×100% =工作年限≥3年的护士/所有护士×100%	本科及以上教育背景的护士直接影响整体护理质量
3.声音	护理单元环境中的声音	测量工具:噪声计 测量频率:持续监测 测量方法:将噪声计放在患儿房间内	噪声可能会损坏新生儿听觉系统发育,可使机体产生应激反应,出现心率和呼吸加快,氧饱和度下降。定时监测NICU环境的声音水平,有助于减少环境噪声对新生儿的影响
4.光线	暖箱内光线的强弱	测量方法:将照度计放在暖箱内靠近患儿眼部的位置,使探头朝向上方与患儿眼部同向 测量频率:每月固定时间测量白天和晚上各暖箱的光线	强光刺激可能会损坏新生儿视觉发育,通过监测控制光线,提供昼/夜光线变化有助于新生儿神经系统的发育
5.患者危重度	患者的整体危重情况	评价工具:NEWS	患者危重度直接反映护理的难易程度以及能力的区分度
6.NRP证书率	NICU护士持有NRP证书的百分比	NRP持有者护士/NICU护师总数×100%	与危重新生儿抢救的成功率密切相关

续表

指标	定义	计算公式	意义
7.护理人员手卫生体格率	手卫生是指医务人员洗手、手卫生消毒和外科手消毒的总称	每月抽查合格人数/总人数×100%	护理人员是医务人员中接触患者最多的群体，其手卫生的质量直接关系医院感染控制的效果和水平
8.床旁隔离符合率	是指患儿的病情及感染状况是否正确的进行隔离	实施正确隔离的患儿数/NICU同期住院总数×100%	反映护理人员对医院内感染控制的质量
9.疼痛评估	新生儿疼痛评估的执行率以及执行效果	疼痛评估执行率数/同期患者总数×100%	新生儿能够感知疼痛，疼痛对新生儿造成一系列的近期和远期影响
10.血管通路的护理规范率	各种血管通路建立、维护、撤离并发症的处理正确率	血管通路建立、维护、撤离并发症的处理正确数/同期管总数×100%	血管通路能否正常使用直接威胁到危重新生儿的抢救与生命
11.气管护理规范率	护理人员对危重症新生儿各种气管护理的合格率	每月监测一定数量护士的操作过程	气管护理是反映护理质量的关键环节
12.发育支持护理执行水平	新生儿护理人员对发育支持护理的执行水平	抽取一定数量的护士应用《发育支持护理水平自评量表》进行评价，测算均值	反映护理人员对发育支持护理的关注度及掌握程度
13.ROP发生率	发生ROP患儿人数占同期患儿的比例	（某段时间同视网膜病变发生数×100%）/同期NICU住院患者总数	反映护理人员在新生儿用氧方面的合理性
14.护士在岗率	NICU护士留在岗位的比率	在岗护士数/NICU护士总数×100%	反映护理环境以及NICU工作压力情况

续表

指标	定义	计算公式	意义
15. 医源性皮肤损害发生率	医源性皮肤损伤是指患者在医疗期间因医务人员在诊疗工作中粗心大意、操作不当或仪器故障造成的与原发病无关的皮肤软组织损伤	(某段时间医源性皮肤损伤发生数×1000‰) / 同期NICU住院患儿总数	与护理质量直接相关，包括非难免性皮肤损伤，直接反映护理水平
16. 非计划性拔管发生率	患者正在治疗的中心静脉导管、静脉注射管、尿管、胃管、切开引流管、气管内插管、气管切开套管等管道发生非医疗行为的意外滑脱或被拔除	(某段时间管路滑脱发生数×1000‰) / 同期NICU患儿留置管路总天数	综合反映护理观察评估的频率和质量的情况
17. 中心静脉导管相关性血流感染发生率	是指带有中心静脉导管期间或拔除导管48小时内发生的感染。留置中心静脉导管患儿的细菌血症（真菌血症）和至少有1次外周静脉血培养阳性，具备感染的临床表现［如发热、寒战和（或）低血压等］，除血管内导管外无其他明确的血液感染源	(某段时间中心静脉导管相关性感染发生数×1000‰) / 同期NICU患儿中心静脉置管总天数	反映深静脉通路管理的质量

续表

指标	定义	计算公式	意义
18.呼吸机相关肺炎发生率	机械通气48小时后至拔管后48小时内发生的肺炎。有呼吸道感染的全身及呼吸道感染症状，并有胸部X线征状及实验室依据	（某段时间呼吸机相关肺炎发生例数×1000‰）/同期NICU患儿使用呼吸机的总天数	反映护理人员气管插管管理的合格率
19.NEC发生率	坏死性小肠结肠炎发生率是指发生NEC的患儿数占同期所有患儿的比例	NEC发生数×1000‰/同期患儿总数	反映护理人员在危重症新生儿喂养技术方面的水平
20.住院新生儿母乳喂养率	住院患儿中给予母乳喂养的人数占同期在院人数的比例		综合反映医院对母乳喂养的重视程度，医护健康教育的效果

表摘自：张玉侠.实用新生儿护理学.北京：人民卫生出版社，2015

　　通过护理质量管理，指引护理人员共同关注患者的护理问题，避免了因护理人员的资质、专科水平的参差引起患儿的护理成效迥然不同的后果。特别是，当低年资护士在护理过程中不断得到护士长及质控护士的针对性指导，有助于帮助她们提高护理技能及对问题的处理能力。

（姜　红　于新颖　孔超男）

第4章
危重新生儿监护

新生儿出生后由于从宫内到宫外的巨大变化，呼吸、心血管、体温调节3个系统需要迅速适应新的环境，新生儿代偿能力差、病情变化快，特别是危重新生儿，生命处于极度危险状态或具有潜在威胁生命的疾病，随时可能发生病情变化，必须进行不间断的临床观察，随着医学科学的发展，除了训练有素的医护人员对新生儿直接的观察外，各种先进的技术、监护装置、电子仪器设备等被用于新生儿重症监护室，对患儿生命体征、体内生化状态、血氧、二氧化碳等指标进行持续或系统的监护，各种现代化精密治疗仪器应用于危重儿，对患儿全身各脏器功能进行系统化的治疗护理，可尽快使患儿转危为安，或对病情发展、严重程度进行前瞻性的提示，可防止患儿突然死亡，为NICU的存在和发展提供了必要的条件。因此，新生儿科医务人员需熟练掌握危重新生儿监护技术，并详细分析采集的数据，及时做出正确的决策，防止疾病进展，减少病死率，提高生存率及生存质量。

危重新生儿的监护主要包括基本监护、呼吸系统、心血管系统、中枢神经系统、消化系统、血液系统、肾功能、感染等监护。

第一节 基本监护

一、一般生命体征监护

由于出生后环境温度变化较大,蒸发散热,体温迅速下降,需快速擦干,并给予合适的热源,应用包裹、远红外辐射台或暖箱等方式保暖,使患儿维持正常的体温。同时对新生儿进行生命体征监测。

(一)体温监护

新生儿体表面积大、皮肤薄、皮下脂肪少、血管丰富,体温调节功能差,使其散热较快,尤其是早产儿。由于早产儿缺乏棕色脂肪储备,其耐寒力极差,且体温调节中枢不完善,若保暖不当易发生低体温,暴露在寒冷环境中会出现代谢性酸中毒、低氧血症、低血糖及寒冷损伤综合征。

1. 新生儿生活的室内环境应保持中性温度,危重新生儿可放置在辐射抢救台或暖箱中进行保暖。初生极低出生体重儿可采用塑料袋或保鲜膜立即包裹,防止其体温在瞬间大量丧失。对于早产儿应放置在预热的暖箱中,根据出生时体重及出生天数设置暖箱温度、湿度。在保暖箱或远红外辐射台的体温监护通常采用热敏电阻温度传感器,通过肤温探头监测皮肤温度,探头应与皮肤连接紧密,并动态调节设置的温度。

2. 测量体温可选择皮肤、腋下、直肠及鼓膜温度。一般采用水银温度计,最好测量颈部或腋下等皮肤温度,尽量不测量肛温,以避免肠道损伤,腋温保持在36.5 ~ 37.5℃。额温及鼓膜温度可采用红外线方法进行测定,可较准确反映中心体温,是寒冷损伤时体温评估、新生儿缺氧缺血性脑损伤行亚低温头部选择性降温治疗时的无创伤性监测手段之一。

3. 在床上擦浴、治疗性操作的过程中，注意保暖、减少暴露的范围。转运中或新生儿检查时，用暖箱护送，速度宜快，减少暴露时间，避免热量散失。

4. 当体温超过37.5℃时应视为体温过高，注意是否存在保暖过度或暖箱温度过高，应给予适当的调节。每4小时测量体温1次，同时要密切观察患儿的面色、脉搏、呼吸和血压。高热降温宜首选物理降温：松开包被、温水擦浴、冰袋等，补充营养和水分，做好口腔和皮肤的护理。体温过低或不升应将患儿放置在辐射抢救台或暖箱中，提高温度，不可复温过快。

（二）心率、呼吸监护

监护仪是NICU最基本的监护设备，该仪器一般可设置心率及呼吸频率报警，并具有呼吸暂停报警功能。监护仪可通过连接胸前导联，监护及显示心率、心电波形，有无心率、心律失常。根据心电波形可初步观察心律失常类型。通过胸部阻抗随呼吸变化原理监测即可显示呼吸次数（需用胸前导联）。NICU多采用左、右胸电极加右腋中线胸腹联合处导联电极。电极片24小时更换1次。将心电波形调至合适大小，正确设置报警值（心率报警界限常分别设在90次/分和160次/分，呼吸报警界限分别设在20次/分和60次/分）。当需要了解过去一段时间内心率、呼吸变化，可按趋势键，此时荧光屏上会显示心率快慢变化趋势图或趋势表。部分监护仪可储存心律失常波形，供回忆分析。所有危重患儿都要持续进行心电及呼吸监护，注意监护仪报警的延迟性，应结合患儿的皮肤颜色及呼吸情况，动态评估患儿的状况。

（三）血压监护

随着医疗科学技术的发展和监护仪的应用普及，临床测量新生儿血压变得更加方便。新生儿血压的高低及其变化具有重要的价值。近年发现，幼年期血压存在轨迹现象，可影响新生儿血压的诸多因素，会对该新生儿成人期的健康状况产生重要的影响，如原发性高血压、糖尿病、成年期肥胖等的发生。因此国内外越来越多的学者开始重视新生儿血压的研究。

传统的听诊法不适合新生儿，因为新生儿四肢细小难以放置听诊器，触诊法在血压较低时常不能获得满意结果。

血压测量方法须简单容易操作，结果可靠，可重复性好，可以间隔一定的时间进行监测，一般2～6小时测1次，对休克、失血等患儿要1～2小时测1次。

二、血糖监测

出生后如延迟开奶而未静脉补液者易发生低血糖，一般正常新生儿生后12小时如未进食或静脉供应糖，会耗尽糖原储备，对于早产或小于胎龄者，由于其糖原及脂肪储存不足，尤其容易发生低血糖。而极低出生体重儿，由于胰岛素产生不足或相对胰岛素抵抗，故易发生高血糖，应注意监测。对早产儿、低出生体重儿、小于胎龄儿、巨大儿、出生后延迟喂养者及患病新生儿，出生后应常规监测血糖，每天3～5次，直到血糖稳定。如血糖低于2.6mmol/L应及时给予纠正，否则易发生低血糖脑病。

NICU多选择床旁快速纸片血糖检查，操作时应按摩局部，血液充盈后再消毒，待干后再采血，避免在输液侧肢体末梢进行采血，保证测量的准确性。

三、血生化及血气监测

危重新生儿容易发生内环境紊乱，严重感染、缺氧、损伤等可导致生化血气异常，及时监测电解质和血气分析可早期发现病情变化。对于危重新生儿一般每天监测 1 ～ 3 次血生化和血气。

血气分析的最佳标本是动脉血，能真实地反映体内的氧化代谢和酸碱平衡状态，可直接采集动脉血，也可用动脉化毛细血管血，只是氧分压（PO_2）低于动脉血；静脉血也可做血气测定，但与动脉血差别较大。注意血标本应处于隔绝空气的状态，防止与空气接触，防止使氧分压升高，二氧化碳分压（PCO_2）降低，并污染血标本。

常用血气分析指标包括：酸碱度，氧分压、二氧化碳分压，实际碳酸氢根、剩余碱、乳酸等。一般早产儿 PaO_2 维持在 50 ～ 70mmHg，$PaCO_2$ 维持在 40 ～ 55mmHg，pH 维持在 7.35 ～ 7.45。

四、体液生化监测

新生儿容易出现水电解质紊乱及酸碱失衡。可以根据观察评估患儿水肿及脱水程度，一般根据前囟、眼窝、皮肤弹性、循环情况、体重和尿量等临床表现进行估计。

多数新生儿 24 小时内排尿，出生后 24 小时后未排尿或每小时尿量＜ 1ml/kg 要注意有无循环或肾功能异常等问题。每天监测体重、尿量及 24 小时出入水量。此外，根据病情可做血、尿、粪常规及各种电解质（钠、钾、氯、钙、镁等）、血渗透压、血糖、胆红素、肌酐、尿素氮等测定，有出凝血机制障碍的可进行出凝血方面的检查（血小板、出凝血时间、纤维蛋白原等）。

第二节　呼吸系统监护

胎儿肺内充满液体，足月时为30～35ml/kg，出生时经产道挤压，约1/3肺液由口、鼻排出，剩下的肺液由肺间质内毛细血管及淋巴管吸收，若吸收延迟会出现新生儿湿肺症状。肺表面活性物质是由Ⅱ型肺泡上皮产生，28周开始出现至35周迅速增加，早产儿因呼吸中枢发育不完善，呼吸会出现不规则甚至暂停现象，同时伴有心率减慢、发绀等；且由于肺表面活性物质少，易出现肺透明膜病。高危新生儿非常容易发生呼吸问题，导致缺氧、脑损伤、甚至死亡，应及时进行监测。

一、临床表现

要密切观察患儿是否存在呼吸困难、呻吟吐沫、呼吸暂停及发绀等呼吸系统常见的临床表现，及时给予呼吸支持。新生儿呼吸困难的早期表现为呼吸增快、三凹征、点头状呼吸、辅助呼吸肌群代偿，处理不当则出现呼吸困难、呻吟、口唇持续发绀、昏迷等症状。若出现呼吸暂停应及时处置，监测动脉血气分析，严重者给予机械通气，密切监测呼吸机参数，出现报警及时处理。

二、经皮脉搏氧饱和度监测

经皮脉搏氧饱和度监测（SpO_2）是临床最常使用的监测氧合状态的方法，通过测量双波长光源和光传感器间氧合和还原血红蛋白的差异得到氧饱和度值，当血流通过光源和光传感器之间时，不同量的红光（660nm）和红外光（940nm）被吸收，这种差异转换为电信号，最后显示氧饱和度值。该仪器的出现极大地方便了新生儿、尤其是极低体重儿的监护，具有反应时间短、探头对皮肤无热损害、使用方便等优点，它能同时测定脉率及血氧饱和度，为无创伤性的、能精确反映体内氧合状态的监护仪。

常用传感器由指套式、夹子式及扁平式等种类，可置于新生儿拇指、蹈趾等位置。长时间监测时，要经常更换安放探头的位置，以免损伤局部的组织。使用时必须将传感器上光源极与感光极相对，切勿压绕过紧。危重新生儿应 24 小时监测 SpO_2，一般 SpO_2 应在 90% 以上。对于吸氧的早产儿 SpO_2 应保持在 88%～93%，避免用氧过度发生早产儿视网膜病变和肺损伤。< 28 周的早产儿可适当提高 SpO_2 至 91%～95%。休克，亚硝酸中毒、强光、监测部位的肤色、严重贫血及脉搏波动异常（如心房颤动）等对 SpO_2 值有影响。

三、经皮氧分压/二氧化碳分压监测

其是一种无创监护手段，可使用经皮氧分压/二氧化碳分压监测（$TcPO_2$/$TcPCO_2$）仪 TCM 进行测定。由于 TCM 实时且连续监测，可以弥补血气检测间隔期无法评估患儿氧分压和二氧化碳分压的空白，实时监测微循环，及早发现危重患儿病情变化，为早期抢救争取时间。同时，其无创的监测，避免了反复动脉插管或动脉穿刺取血进行血气分析的缺点，也避免了采血困难、感染和医源性贫血的风险。在新生儿应用中，TCM 的首选测量的位置是上胸部，其次是腹部、胸部、臀部的侧面，大腿内侧，前臂。需 2 小时更换 1 次探头位置，以避免皮肤烫伤。对于足月新生儿温度设置在 43.5℃，早产儿应设置在 42℃，用以获得较为准确的组织氧分压数

值及二氧化碳分压数值，也可以随着早产儿体重的降低下调探头温度以避免热损伤风险。

四、胸部X线片

胸部X线片为呼吸治疗时不可缺少的设备，对于发绀、呼吸困难的危重患儿，需进行床旁胸部X线检查，有助于上呼吸道梗阻、胸肺及邻近组织器官病变诊断和动态监测，判断气管插管位置和机械正压通气并发症。床边X线摄片机的功率以200mA为好，功率太低可因患儿移动而影响摄片质量，摄片时需注意防护。对RDS患儿，最好于出生后6～8小时后再摄片。对突然出现发绀、烦躁不安的患儿，需考虑是否存在气胸，并摄正侧位片。

五、肺功能监测

常用于呼吸机治疗时的监测。以双相流速压力传感器连接于呼吸机管道近患者端进行持续监测气体流速、气道压力，通过电子计算机显示出肺顺应性、潮气量、气道阻力、每分通气量、无效腔气量，并能描绘出压力容量曲线。通过肺力学监测能更准确指导呼吸机参数的调节，减少肺部并发症的发生。

肺功能测定的主要指标是肺顺应性、气道阻力及呼吸功。对严重呼吸困难或机械通气患儿监测肺功能，常用参数有压力、容量、流量、肺顺应性、气道阻力、潮气量、每分通气量等。呼吸力学环有压力容量环、压力流量环、容量流量环等。可用于监测肺顺应性、气道阻力大小、有无漏气、气陷等情况，以指导呼吸机的应用。肺顺应性下降常见于RDS、肺水肿、气胸等，气道阻力增加常见于胎粪吸入、慢性肺病、气道分泌物等。

六、呼气末二氧化碳监测（PetCO₂）

呼气末二氧化碳监测（$PetCO_2$）用于气管插管患儿，连接于气管插管末端和呼吸机Y端之间，用于监测呼气末二氧化碳分压情况。由于二氧化碳值在呼吸周期中变化很大，而新生儿呼吸相对较快而潮气量相对较小，故在新生儿时期测得的数值不够准确，可结合血气情况，用于动态观察动脉二氧化碳分压。

七、冷光源皮肤透照试验

常由光源及光导纤维组成，属于冷光源。主要用于诊断的照明，如在气胸时通过胸部透照可发现光的散射，做出床边的无创性诊断；也可用于桡动脉穿刺的照射，以寻找桡动脉，引导穿刺。怀疑气胸者，可用冷光源进行皮肤透照试验，比较两侧胸壁的光晕大小，光晕增大一侧提示存在气胸。此方法简单易行，可及早发现威胁生命的气胸，早期处理，减少病死率。

对于呼吸异常的患儿尽早明确和去除病因，如清除上呼吸道梗阻、治疗肺部病变、纠正各种代谢紊乱等以保证正常的通气、换气功能，保持呼吸道通畅。

第三节　心血管系统监护

足月儿睡眠时心率约为120次/分，醒时会达到140～160次/分；早产儿安静时心率就可达到120～140次/分，哭闹时会更加严重，甚至会超过200次/分。足月儿血压约为70/50mmHg，早产儿会更低一些。对高危新生儿或患心血管疾病者应常规进行心血管系统监护。

一、临床表现

观察有无发绀、皮肤花纹或发灰、四肢末梢冰凉、意识障碍、水肿、尿量等。由于患儿哭闹会有不配合情况，血压测不出，应选择患儿安静状态进行测量，调整小儿袖带的型号及松紧度。注意心率、节律、心音、杂音、肤色、肝大小、股动脉搏动情况、毛细血管再充盈时间等，如股动脉搏动减弱，提示存在主动脉狭窄，如存在差异性发绀，提示有经过动脉导管的右向左分流，有助于早期发现心脏病变。

二、心电血压监护

（一）心电监护

使用经皮氧分压测定仪测定脉搏、心前导联测定心率。经皮氧分压测定仪简便易用，为目前NICU常选方法，但肢体移动或末梢循环欠佳、肢端凉可能会影响其测量结果，且如果存在心律失常则无法判断。心前导联可反映心律，不受末梢循环影响，但需用导联探头，需注意放置位置是否恰当。心电监护显示的心电图受多种因素影响，不能用于ST段及其他心律失常的分析，应结合临床症状及心电图检查进行。

（二）血压监护

新生儿血压的测量方法有直接（创伤性）和间接（无创性）两类。无创测压法准确性虽不如有创测压法，但当周围循环灌注良好时，两种方法所测数值相近；若周围循环灌注不良或采用无创测压法测得的收缩压 < 20mmHg（2.66kPa）时，则应改用有创测压法。

1. 有创血压监测　可直接测量血压，需要动脉置管，可选择脐动脉置管和外周动脉（如颞浅动脉、足背动脉等）放置动脉留置针。将动脉导管插入动脉内，动脉压经充有肝素盐水的管道传至压力传感器，计算机自动计算出收缩压、舒张压、平均动脉压，可连续动态观察。其不受袖带宽度、压力等外界因素影响，测值准确，是血压监测的金标准。但其操作复杂，并发症多，适用于严重休克、血压很低或脉压小、用无创法难以测压的患儿应用，是危重新生儿抢救的重要监测手段之一。对于桡动脉、肱动脉、股动脉等进行动脉置管，绝对禁止向动脉导管内注入去甲肾上腺素等血管收缩药，以免引起动脉痉挛，肢体坏死。随时观察动脉插管远端肢体血供及皮肤温度情况。

　　2. 无创血压监测　　NICU常采用监护仪进行无创血压监测。要注意血压计袖带大小，对新生儿使用过宽的袖带，测得的血压值会偏低。袖带中气囊宽度应该为上臂长的40%，气囊长度为上臂周长的80%，故新生儿上臂围在4～8cm选用新生儿用小号袖带。上臂围在6～11cm用中号袖带，上臂围在8～13cm用大号袖带。也可根据新生儿体重选择合适的袖带，体重＜2.0kg新生儿选择用小号袖带，体重在2.0～3.0kg用中号袖带，体重＞3.0kg用大号袖带。

三、动脉导管未闭监测

　　动脉导管未闭（PDA）是新生儿常见问题，血流动力学异常的动脉导管未闭（hsPDA）显著增加新生儿发病率及病死率，是导致呼吸困难、心力衰竭的重要原因，延长呼吸机辅助通气的时间导致撤机困难、氧的需求增加、肺出血及支气管肺发育不良。舒张期分流导致肾低灌注、肠缺血及坏死，减少大脑中动脉血流及上腔静脉血流而增加脑室出血（IVH）的风险，若处理不当，上述并发症可导致死亡。早期新生儿应密切监测动脉导管未闭的发生。

血流动力学异常的动脉导管未闭的早产儿通常在出生后最初 2 ～ 3 日出现临床表现。接受肺表面活性物质治疗的新生儿，因其肺血管阻力降低导致左向右分流增多，可能会更早地出现临床表现。hsPDA在出生后第1周的晚些时候可能很少发生心力衰竭。如果存在hSPDA，其临床表现多在出生后 1 ～ 4 天出现。症状多为非特异性。包括呼吸急促、呼吸暂停、心动过速、低血压、尿量减少，多出现收缩期心脏杂音、脉压增大，喂养不耐受等。

四、其他监测

可根据具体情况选择心电图、超声心动图、胸部X线片、电解质、心肌酶谱、肌钙蛋白等检查。

第四节 中枢神经系统监护

新生儿脑相对较大，重约370g，占体重的10% ～ 12%（成人仅占2%）。但脑沟、脑回仍未完全形成，大脑皮质和纹状体发育尚未完善，神经鞘没有完全形成。所以新生儿神经活动过程很不稳定，兴奋与抑制在大脑皮质很易扩散泛化，皮质下中枢的兴奋性较高，所以很多新生儿疾病早期都可引起高热和呕吐，甚至表现惊厥等，容易造成鉴别诊断上的困难。通常认为新生儿对痛觉的反射比较迟钝，但是对刀割和内脏的牵拉仍很敏锐。对温觉特别是冷的反应很灵敏。新生儿脑损伤发生率较高，并且不容易被及时发现，判断预后也非常困难；但早期发现新生儿脑损伤，判断脑损伤严重程度及预后，对医师和家长都非常重要，因此，对高危新生儿要进行神经系统监护。

一、临床表现

神经系统功能的异常表现，可有助于确定神经病变累及的部位和程度、有助于判断远期预后。

1. 一般状况　新生儿觉醒状态下，有定向力。如发现反应机敏性降低，首先注意是否为清醒状态，有无饥饿、温度、全身疾病干扰。存在较严重的围生期脑损伤或不同程度脑发育异常时，机敏性降低或有兴奋、易激惹现象存在。

2. 肌张力及运动　仰卧位时双肘关节屈曲，双手位于头的两侧，手背贴近台面；双下肢屈曲，过度外展，大腿外侧，髋、膝、踝关节接触台面，说明肌张力低下。患有严重疾病时，新生儿的自发运动会减少，双侧运动不对称，应注意是否有锁骨骨折、臂丛神经损伤等。在早产儿，肌张力偏低，韧带偏松弛，会表现出肘、腕、髋、膝等大关节大角度的活动，自发运动频率反而减少。然而当有声响刺激时，会引发肢体的快速颤抖动作，以上肢明显，这是神经兴奋性泛化的表现，属正常生理现象。

3. 哭声　严重脑损伤颅内压增高时，哭声高尖、无调；有巨大头颅血肿、帽状腱膜下出血、颅骨骨折时，头部自动处于某种固定位置，刺激时即哭而难止，但哭声短促，同时伴有面部痛苦的表情。当疾病致全身不适时，患儿可表现出哭闹不安，用通常方法难以安慰，失去正常的啼哭规律性；然而，严重疾病时的新生儿常表现为不哭少动，更需注意。

4. 头颅　前囟饱满，与周缘骨组织间的界线消失，提示颅内压增高。严重脱水或体重不增的新生儿，有时骨缝可重叠。出生后即发现新生儿有颅骨软化，应注意先天性佝偻病的存在。

5. **皮肤与脊柱** 注意有无色素沉着或减退，应注意脊柱部位皮肤有无陷窝、肿物、色素痣、毛发等，警惕脊柱裂、脊膜膨出等。

6. **瞳孔** 瞳孔的改变是反映颅内病情变化的又一重要指标：①病灶侧瞳孔先缩小、后扩大是脑疝的早期表现；②双瞳孔缩小、对光反射迟钝是脑桥或脑室、蛛网膜下腔出血的表现；③双瞳时大时小不定、形状多变提示脑干损伤；④一侧瞳孔扩大可能是中脑受压；⑤双瞳孔散大、对光反射消失提示脑干缺氧和脑疝晚期等。

HIE、脑室内出血、麻醉药物应用、肉毒杆菌感染后可引起双侧瞳孔扩大，HIE尚可引起双侧瞳孔缩小；Horner综合征可引起单侧瞳孔缩小；硬膜下血肿、单侧性占位性病变、先天性动眼神经麻痹、HIE可引起单侧瞳孔扩大。

检查瞳孔应分别检查左、右侧，并注意直接对光反射与间接对光反射，这对鉴别脑内病变与视神经或动眼神经损伤所引起的瞳孔改变有参考意义。

7. **反射** 腱反射异常较常见。双侧跖反射不对称有临床价值，反映下运动神经元以上存在损伤。原始反射异常，如拥抱反射减弱或消失、亢进和刻板的颈紧张反射多为严重的中枢神经系统广泛受损，如HIE、小脑畸形；明显不对称的拥抱反射和握持反射多为神经根、神经丛或神经疾病的损伤。

二、实验室检查

血糖、电解质、脑脊液常规、生化、培养，以及血气、血氨、血氨基酸、有机酸等。

三、常规检查

1. **床旁颅脑超声**　具有无创、简便、易行、可床边操作等优势，可与CT、MRI互补进行临床诊断。对新生儿颅内出血有特异性诊断价值，对HIE可判断脑损伤程度及病理变化过程，对早产儿脑室周围白质损伤可动态监测，对中枢神经系统感染有辅助诊断作用。＜32周早产儿应常规在出生后3～7天、2周、1个月及出院前行脑部B超检查，以早期发现IVH、PVL等病变。

2. **振幅整合脑电图（aEEG）**　监测脑电压，可反映脑电背景活动和癫痫样活动，操作简单，受环境干扰小，判读容易，可长时间床旁连续监测，但不能反映病变部位。目前临床用于早期辅助诊断HIE的严重程度。

3. **常规EEG**　常规EEG是检测脑电生理的主要方法，可反映脑电背景活动和癫痫样放电，而且能反映不同的部位和频率，需要有经验的专业人员进行分析。

4. **近红外光谱仪（NIRS）**　在近红外光线范围（700～1100nm）内，通过测定氧合血红蛋白和脱氧血红蛋白来监测脑组织氧合代谢，在新生儿可用于监测脑氧合代谢和血流动力学的变化，特点为安全、无创、持续床旁监测。

5. **脑干诱发电位**　对脑损伤早期诊断有一定价值。

6. **脑CT和MRI**　早期脑CT检查反映脑水肿情况，晚期随访可发现白质软化及基底核损伤等，CT也可反映颅内出血、脑梗死等病变。MRI检查可反映皮质坏死及灰白质的脱髓鞘病变，但检查需时长、需要镇静、费用贵，不适用于基层单位。

7. **创伤性颅内压监测**　目的是了解在颅内出血、

脑水肿、脑积水、机械通气时颅内压的急性变化及其对治疗的反应，以便临床对其急剧变化做出处理。新生儿及小婴儿在前囟门未闭时可将传感器置于前囟做无创伤性颅内压力监测。测定时婴儿取平卧位，头应保持与床呈水平位，略加固定，剃去前囟部位头发，将传感器贴于前囟即能测得颅压读数。

8. **无创伤性颅内压监测**　目的为监测颅内压力在颅内出血、脑水肿、脑积水、机械通气时的急性变化及其对治疗的反应。新生儿及小婴儿在前囟门未闭时，可将传感器置于前囟做无创伤性颅内压力监测。

四、颅内出血的预防及监护

新生儿尤其早产儿在出生后前4天很容易发生颅内出血，有研究显示约50%的出血发生在生后24小时内，因此对新生儿颅内出血的预防应该从出生之后立即开始。抬高肩部，头偏向一侧，保持呼吸道通畅。静脉输液速度宜慢，以防快速扩容加重出血。保持患儿绝对安静，换尿布、喂奶等动作要轻，治疗和护理操作集中进行，尽量少搬动患儿头部，避免引起患儿烦躁，加重出血，必要时遵医嘱给予镇静药。动态观察，及时发现细微的意识变化，观察患儿喂养中的反应。

第五节　消化系统监护

新生儿由于胃底发育差，下食管括约肌压力低，幽门括约肌较发达，胃呈水平位，容易出现溢奶现象，早产儿更多见；新生儿肠管壁薄、通透性高，毒素容易进入血液循环而出现中毒症状；早产儿各种消化酶不足会出现消化吸收不良，再加上缺血缺氧、喂养不当，易发生坏死性小肠结肠炎。

　　新生儿出生后24小时内会排出墨绿色胎便，3～4天排完，早产儿会出现胎便排出延迟；出生后2～3天新生儿会出现生理性黄疸，2周内消退，早产儿则易出现生理性黄疸加重或出现病理性黄疸，持续时间较长；早产儿肝功能更加不完善，易发生低血糖或低蛋白血症；早产儿皮质醇和降钙素分泌较高，终末器官对甲状旁腺素反应低下，会出现低钙血症。

一、临床表现

　　注意观察喂养情况，有无呕吐、胃潴留、腹胀、腹泻、便血、便秘、黄疸等。查体注意腹部外观，有无腹胀、肠型、腹部皮肤颜色改变、舟状腹、肠鸣音、包块等。一般出生后1小时可听到肠鸣音，如果生后即刻可闻及肠鸣音则提示可能存在胎儿窘迫，胎儿宫内胎粪已排。能够进食者主张给予母乳喂养，母乳不能够喂养的情况下给予早产儿奶粉，按要求喂养；吸吮能力差、不会吞咽或机械通气的早产儿可用鼻胃管或鼻肠管喂养，遵医嘱逐渐加量。每次回抽胃内容物，若出现残留量大于上次进食总量的1/3，则暂停1次。

二、影像学检查

　　影像学检查有腹部B超、腹部X线片、GI、钡剂灌肠等。

三、胆红素监测

　　对高危新生儿及黄疸患儿要及时监测胆红素，经皮胆红素检测无创简便，便于多次反复检测，但只能检测总胆红素，不能检测结合胆红素，光疗时所测得的值不准确。因此，经皮胆红素检测要与血清胆红素检测相结合，对黄疸患儿要检测血清胆红素，对阻塞性黄疸要定期检测结合胆红素的动态变化。

四、食管下端 pH 测定

食管下端 pH 测定可反映有无胃食管反流。

五、其他肝功能监测

1. 肝功能监测　对于所有危重病例，都需要进行动态的肝功能监测和评估。血清转氨酶4倍增高提示肝功能严重受损。

2. 血氨的监测　许多遗传代谢病血氨均会增高，当血氨值＞100μg/ml时，可出现昏迷和惊厥等表现。

3. 出凝血时间的监测　当肝功能损害严重时会出现多种凝血因子缺乏，出现凝血酶原时间延长，凝血活酶生成时间延长。

六、喂养的监护

（一）喂养护理

1. 宜少食多餐，避免过饱，早产儿采用定时、定量喂养。

2. 非营养性吸吮：研究显示，非营养性吸吮可以促进胃排空、提高食管对反流物的清除率、降低反流次数等。

（二）体位护理

1. 头高足低斜坡左侧位　上半身抬高20°～45°，身体偏向左侧。研究发现，左侧卧位能明显降低胃食管反流的发生，特别是在餐后的早期（喂奶后30～60分钟）。

2. 俯卧倾斜位　于喂奶60分钟后，采取头高足低30°，使患儿俯卧头面向一侧，双臂置于身体两侧，轻度屈膝，每次30～60分钟，必须专人守护。婴儿俯卧位能促进胃的排空，降低反流的频率，减少反流物的吸入，但因俯卧位增加新生儿猝死的概率，因此，需持续心电监护，加强巡回。新生儿双上臂上举，可引起膈肌抬高，胃内压随之增加，导致反流发生，因此，应将患儿双臂置于身体两侧。

（三）用药护理

有计划地进行静脉穿刺，保证药物的正确供给和热量、营养的足量供给。监测体重的变化。由于红霉素有增加呕吐的不良反应，故在输注时速度宜缓慢；蒙脱石散宜与喂养时间间隔30分钟。

（四）病情观察

区分生理性腹胀和病理性腹胀。正常新生儿在喂奶后常有轻度腹胀，但无其他症状和体征。哭闹或哺乳时吞下气体或肠腔细菌发酵产生大破气体也可引起腹胀，不能忽视。早产儿腹胀与胃肠消化功能、膜屏障功能和胃肠道动力发育均不成熟有关，在喂养时，略有喂养不当即可出现呕吐及腹胀。病理性腹胀新生儿病理性腹胀的原因以感染性疾病居首位，新生儿HIE时，患儿机体在应激状态下全身血流重新分布，胃肠道血管收缩，随着缺血、缺氧时间延长，肠黏膜上皮细胞缺氧、坏死、脱落及肠壁水肿使肠蠕动减低，肠内容物淤滞，细菌繁殖及通透性改变等，导致腹胀。

足月儿胃食管反流容易误吸而出现各种并发症，早产儿呕吐症状不明显，常为"寂静型"胃食管反流，易导致呼吸骤停，中枢神经系统损害、窒息甚至猝死。因此，应给予心电监护，进行生命体征监测，加强巡视，密切观察患儿皮肤颜色、意识及呕吐、溢奶、呼吸暂停等情况。常备负压吸引器氧气、复苏囊等抢救物品和药品，发生意外给予及时有效的处理。

第六节 血液系统监护

一、新生儿血象特点

1. 红细胞、血红蛋白、血细胞比容 胎儿期由于组织氧含量低，红细胞生成素合成增加，在血浆中浓度高，故红细胞增生旺盛。出生时红细胞可高达（5～7）×10^{12}/L（500万～700万/mm^3），血红蛋白可达170g/L（17g/dl），范围140～200g/L者可认为正常。血细胞比容平均为0.55，正常范围为0.43～0.63。1周后足月儿及早产儿上述值均下降，早产儿下降幅度大且迅速。

2. 网织红细胞 正常新生儿脐血网织红细胞平均为0.04～0.05，早产儿计数更高，出生后2～3天脐血网织红细胞稍增高，但接着下降极快，出生后7天仅0.01，以后随生理性贫血出现而短暂上升，随前者恢复而再次下降。

3. 白细胞 出生时白细胞计数可高达15×10^9/L以上，出生后数小时渐增加，达（21～28）×10^9/L，至出生后24小时达高峰，以后又逐渐下降，至1周左右达12×10^9/L（12 000mm^3）左右。

婴儿时期，白细胞计数可受哭闹、进食、肌肉紧张、疼痛、缺氧等因素的影响而发生波动。在白细胞分类中，粒细胞和淋巴细胞的比例变化较突出。出生时中性粒细胞比例较高，占60%～65%，淋巴细胞占30%～35%，出生后4～6天，两者相等。以后在整个婴儿期均是淋巴细胞占优势，占60%左右，中性粒细胞占30%。

4.血容量　新生儿血容量约为80ml/kg，相对较成人大。其血容量的多少与脐带结扎迟早有关，若迟扎脐带5分钟，其血容量可从78ml/kg增到126ml/kg。

新生儿期贫血多数为伴随其他症状出现，容易被忽视。而急性失血可致循环衰竭，重度溶血可致胆红素脑病，两种情况均可危及患儿生命或遗留后遗症。故必须及时对新生儿期贫血及其病因做出诊断，以便正确治疗。正常情况下，新生儿的血红蛋白随日龄不同有生理性变化，一般认为生后第1周新生儿末梢血血红蛋白＜145g/L可诊断为早期贫血。新生儿贫血原因众多，有生理性及病理性之分。病理性贫血一旦确定，可从血液丢失、红细胞破坏增加、红细胞生成减少三方面进行分析。

5.血小板及凝血因子　早期新生儿期血小板计数波动较大，出生后48小时，数量最低约150×10^9/L（15万/mm^3），不论胎龄大小，血小板计数少于150×10^9/L即为血小板减少。新生儿期往往缺乏多种凝血因子，维生素K依赖的多种因子仅达成人的50%。出生后第2、3天凝血因子最低，因此，凝血酶原时间、凝血活酶生成时间均可延长，严重缺乏时，可致新生儿出血症，所以这期间应特别注意及预防新生儿发生出血。

二、新生儿血象的影响因素

1. 采集血标本部位　新生儿尤其是早产儿毛细血管的血红蛋白及血细胞比容可显著高于同期采集的静脉血的值，前者的血红蛋白可明显高于后者至10%，甚至两者血细胞比容比＞1。同时局部循环的好坏也直接影响测定结果，如将足跟先温暖改善周围循环后再采血，则与静脉血的值差距显著下降。

2. **采集血标本的时间**　出生后数小时，由于不显性失水、排尿和体内液体重分布等，使循环血量减少，红细胞相对增多，在出生后2小时内，血细胞比容可升高10%～20%。

3. **脐带结扎时间**　延迟1～2分钟脐带结扎亦能改善新生儿的血液功能和铁的储备，并且延续至婴儿期，减少了缺铁性贫血的风险。延迟脐带结扎没有增加因红细胞增多而造成的黄疸及黄疸并发症等疾病的发生率。建议不需要复苏的新生儿脐带结扎至少延迟1分钟，需要复苏的新生儿，目前尚无充分证据推荐最佳的脐带结扎时间。

4. **医源性失血**　医源性失血是早产儿出生后2周内贫血发生的最常见的原因。操作人员技术应熟练、精准采血，严格控制采血量，避免不必要的采血化验和重复采血，尤其对于超低出生体重儿，使用微量化验仪以降低医源性失血，从而降低贫血的发生率，减少血液丢失，减少医源性输血。

三、临床表现

新生儿血流的分布，多集中于躯干、内脏，而四肢少，故肝、脾容易触及，四肢易变冷，末梢易出现发绀。

1. **症状**　观察肤色有无苍白、皮疹、有无肝脾大等情况。

2. **出血症状**　观察患儿是否有广泛自发性出血症状，观察出血部位及出血量。皮肤黏膜出血表现为出血点、瘀斑、伤口、静脉注射部位渗血，穿刺部位有无不凝血、消化道出血可表现为呕血、便血，颅内出血则会引起意识障碍等。

3. 微循环障碍症状　皮肤黏膜发绀、呼吸窘迫、血压下降、少尿无尿、呼吸循环衰竭。

4. 高凝和栓塞症状　如果静脉抽血，血液迅速凝固时注意高凝状态。各器官栓塞可引起相关症状，如皮肤、黏膜可有微栓塞的出血点。肢体栓塞表现为末端发绀，肾栓塞引起血尿、少尿，肺栓塞引起呼吸困难、面色发绀，脑栓塞引起神志改变等。

5. 休克症状　呼吸急促、心率加快、血压下降、皮肤花纹、肢端凉等是休克的早期征象。

四、辅助检查

监测血常规、网织红细胞、血细胞比容、外周血涂片等，了解有否红细胞增多或贫血、血小板减少等，必要时可行骨髓穿刺检查。怀疑DIC者须行凝血功能、D-二聚体等检查。怀疑新生儿出血症者须行凝血功能检查。

五、观察与处理

严密观察患儿全身情况、呼吸、心率、神志、皮肤颜色、末梢循环、肢体温度、血气分析结果、出血倾向等，有异常及时处理。做好基础护理，预防感染，观察感染的征象，及时处理。正确采集血标本，配合医师完成各项实验室检查，以评判病情变化和治疗效果。溶血性贫血患儿遵医嘱使用丙球、白蛋白等支持治疗，观察药物疗效和不良反应。贫血严重者，可致呼吸暂停、生长障碍、营养不良；机体抵抗力减低易致各种感染，如上呼吸道感染、新生儿肺炎、新生儿败血症等，应加强监护，监测生命体征，合理用氧，发生呼吸暂停及时处理。

第七节　肾功能监护

新生儿在血容量低下、休克、缺氧、低体温、药物中毒等多种病理状态下，肾功能短时间内即可受到损害，表现少尿或无尿、体液紊乱、酸碱失调及血浆中需经肾排出的代谢产物（尿素、肌酐等）浓度升高。严重者可致急性肾衰竭，与重度窒息、早产低体重儿、败血症等高度有关，是新生儿危重的临床综合征之一。

一、临床表现

1. **非特异性症状**　拒食、面色苍白、呕吐、脉搏细弱。

2. **主要症状**　少尿每小时尿量＜1ml/kg或无尿，每小时尿量＜0.5ml/kg。同时观察患儿是否有以下几种表现：①尿路梗阻；②腹胀；③血尿；④尿路感染；⑤高血压等。补液过多时（出现水肿，体重增加）可导致心力衰竭、高血压、肺水肿、脑水肿和惊厥。

3. **体征**　水肿、腹水等。水肿常最早出现，始于颜面眼睑，渐及全身。单纯性肾病多高度水肿，指压皮肤呈凹陷性，重者累及浆膜腔，出现胸腔积液、腹水、鞘膜积液和阴囊水肿，可导致呼吸困难、腹泻或呕吐。

二、排尿情况

（一）排尿及尿量

监测患儿排尿情况，新生儿一般在出生6小时内排尿，个别推迟到12小时后排尿，93%新生儿24小时排尿，99%新生儿48小时排尿。出生后1～4小时尿量从每小时5～3.6ml/kg可减少至每小时2.4ml/kg，此后维持在平均每小时3ml/kg左右的正常尿量。出生72小时以后每天排尿15～20次，每次排尿量平均为5.4ml/kg。早产儿由于大脑中枢发育不完善，不能控制排尿，监测患儿膀胱排空情况，必要时给予膀胱区按摩，帮助患儿排尿，防止出现尿潴留。

（二）尿液检查

1. **外观及气味**　红色尿多为血尿或血红蛋白尿，正常新生儿可见尿酸盐尿浸湿的尿布略呈黄红色。暗黄褐色尿见于直接胆红素增高的小儿；蓝色尿见于尿布蓝染综合征（家族性色氨酸吸收障碍）。尿放置后变为棕色或黑色见于黑酸尿症。尿有异常臭味、霉味等应注意苯丙酮尿症、枫糖尿症、酪氨酸血症、甲硫氨酸血症、异戊酸血症等。

2. **尿比密及渗透压**　新生儿一般正常尿液渗透压为100～700mmol/L，相当于尿比重1.001～1.020。

3. **尿pH**　一般尿液pH为5～7。

4. **尿蛋白**　持续性蛋白尿应注意肾血管病或先天性肾病综合征。

5. **尿糖**　血糖浓度达8.3mmol/L（150mg/dl）时即可有明显的尿糖。

6. **尿沉渣镜检**　红细胞＞5个/高倍视野为镜下血尿，＞50个/高倍视野多为肉眼血尿；白细胞＞3个/高倍视野为不正常。正常新生儿出生后数天内尿中可见少许透明管型。

三、辅助检查

1. **超声检查**　为非侵袭性检查方法。能精确描述肾大小、形状、积水、钙化及膀胱改变。对疑有肾静脉血栓形成或无原因的进行性氮质血症者，应做此项检查。

2. 放射性核素肾扫描　了解肾血流灌注、肾畸形，对肾小球滤过率能做系列对比性判断。

3. CT及磁共振　有助于判断肾后性梗阻。

4. 排泄性膀胱尿道造影（VCU）　有助于膀胱输尿管反流及尿道瓣膜性狭窄。

5. 肾小球滤过率GFR　出生至72小时为8～40ml/（min·1.73m^2），4～7天为20～53ml/（min·1.73m^2）。

6. 血生化检查　血尿素氮、血肌酐、血Na$^+$、K$^+$、Cl$^-$、HCO$_3^-$、pH、AG、P^{2+}、Ca^{2+}、Mg^{2+}有助于判断肾小管功能。

四、观察与处理

去除病因，对症治疗如纠正低氧血症、休克、低体温及防治感染等。对高危儿密切监护血压、电解质、记录出入量，及时给予处理。每天计算出入水量及体重，严格控制液体入量。足月儿不显性失水每日为30ml/kg，早产儿或极低出生体重儿每日可高达50～70ml/kg，日测体重，以体重不增或减少0.5%～1%为宜。注意少尿期及无尿期水负荷多可引起心力衰竭、肺水肿、肺出血等危重并发症。重度水肿有腹水的患儿应给予测量腹围，纠正电解质及酸碱平衡紊乱。①高钾血症：密切观察患儿生命体征，有无恶心、呕吐、四肢麻木、烦躁、胸闷、心率减慢及心律失常等高钾血症表现，高钾血症是临床危急表现，应密切监测血钾的浓度，当血钾超过6.5mmol/L心电图表现为QRS波增宽等明显变化时，应紧急处理。但如并发高钠血症和心力衰竭，应禁用碳酸氢钠。②低钙血症：血清钙＜8mmol/L时，每日可给10%葡萄糖酸钙1ml/kg静脉滴入。③pH＜7.2或血清碳酸氢盐＜15mmol/L时，应给予碳酸氢钠。

第八节　感染的监护

新生儿尤其早产儿和极低出生体重儿，由于黏膜屏障功能不全，特异性和非特异性体液免疫及细胞免疫功能不足，对很多微生物高度易感，其中细菌感染是导致新生儿死亡的重要原因。新生儿感染早期缺乏特异性表现，不易识别，但其病情进展迅速，故在不能确定患儿是否存在感染时，常将感染作为首先考虑的因素，尽早进行抗感染治疗。结合产科感染高危因素、新生儿临床表现及实验室检查的管理模式可有效预防感染的发生。尽管败血症的早期诊断指标研究很多，但由于流行病学的变化和缺乏理想的诊断标记物，新生儿败血症的诊断仍然需要不断改进。目前，对于无特异感染的新生儿，当存在高危因素时，可将胎盘病理、CRP、PCT、细胞因子、分子微生物检测结果等综合考虑，以提高识别新生儿感染的准确性和实效性。

母亲围生期发热或感染、胎膜早破、产程延长、羊水混浊或发臭，以及分娩环境不清洁或接生时消毒不严、产前、产时侵入性检查等；多胎、宫内窘迫、早产儿、小于胎龄儿、长期动静脉置管、气管插管、外科手术、对新生儿挑马牙、挤乳房、挤痱疖等及新生儿皮肤感染（如脓疱病、臀炎及脐部感染等）都是常见病因。

一、一般观察

1. 体温　新生儿感染后除可以表现为发热外，也可表现为体温不升。但需与正常体温波动相鉴别。正常新生儿出生后体温明显下降，1小时内可降低2.5℃，在保温良好的情况下，约经10余小时逐渐回升至36～37℃。出生1周内体温波动较明显。部分新生儿可出现脱水热。

2.　**呼吸**　患儿除有呼吸增快、表浅外，与正常新生儿患肺炎的不同之处为呼吸不规则或反复窒息、鼻孔稍扩大、鼻翼扇动。应注意与正常新生儿区别。新生儿出生后即开始有呼吸，有时也可以短暂窒息后才开始有呼吸、呼吸表浅，常不规则。出生后前2周呼吸约40次/分，也可波动范围较大。

3.　**意识状态与反应、喂养情况**　患儿常出现反应差，哭声低或不哭，吸吮力差，拒食或呛奶。正常新生儿出生后数日常处于睡眠状态，吸吮与吞咽功能完善，也易发生溢乳、哭声响亮。

4.　**皮肤黏膜**　患儿常出现面色苍白、口周发绀，可伴有硬肿、四肢厥冷、黄疸、出血；同时观察新生儿四肢循环、毛细血管充盈时间等情况。

5.　**心肺**　患儿可出现吸气三凹征，有时可闻及小水泡音或捻发音。心率增快，重者易出现心力衰竭表现。正常新生儿以腹式呼吸为主，呼吸表浅，常不规则。

6.　**出血倾向及休克表现**　皮肤可见瘀点、瘀斑，针刺处渗血，消化道出血，肺出血和弥散性血管内凝血（DIC）。面色苍白、肢端凉，毛细血管再充盈时间延长，皮肤出现大理石样花纹，脉细速，尿少、无尿，血压下降。

7.　**其他**　应注意患儿是否伴有口炎、脐炎。还应注意是否有腹泻、腹胀，尿量异常、低血糖或高血糖，代谢性酸中毒，硬肿等表现。

二、实验室检查

血培养是诊断新生儿感染的金标准，但由于耗时长，血样本量少、采血时的操作不规范及抗菌治疗等均可影响结果，增加了临床诊断的困难。因此，有很多研究关注新生儿败血症的诊断，主要有细胞因子及分子微生物检测等。

1. 白细胞计数　新生儿出生后血液循环的改变、窒息、细菌感染等均可导致外周血象的变化。白细胞计数显著增高（日龄≤3天者白细胞计数＞$25×10^9$/L；日龄＞3天者白细胞计数＞$20×10^9$/L）有诊断败血症的意义；而白细胞计数减少（＜$5×10^9$/L）伴杆状核细胞≥20%，诊断意义更大。虽然低白细胞计数，低绝对嗜中性粒细胞计数和高未成熟中性粒细胞比例与感染严重程度相关，但目前仍没有敏感性高的血细胞指标可用来除外新生儿感染。还需注意的是，白细胞计数在出生后12小时内是动态变化的，且受母体（发热）、出生后（窒息、胎粪吸入综合征）和围生期（脑室内出血、网织红细胞增多症、溶血性疾病和气胸）等诸多因素的影响，限制了其诊断败血症的敏感性。因此，早期识别败血症需同时综合考虑其他血液学指标及高危因素。

2. C反应蛋白（CRP）及降钙素原（PCT）　通过CRP诊断新生儿感染容易漏诊及误诊。感染后降钙素原4小时内上升，18～24小时达到最高血清浓度，脐血PCT具有较好的诊断新生儿败血症的敏感性和特异性。但降钙素原在非感染性疾病如出生窒息、新生儿低氧血症和颅内出血中会出现假阳性。建议将降钙素原与其他生物标记物如C反应蛋白联合应用以提高诊断新生儿感染的准确性。

3. **细胞因子** 大量研究证实，白细胞介素（IL-6、IL-8、IL-10）和肿瘤坏死因子（TNF-α）等细胞因子在新生儿出现败血症症状或体征之前，甚至在血细胞计数、C反应蛋白、降钙素原等阳性之前已经升高，在早期诊断败血症中起重要作用。

4. **针对病原菌的分子生物学诊断** 聚合酶链反应和其他基于基因的检测技术（如细菌DNA测序）已在临床上用于微生物检测。近年来，细菌16S核糖体DNA扩增分析结合变性梯度凝胶电泳，已用于鉴定难以通过标准培养方法分离的细菌。

第九节 机械通气的监护

机械通气是治疗新生儿呼吸衰竭的重要手段之一。常用于治疗新生儿呼吸窘迫综合征、胎粪吸入综合征、早产儿呼吸暂停、早产儿支气管肺发育不良、新生儿重症肺炎、肺出血等疾病。其目的是促进有效通气和气体交换，包括二氧化碳的及时排出和氧气的充分摄入，使血气结果在正常范围内。选择合适的通气方式及规范化的治疗和护理对患儿的临床预后至关重要。

一、有创机械通气患儿的护理和管理

有创机械通气是指经口腔或鼻腔插管连接呼吸机提供呼吸支持，改善通气和换气功能，纠正低氧血症和高碳酸血症，为治疗导致呼吸功能衰竭的原发疾病创造条件，适用于呼吸衰竭、严重的RDS、严重的呼吸暂停或呼吸过慢，中枢神经系统问题等情况。常见的有创机械通气包括常频和高频机械通气。

（一）常频机械通气

常频呼吸机通气在新生儿呼吸衰竭治疗方面起着很大的作用，但机械通气本身也可诱发或加重肺损伤，所以必须在充分理解呼吸机的原理、不同通气模式的特点、呼吸生理及病理生理的基础上，再结合恰当精细的护理，从而达到最优的治疗目的。常频机械通气的常用模式包括：同步间歇指令通气（synchronized intermittent mandatory ventilation，SIMV）、辅助/控制通气（assist/control mode ventilation，AC）、压力支持（pressure support ventilation，PSV）。

1. 呼吸机的管理

（1）护士应了解呼吸机参数设置的意义，尤其是常规参数及报警阈值。

（2）连接呼吸机管路时严格无菌操作，防止管路污染，按正确顺序连接管路。使用过程中避免管路盘曲、打折、挤压，保证积水瓶处于垂直状态。及时倾倒沉积的冷凝水，防止冷凝水逆流入气道，每周更换管路1次并标注更换日期，污染时及时更换。

（3）呼吸机表面和操作面板给予湿抹布清洁，压力传感线和温度传感线等电子元件可使用消毒湿巾擦拭，避免损坏精密电子原件，呼吸机过滤网每日清洗1次。

2. 气道的管理和护理

（1）体位的管理：机械通气患儿易发生痰液堆积，应适当抬高床头，颈下垫软枕，保持呼吸道伸直状态。给予2小时更换体位，按摩受压部位。翻身时保持患儿头、颈和肩在一条直线上，注意不要牵拉到呼吸机管道，以免气管插管移位或脱落。

（2）必要时叩背：叩背时可用手呈空心掌或用小号面罩堵住入气端，手法是由下而上，由肺部边缘向肺门方向反复击叩击，频率为100～120次/分，促进分泌物排出。但对于心力衰竭、颅内出血、自发性骨折等不能耐受者及RDS早期未并发炎症和无痰者应谨慎进行。

（3）适时吸痰：严格掌握吸痰指征，即可闻及或可见呼吸道分泌物、血氧饱和度下降至90%、患儿出现烦躁、发绀等情况时，需考虑有无呼吸道分泌物堵塞，及时吸痰。选择合适型号的吸痰管，吸痰前适当提高吸入氧浓度。吸痰时轻柔推进且不要超过气管导管尖端，每次气道内吸引时间不超过15秒，吸引压＜100mmHg。同时，注意观察分泌物的量、颜色、性状及黏稠度等情况。吸引时注意观察患儿有无发绀、心率下降、呼吸暂停等，如出现上述情况，立即停止吸引，给予正压通气。根据气管插管的型号选择适当的吸痰管，吸痰管的外径一般是气管插管内径的1/2～2/3比较合适。常用的气管内吸痰方法有开放式吸痰法、密闭式吸痰法。密闭式吸痰法具有不中断呼吸机治疗，避免交叉感染和污染环境等优点，但极低、超低出生体重儿使用密闭式吸痰管时会出现通气无效腔增大、压力损耗等情况，须谨慎使用。

（4）气道温湿化：保持气道温湿化，保证分泌物稀薄，顺利通过吸痰管，气管导管内没有结痂，患儿安静，呼吸道通畅。加温湿化器出现报警时应及时处理，如加温湿化器性能转差，不能正确控制温度及湿度，要立即维修或更换。正确判断气管湿化程度，避免过度湿化或湿化不足。湿化不足，分泌物黏稠，存在结痂或吸引困难，患儿可突然出现呼吸困难、缺氧加重；湿化过度，分泌物过于稀薄，需要不断频繁吸引，肺部听诊可闻及较多的痰鸣音，患儿可有烦躁不安。

3. 气管导管的管理和护理

（1）防止非计划性拔管：当出现闻及患儿哭声、病情突然恶化、腹胀、激惹、发绀、心动过缓、呼吸音或胸廓动度降低时，应考虑脱管可能。非计划性拔管与导管固定不妥、患儿烦躁或护理操作时过度牵拉导管等有关，因此需做好预防工作：①气管导管插入后用胶布妥善固定；②胸部X线片定位确定导管尖端位置，同时床旁标注气管导管插入的刻度，并记录；③保持患儿安静，必要时可使用镇静药；④每班监测导管长度，有异常及时调整；⑤每班监测胶布固定情况，有浸湿污染时应立即更换；⑥更换体位时避免导管牵拉。

（2）观察有无堵管的发生：气道分泌物多或肺出血患儿可能发生堵管，出现呼吸机的高压报警及患儿烦躁、发绀、经皮氧饱和度下降等表现。同时，呼吸机湿化程度不足者，易出现痰液黏稠、堵管的发生。

4. 严密观察病情

（1）生命体征的观察：24小时持续使用心率、脉搏氧饱和度监测仪或动脉测压装置监测心率、呼吸、血压及血氧饱和度。监测患儿体温变化，每日测4次体温。护理人员应熟悉呼吸机参数的调节，并做好记录。理解和评价动脉血气分析结果。根据患儿情况和血气结果及时联合医生调节呼吸机参数，尽可能减少或避免低氧血症或氧饱和度过高的情况发生。

（2）加强病情巡视：随时巡视患儿，观察患儿意识、反应、肌张力及有无惊厥、呼吸暂停等情况的发生，减少刺激患儿。对机械通气耐受良好的患儿表现为安静、无人机对抗，生命体征平稳，无发绀、经皮氧饱和度及血气分析正常，血液灌注良好，皮肤及肢端颜色正常、温暖。当患儿烦躁及疼痛时予以处理，避免人机对抗；对于早产儿，尽量通过避免噪声、降低周围环境光线亮度和减少刺激等非药物方式安抚。

（3）观察有无气漏的发生：观察胸廓运动的起伏，密切注意是否对称等。如果患儿有发绀、氧饱和度下降，同时伴有胸廓运动不对称等现象，需要警惕气漏的发生。

5. 预防呼吸机相关性肺炎　机械通气患儿住院时间长、病情危重、抵抗力差、侵入性操作多，容易出现院内感染尤其是呼吸机相关性肺炎，应严格执行消毒隔离制度。

（1）注意病房及患儿床单位的清洁，防止感染。室内空气消毒可采用自然通风或循环风紫外线空气消毒机消毒，同时病房内应尽量减少闲杂人员的活动，限制探访家属人数，以保证室内空气清新。有条件的单位可以使用层流病房或使用空气净化设备。地面、门窗、桌椅、台面、床单位。患儿用的被服及用物做到一用一消毒，换下的被服直接装入袋内移至室外送洗消毒，切忌抖动，避免二次污染。患儿使用中的仪器设备等每天消毒2次。

（2）落实手卫生，接触患儿前后洗手或使用快速免洗消毒液擦拭双手。认真执行各项无菌技术操作。每日用消毒湿巾擦拭患儿监护仪各种导联线、胃管口腔外部暴露部分、呼吸囊及面罩等。

（3）抬高床头，每2小时给予患儿左右更换体位，必要时进行叩背吸痰。胸部X线片出现单侧肺不张患儿应给予健侧卧位，并加强叩背。

（4）做好呼吸机管路护理，及时倾倒管路积水。保障湿化管内水位的合理，避免过度湿化及湿化不足等情况的发生。

（5）加强基础护理：做好皮肤护理、脐部护理、臀部护理，适时改变体位，预防压疮发生。有创机械通气患儿尤其强调加强口腔护理，可用无菌棉签蘸0.1%乙醇溶液轻轻擦拭内颊部、上腭、牙龈、舌上下等，每日4次。常规口腔护理后，建议采用母乳进行口腔内涂抹，有助于减少VAP的发生。晨间护理及怀疑胃管尾部被污染时，使用75%乙醇棉签进行擦拭消毒。

（6）记录24小时出入量：精确计算患儿24小时出入量，每天测量体重，特别是心力衰竭、水肿及病情极为严重的患儿。经过机械通气治疗，患儿低氧血症和高碳酸血症得到纠正，心、肾功能改善，尿量会逐渐增加。如患儿尿量减少或无尿，应注意是否存在液体量不足、低血压或肾功能障碍等。尿量过多，应防止电解质紊乱的发生。

（二）高频机械通气

高频通气的应用，极大改善了许多常频通气带来的一系列并发症，减少肺损伤的发生率，但其并发症也是不容忽视的，所以在实际临床应用中需要严密监护。其护理与常频通气相同，但以下需给予特别的注意。

1. 病情观察

（1）通气参数：除了与常频通气相同的参数外，还要严密关注一些高频通气的参数，如平均气道压、通气频率和振幅等。高频机械通气经常会发生呼吸机管道强烈抖动的情况，需妥善进行固定，尽量减轻管道的抖动，保证加温湿化器内水位线稳定。减少能量及压力损耗。

（2）血气分析：预调好高频通气后立即做血气分析，以后尽量每1～2小时做1次，直至肺容量稳定。由于HFV可以有效提高肺泡通气，在很短的时间内可以很容易降低动脉二氧化碳分压。因此密切监测动脉二氧化碳分压是非常重要的，尤其在使用HFV或通气模式改变时。

（3）自主呼吸和胸壁振荡情况的观察：密切观察胸廓是否对称及胸部振荡的幅度。振荡幅度以胸廓至腹股沟，应见微小的振荡为度。振荡压力幅度是影响二氧化碳（CO_2）排出的重要因素。动脉二氧化碳分压高时要增加振荡压力幅度以加速二氧化碳的排出，降低动脉二氧化碳分压。如患儿躁动、自主呼吸增强提示可能通气不足或氧合降低。如胸廓不对称，考虑气管导管脱出，应立即重插导管。如胸廓隆起，提示平均气道压过高。注意观察呼吸机运转情况，如有报警立即查找原因及时处理。

2. 气道的湿化 高频通气的湿化一定要适宜。高频通气的通气气流较大，对气体加温湿化的要求比常频机械通气更高，吸入气体的温度控制在 36～37℃，气管湿化效果最佳。

3. 维持呼吸道通畅 无须常规吸痰，当存在患儿气管堵塞情况下，应注意是否有痰液集聚的问题，一旦发现要及时做好呼吸道清理。

4. 清除管路积水 管路如有积水会使阻力增加，影响通气，需及时给予排除。

二、无创通气的护理和管理

新生儿应用无创通气最重要的目标是减少气管插管及有创通气的并发症，保护发育不完善的肺，从而减少支气管肺发育不良的发生。无创通气的传感器和流量系统不断改善，产生了许多类型的无创通气。常见的无创辅助通气包括持续气道正压通气、经鼻高流量加温湿化氧疗、双水平气道正压通气等。在实际临床中，要灵活应用各种无创通气技术，做好各种无创通气护理更是尤为重要。

持续气道正压通气（continuous positive airway pressure，CPAP），是患儿在自主呼吸存在的情况下，整个呼吸周期中接受高于大气压的气体，通过鼻塞或面罩等接专用装置提供 $2 \sim 8cmH_2O$ 的持续气道正压的氧疗方式。吸气时提供气流支持，呼气时则气体留存增加，维持呼气末正压，防止肺泡萎陷。适用于有自主呼吸、肺顺应性降低、肺泡功能残气量减少的患儿，如肺不张、呼吸暂停、呼吸窘迫综合征和肺水肿等；经鼻高流量加温湿化氧疗一般氧流量每分钟达2L以上，通过无须密封的双侧鼻塞导管输入经过加温湿化的空氧混合气体。鼻塞导管不需要完全密封，减少鼻腔黏膜损伤的概率，可用于因CPAP致鼻部损伤的新生儿，但其产生的气道压力不能直接调节和监测，有研究报道院内感染特别是革兰阴性杆菌感染的发生率高于鼻塞式CPAP；双水平气道正压通气（biphasic positive airwaypressure，BIPAP）吸气相给患儿提供一个较高水平的正压，可增加潮气量，减少呼吸肌做功，呼气相则提供一个相对较低的正压，防止肺泡萎陷，增加肺泡通气。吸气相和呼气相都允许自主呼吸存在，可用于呼吸机撤离时的过渡，减少再次插管的发生率。

（一）呼吸道管理

1. 保证CPAP的压力　维持持续正压通气的关键是维持压力，如果管道连接不紧密、导管扭曲、折叠或有漏气、分泌物堵塞等，会造成压力不稳定，从而气压伤或者是治疗无效。因此要确保气管的密闭和通畅。根据患儿鼻孔大小选择尺寸合适的鼻塞，鼻塞固定松紧适宜。每班检查管道有无漏气，管道连接是否正确，避免打折挤压，保持气体在管道中流动的密闭性和通畅性。

哭闹可以减少经口的压力，肺容积也减小。因此要保持患儿的安静，可以给予安慰奶嘴或遵医嘱给予镇静药。

2. 保持呼吸道的通畅　清理呼吸道分泌物对于无创通气的患儿尤为重要，尤其在湿化不够的情况下。依据患儿病情需要，进行口咽部、鼻腔吸痰。注意气体湿化，湿化器内及时添加无菌蒸馏水，维持吸入气体适宜的温度和湿度，避免鼻孔干燥。

（二）并发症预防及处理

1. 鼻部皮肤损伤　调整好患儿体位，连接好无创通气装置，重点要安置好与患儿的连接部，以免过紧压迫局部，引起鼻黏膜、鼻中隔组织缺血坏死，可采用水胶体敷料预防压疮的发生。每2小时松动鼻塞，按摩受压部位，并检查鼻中隔皮肤情况，鼻塞和鼻罩交替而使用，若病情允许，松动鼻塞休息15～20分钟。经鼻高流量加温湿化氧疗时要特别注意加温湿化，吸入的气体若未经充分湿化可刺激鼻腔黏膜，导致出血及分泌物增加。

2. 腹胀　使用CPAP后可能会有较多的气体进入胃内，导致胃扩张。护理中需注意观察腹胀情况，但不能因此而停止喂养，需根据情况及时抽吸胃内空气减轻腹胀，必要时可进行胃肠减压。

3. 气胸　病情突然恶化，持续呼吸困难，胸廓不对称或异常饱满，提示可能有气胸的发生，应立即告知医师根据情况进行处理。

（三）病情观察

密切和持续的观察患儿的症状和体征。注意观察患儿的皮肤黏膜颜色。护士应学会通过症状判断病情的变化，并及时告知医师进行适当的处理。

1. 患儿嘴唇和口腔黏膜红润，说明具有良好的氧合和组织灌注，发绀说明组织氧合差。呼吸急促和胸廓凹陷的婴儿，通常肺顺应性下降。

2. 患者呈现桶状胸、深呼吸，呼吸频率正常或低可能提示气道阻力增加。

3. 如拔管的婴儿有胸廓逐渐凹陷吸气性喘鸣，可能提示有上呼吸道阻塞。

（四）预防感染

做好CPAP呼吸回路管道和接头的消毒，医务人员接触患儿前后要洗手，保持室内空气新鲜，做好物体表面消毒和空气消毒。具体措施可参照常频机械通气感染防控相关条目。

（五）一般护理

患病的新生儿肺血管往往不稳定，很容易受缺氧的影响，而导致肺血管收缩。大声喧哗、强烈光线、护理有创操作等各种刺激可能会进一步诱发肺血管的收缩。要为患儿营造良好的环境，保持患儿安静，尽量进行集束化的护理操作，实施发育性照护，如有创操作前的镇痛、鸟巢式的护理、适当调暗光线，安慰奶嘴的应用等。

（姜　红　杨　凡）

第5章

新生儿分类与评估

第一节 新生儿分类、特点及护理

一、新生儿分类

(一)根据胎龄分类

1. 足月儿 指胎龄满37周至未满42周(259～293天)的新生儿。

2. 早产儿 指胎龄不满37周(<259天)的新生儿,其中胎龄<28周者称为极早早产儿或超未成熟儿。

3. 过期产儿 指胎龄42周(≥294天)以上的新生儿。

(二)根据出生体重分类

1. 正常出生体重儿 指出生体重≥2500g,而<4000g者。

2. 低出生体重儿 指出生体重<2500g者。其中<1500g者为极低出生体重儿,<1000g者为超低出生体重儿。

3. 巨大儿 指出生体重≥4000g者。

(三)根据出生体重与胎龄关系分类

1. 小于胎龄儿 指出生体重在同龄平均出生体重

第10百分位以下者。将胎龄已足月而体重在2500g以下者称足月小样儿。

2. 适于胎龄儿　指出生体重在同龄平均出生体重的第10～90百分位者。

3. 大于胎龄儿　指出生体重在同龄平均出生体重的第90百分位以上者。

（四）根据出生后周龄分类

1. 早期新生儿　指出生后1周以内的新生儿。

2. 晚期新生儿　指出生后第2～4周的新生儿。

（五）高危新生儿

高危新生儿是指已发生或可能发生危重疾病需要密切特殊监护的新生儿。一般包括以下几种情况的高危因素。

1. 母亲存在的高危因素

（1）妊娠前高危因素：①孕母的年龄＞40岁或＜16岁；②母亲患有严重的心、肺、肝、肾疾病，糖尿病、高血压，血液、内分泌系统疾病，遗传性疾病，结核等感染性疾病；③母亲的血型为Rh阴性血型，过去有死胎、死产、严重产伤或性传播疾病；④有药物滥用、吸烟、吸毒、酗酒史。

（2）妊娠期高危因素：①妊娠期并发高血压、糖尿病、心肺疾病、贫血、血小板减少症等；②羊水过多或过少；③胎盘早剥出血；④羊膜早破和感染。

2. 分娩过程中的高危因素　如提前分娩或过期产、急产或滞产、胎位不正、先露部位异常、胎粪污染羊水、脐带过长（＞70cm）或过短（＜30cm）、剖宫产、产钳助产。分娩过程中镇静、镇痛药的使用等，都会对新生儿造成危害。

3. 胎儿及新生儿高危因素　如多胎、胎儿心律异常、严重的先天畸形；宫内感染；窒息；除满足足月、正常出生体重、适于胎龄儿条件外其他类型新生儿都存在高危因素；需外科手术新生儿。

二、正常足月儿特点与护理

正常足月儿是指出生胎龄满37～42周，体重在2500g以上，身长在47cm以上，没有任何畸形和疾病的活产婴儿。

（一）外观特点

正常足月儿肤色红润、皮下脂肪丰满；胎毛少、头发分条清楚；头部占全身比例1/4，耳软骨发育好，耳舟成形；乳腺结节＞4mm、平均7mm；足纹遍及足底；指、趾达到或超过指（趾）端；男婴睾丸下降至阴囊内，女婴大阴唇遮盖小阴唇。

（二）解剖生理特点

1. 呼吸系统 胎儿经产道娩出时受到挤压，约有1/3肺液由口鼻挤出，其余是呼吸建立后由肺毛细血管和淋巴管吸收。新生儿在娩出后的数秒钟内即建立呼吸，由于其胸腔小、肋间肌弱、胸廓运动较浅、主要依靠膈肌升降运动而呈腹式呼吸状态。呼吸中枢发育的不完善使呼吸节律不规则，频率为40～60次/分。新生儿胸壁柔软，肋骨处于水平位，与脊柱几乎成直角，胸廓的前后径与横径相当，使胸廓呈圆柱形；加之胸部的呼吸肌不发达，膈肌呈横位、倾斜度小等特点，使新生儿在用力吸气时在肋间、胸骨上、下和肋下缘均可引起内陷。

2. 循环系统 新生儿自娩出、自主呼吸建立，血液循环动力学即发生重大改变。①脐带结扎后，胎盘-脐循环终止；②呼吸建立，肺的膨胀、通气使肺循环阻力降低，肺血流量增加，左心房压力增高；③当左心房压力超过右心房的压力时，致卵圆孔功能性关闭，解剖上关闭的时间是在出生后的 5～7 个月。出生的最初几天在心前区可闻及心脏杂音，可能与动脉导管未闭有关。新生儿的心脏为横位，2 岁以后逐渐转为斜位。正常足月新生儿心率安静时为 120～140 次/分，一过性的心率过快无临床意义，血压正常值为收缩压 59～90mmHg，舒张压 30～60mmHg，脉压 25～30mmHg。

3. 消化系统　新生儿的胃呈水平位，食管下端括约肌松弛而幽门括约肌发达，故新生儿易出现溢奶、吐奶情况。新生儿消化面积大、管壁薄、通透性高，有利于母乳中免疫球蛋白吸收的同时，也可使肠腔内毒素及一些消化不全的产物通过，从而带来肠道感染甚至坏死性小肠炎的可能。一般来说，新生儿出生后 12～24 小时排胎粪，2～3 天排完。胎粪为墨绿色、黏稠状，由胎儿期肠道分泌物、胆汁及咽下的羊水浓缩而成，3～4 天转为过渡性大便。若 24 小时未排胎粪应积极查明原因，排除肛门闭锁、巨结肠等消化道畸形。

4. 泌尿系统　新生儿出生时肾单位数量与成人相当，但其生理功能尚不完善。表现为肾小球滤过率（GFR）低，浓缩功能差，不能迅速排出过多的溶质，易出现水肿或脱水症状；肾小球对钠的耐受度低，易出现钠潴留和水肿；处理碱的负荷能力不足，易出现代谢性酸中毒；排磷能力也差，牛奶喂养的新生儿血磷偏高，使血钙降低，出现低钙血症；肾小管对糖的回收能力亦低，尿糖可呈阳性。

女婴尿道短仅 1.0cm，且接近肛门，易发生细菌感染，而男婴尿道虽长但多有包茎、积垢后可引起上行感染，此外泌尿系统的异常都可导致尿路感染的发生。早产儿的发病率要高于足月儿，男婴发病率高于女婴。

新生儿出生后24小时内开始排尿，正常尿量为每小时1～3ml/kg，每小时尿量<1.0ml/kg为少尿，每小时<0.5ml/kg为无尿。出生前几天的尿放置可有褐色沉淀是由于尿中含尿酸盐较多所致，新生儿尿渗透压平均为240mmol/L，相对密度为1.006～1.008。

5. 血液系统 新生儿血容量约占体重的10%，为80～100ml/kg。出生时红细胞可达（6～7）×10^9/L；血红蛋白（Hb）140～200g/L，其中胎儿血红蛋白占70%，以后逐渐被成人型血红蛋白替代；出生后6～12小时因进食较少和不显性失水，红细胞数和血红蛋白量会比出生时高，随后因生理性溶血，至出生后10天左右红细胞数和血红蛋白量比出生时减少约20%。

出生第1天的白细胞计数可达$18×10^9$/L，第3天开始明显下降，1周时平均水平为$12×10^9$/L。白细胞分类计数的变化特点主要体现在中性粒细胞与淋巴细胞比例上，出生时中性粒细胞约占65%，淋巴细胞约占30%；随着白细胞总数的下降，中性粒细胞比例也相应下降，于出生后4～6天出现中性粒细胞与淋巴细胞的占比第1次交叉（两者比例基本相等）；之后淋巴细胞约占60%，中性粒细胞约占35%。之后中性粒细胞比例又逐渐上升，淋巴细胞比例下降，至4～6岁时出现第2次交叉。由于新生儿生后1周内凝血因子不足、活性低，易发生出血症，新生儿娩出后即给予维生素K_1（VitK$_1$）1mg肌内注射进行预防。

6. 神经系统 新生儿脑相对较大，占体重的10%～20%，头围能反映脑的容量。脊髓相对较长、其末端位于第3、4腰椎下缘。足月儿大脑皮质兴奋性低，睡眠时间长，每天可睡20～22小时。新生儿已具备的原始反射，包括觅食反射、吸吮反射、握持反射、拥抱反射和交叉伸腿反射。由于锥体束发育不成熟，腹壁反射、提睾反射可呈阴性，而巴氏征呈阳性。

7. 能量代谢　胎儿糖原的储备较少，在娩出后的12小时内若未及时补充，容易出现低血糖，此时机体必须动用脂肪和蛋白质来提供能量。新生儿基础热量的消耗量为209.2～313.8kJ/kg（50～70kcal/kg），随后每天消耗热量增至418～502kJ/kg（100～120kcal/kg）。

8. 免疫系统　新生儿的特异性免疫和非特异性免疫功能均不成熟，唯有免疫球蛋白IgG可以通过胎盘由母体获得，使新生儿对一些传染病具有免疫力不被感染。IgA和IgM不易透过胎盘，因此新生儿易感染、且感染易扩散，多以革兰阴性菌为主。

9. 常见的生理状态

（1）生理性体重下降：新生儿出生后2～4天由于摄入量少、不显性失水及胎粪排出等原因可使体重下降6%～9%，但一般不超过10%，10天左右恢复至出生体重。

（2）生理性黄疸：在正常新生儿中为常见现象，是由于胆红素代谢特点所致，在出生后2～3天出现皮肤和黏膜黄染，7天内达高峰，14天内逐渐消退。早产儿生后3～4周逐渐消退。

（3）"马牙"和"螳螂嘴"："马牙"或称"板牙"，是指在新生儿上腭中线和牙龈部位有散在黄白色、米粒大小隆起，系上皮细胞堆积或黏液腺分泌物所致，数周或数月后自然消退。"螳螂嘴"是指口腔两侧颊部各有一个利于吸吮的隆起的脂肪垫，不能挑破，以免感染。

（4）乳房肿大、假月经：男女新生儿均可发生乳腺肿大，在出生的3～5天可能出现乳腺肿大如蚕豆至鸽蛋大小，多在2～3周自行消退，切忌挤压或挑破；假月经发生于女婴，部分女婴在出生后5～7天出现类似月经样的流血，一般不做处理，1周后可自然消失。主要受母亲雌激素突然中断的影响所致。

（5）粟粒疹及红斑：出生后1～2天，新生儿头部、躯干和四肢出现大小不等的红色斑丘疹，为"新生儿红斑"，1～2天可自然消退；鼻尖、鼻翼、颜面部可见米粒大小的黄白色皮疹，称为"粟粒疹"，为皮脂腺堆积所致，也可自然消退。

（三）护理与管理

1. 一般新生儿护理要求

（1）呼吸道管理：新生儿娩出后即将头偏向一侧，清除口、鼻黏液和羊水，防止吸入性肺炎。取新生儿舒适体位，仰卧位时避免颈部过度后仰或前屈；俯卧位时使患儿头面部偏向一侧，避免遮住口鼻。及时清除口鼻分泌物，保持呼吸道通畅。

（2）环境与保暖：新生儿娩出后立即采取保暖措施，根据评估结果设定所需的中性温度，以维持正常体温。相应的保暖措施有头部戴帽、母亲"袋鼠式"怀抱、暖箱和远红外辐射床等。新生儿室内应阳光充足、空气流通（避免对流风）、有条件可设置层流病室。足月新生儿在穿衣盖被的情况下，室温维持在22～24℃，相对湿度在55%～65%，床间距在1m以上。

（3）预防感染：建立新生儿室消毒隔离制度，并严格执行。工作人员入工作室前必须先洗手，并更换室内衣、鞋，操作过程中严格执行手消毒规范。感染与非感染新生儿分区域安置和护理，工作人员患传染性疾病时应隔离，以防止交叉感染。按要求定期做好空气、手、物体表面、仪器设备、咽拭子培养等监控工作。

（4）合理喂养：正常足月儿在出生后半小时即可抱给母亲喂乳，以促进乳汁分泌，并鼓励按需哺乳。无法母乳喂养根据医嘱选择适宜配方奶，按时按量哺喂。哺乳时要注意奶头、奶孔大小的选择，避免呛奶发生。对吸吮能力、吞咽能力差者可用鼻饲法。每次喂奶后将新生儿竖抱，伏于护理者肩头，轻拍其背部，嗝出咽下的空气，然后取右侧卧位，以防溢奶而引起的窒息。

（5）皮肤、脐带护理：刚娩出的新生儿皮肤皱褶处多有胎脂，对婴儿有一定的保护作用，不必急于去除，沐浴的频次可视新生儿的具体情况而定。保持脐部清洁、干燥，勿被尿粪污染，脐带在结扎后3～7天脱落，观察脐部有无渗液、渗血，若有可用0.2%～0.5%碘伏或75%的乙醇由脐根部向外擦洗，根据具体情况决定频次。

2. 母婴同室新生儿的护理　母婴同室新生儿可以在家长的直视下接受医师和护士的治疗与护理，同时根据家长不同的教育文化背景、心理特点等接受母婴相关的专业知识和基本技能的指导和宣教，使家长们也参与其中。这样既可缓解产妇紧张、焦虑心情，亦可增进母婴之间的交流，使新生儿得到舒适、安全的护理，满足其生理和心理的需要，促进身心发展。

三、早产儿的特点与护理

（一）外观特点

正常早产儿的皮肤绛红、皮下脂肪薄、胎毛多，水肿、发亮，身长多小于47cm，头占全身比例1/3，头发细而乱、如绒线头；耳壳软、缺乏软骨，耳舟未成形；乳腺无结节或小于4mm；足底纹理少；指、趾甲未达指（趾）端；男婴睾丸未降至阴囊内，女婴大阴唇不能覆盖小阴唇。

（二）解剖生理特点

1. 呼吸系统 早产儿呼吸中枢发育不成熟，呼吸控制系统不稳定或受到抑制，快速动眼睡眠期（REM）占优势；同时，低氧情况使早产儿对化学感受器反应性更低，以及咽部刺激或咽反射、颈部的屈曲等因素使早产儿易出现呼吸暂停（呼吸暂停时间 > 20秒，心率 < 100次/分或发绀）。呼吸暂停的发生率随胎龄下降而上升，胎龄越小发生率越高。肺必须发育到相当于胎龄24周的早产儿才有可能存活，磷脂酰甘油值（PG）是肺成熟的重要标志。肺泡表面活性物质（PS）是决定早产儿能否存活的主要因素之一，其缺乏可能会导致呼吸窘迫综合征（RDS），也称新生儿肺透明膜病（HMD）。出生后不久患儿即可出现呼吸急促、三凹症、鼻翼扇动、呻吟和发绀等症状，其胸部X线片典型表现为肺透亮度降低、不同程度肺萎陷和支气管充气征。

2. 循环系统 早产儿动脉导管（PDA）开放较为常见，但与足月儿有所不同是PDA的持续存在与早产儿许多其他并发症密切相关，易引起肺水肿、呼吸衰竭、喂养不耐受、心力衰竭等。早产儿血压偏低，与出生体重相关，收缩压一般在45～65mmHg，平均动脉压应高于孕周数值。心电图右心室占优势。

3. 消化系统 早产儿胃肠道动力弱，易发生呛咳、呕吐、胃食管反流、喂养不耐受等情况。在缺氧、喂养不当、胎龄等单因素或多因素作用下，可导致坏死性小肠结肠炎（NEC），多发生在经口喂养的第7～14天。胎龄越小，吸吮能力越弱，吞咽能力亦差，因此，必要时可通过鼻饲完成肠内营养，但亦须注意对其吸吮能力的锻炼。非营养性的吸吮可促进早产儿胃肠道激素的增加，使早产儿的消化能力逐步增强。肝不成熟、葡萄糖醛酸转移酶不足、对胆红素代谢能力不足，故与足月儿相比，早产儿黄疸持续的时间更长、程度更重，易发生核黄疸；肝功能的不完善、维生素K缺乏及凝血因子合成少，易发生出血；此外由于肝糖原存储不足、蛋白质合成能力差，易出现低血糖和低蛋白血症。

4. 神经系统　早产儿神经系统发育的成熟度与胎龄密切相关。胎龄越小，原始反射越不完全，如拥抱反射不明显、四肢肌张力低、咳嗽、吸吮、吞咽反射均差。对皮质下中枢抑制弱、神经兴奋性高，易出现惊跳和抖动。此外，由于早产儿的脑室管膜下存在丰富的胚胎生发层，易发生脑室周围-脑室内出血。

5. 体温调节　早产儿体表面积相对较大，体表面积（m^2）与体重（kg）的比例为87.0，极低出生体重儿高达140.0，早产儿头部面积占整体面积20%，因此散热快。肺呼吸、心排血量和氧摄取的代谢能力有限，皮下脂肪薄，特别是棕色脂肪少，脂肪和糖类储备少，造成产热不足，这些因素均易使早产儿出现体温不升。同时因汗腺发育不成熟，当外界环境温度过高时亦可发生体温过高。

6. 免疫系统　早产儿皮肤薄嫩易损伤，免疫球蛋白IgG在母亲孕32周后才能传递给胎儿，所以早产儿通过胎盘从母体获得的IgG含量很少，加上自身抗体合成不足、补体系统内C3浓度低、细胞的吞噬功能不成熟，使早产儿对各种感染的抵抗力非常弱，易发生败血症、NEC、感染性肺炎等。

7. 血液系统　早产儿的血容量为85～110ml/kg。体重越小，生理性贫血出现越早、程度越重、持续时间越长，6周后的血蛋白可降至70～100g/L。血小板数值亦低，易发生出血。维生素D储备低，易发生佝偻病。

8. **泌尿系统**　早产儿肾的浓缩功能较差，排钠增多，容易出现低钠血症；葡萄糖的阈值较低，容易出现糖尿；肾排氯、磷酸盐、氢离子和产氨能力差，HCO_3^-重吸收和生成差，故易发生酸中毒。

（三）护理与管理

1. **呼吸管理**　早产儿易发生缺氧、呼吸暂停、呼吸窘迫综合征等并发症。早产儿取仰卧位时，肩下垫软枕以利于呼吸，避免颈部屈曲或仰伸过度带来的气道阻塞危险。亦可采用俯卧位以改善动脉氧分压和肺顺应性，增加潮气量，降低能量消耗，增加胸廓的协调性。有缺氧症状时，可给予吸氧，吸氧的浓度和时间根据缺氧的程度和用氧的方式来定，目标以维持血氧饱和度（SpO_2）在88%～93%，不能超过95%为准，并根据监测结果和病情及时调整吸氧浓度，避免发生早产儿视网膜病（ROP）。呼吸暂停者即给予弹足底、托背刺激恢复自主呼吸，必要时吸氧、面罩球囊加压给氧处理，如呼吸暂停频繁发作（在每小时2～3次）应考虑持续气道正压通气（CPAP）、气管插管辅助呼吸，并注意有无感染发生。

2. **环境与保暖**　早产儿体温调节功能差，应避免环境温度的波动。早产儿的体温调节中枢发育不完善，棕色脂肪少，四肢常成伸展状态，与足月儿相比暴露的体表面积更大，易于散热，同时汗腺发育不成熟、缺乏寒冷发抖反应，其体温容易随环境温度的变化而变化，而且常因寒冷发生硬肿症，严重时可发生肺出血。因此应根据患儿的胎龄、日龄、体重和病情选择合适的保暖措施，在对早产儿进行暴露性操作时需要在远红外辐射台上进行。早产儿的室温一般控制在24～26℃，相对湿度为55%～65%。

3. 合理喂养　早产儿的吸吮-呼吸-吞咽不协调，有效的吸吮和吞咽34～36周才能成熟，因此，经口喂养时经常会出现口唇发绀、SpO_2下降等情况，此时应暂停喂奶，待患儿充分呼吸、面色转红，SpO_2恢复后再继续哺喂。注意观察有无频繁呕吐、胃潴留、奶量不增或减少、腹胀（24小时腹围＞1.5cm）等喂养不耐受情况发生，警惕急性坏死性小肠炎的发生。喂奶时不宜过快，喂奶时和奶后采取斜坡卧位和右侧卧位，以免发生误吸和胃食管反流。极低、超低出生体重儿可采用微量喂养的方式。吸吮能力差和吞咽不协调者可用鼻饲喂养，每次鼻饲前要抽取胃内容物，观察残余奶量、颜色、性状，如果出现含绿色胆汁样物质，应暂停喂养并考虑有无外科问题，如出现咖啡样物质，应考虑有无胃肠道黏膜损伤或吞咽血性羊水等问题的发生。

4. 预防感染　早产儿因其体液免疫和细胞免疫发育不成熟，来自母亲的抗体少，且皮肤的屏障功能不成熟，长期住院接受频繁的侵入性操作和广谱抗生素的应用，可发生感染性肺炎、败血症、坏死性小肠结肠炎等。近年来，真菌感染有增高趋势。院内感染的控制以预防为主，在严格执行新生儿消毒隔离制度的基础上，重视工作人员手卫生、早产儿皮肤黏膜微小病灶的处置、感染症状早期的非特异性表现、血常规的监测等。

5. 脑损伤的防治　脑损伤早期常因无明显的临床表现而易被忽视，除依赖影像学检查外，需加强病情观察。通过避免环境温度的波动、保持患儿安静和体温稳定，维持血压和血气分析在正常范围内。各项操作应集中进行、尽量减少创伤性操作，控制输液速度和输入量、避免血渗透压升高等，以维持其内外环境的稳定，改善脑循环，保证正常脑血流动力学，减少颅内出血和对脑白质的损伤。

6. 早产儿视网膜病（ROP）的预防　引起视网膜病的根本原因是视网膜发育不成熟，发生率与胎龄和出生体重成反比。吸入氧浓度＞40%者视网膜病的发病率明显增加，使用空氧混合仪可以精准调节吸入氧浓度并减少纯氧的吸入。防止早产儿视网膜病的关键在于合理用氧，尽量降低吸氧浓度、缩短吸氧的时间，在出生后4周或矫正胎龄32周即可开始进行视网膜病筛查。

7. 听力筛查　早产儿容易出现各种可能影响听力的并发症，因此，应在出生后的3天、30天常规应用耳声发射进行听力筛查，如果筛查未通过，需做脑干诱发电位检查，做到早发现、早治疗。

8. 发育支持护理　具体措施包括：①调节室内灯光，暖箱外加盖深颜色厚布，减少光线对早产儿的影响；②减少噪声对早产儿的影响；③模拟子宫环境；④尽量减少侵袭性的操作；⑤抚触；⑥鼓励父母的参与等。

四、极低和超低出生体重儿的特点与护理

（一）特点

极低（VLBW）和超低出生体重儿（ELBW）由于其解剖生理特点，各组织、器官发育及功能不成熟，易发生一系列并发症，病死率和后遗症发生率仍较高。低体温、呼吸暂停、RDS、感染、PDA和IVH仍为早期的常见问题，其中呼吸窘迫综合征、感染和脑室内出血是造成死亡的主要原因。并发症的发生与体重有一定的相关性，体重越低，发生率越高。

（二）关注问题

1. 出生第1小时，对极低、超低出生体重儿是至关重要的，可能碰到的问题

（1）复苏：应有一支复苏技术娴熟的团队做好新生儿分娩前的准备，强调的是整体的配合性，复苏过程快、稳和安全转运至关重要。

（2）体温调节：极低和超低出生体重儿娩出后置于经预热的远红外辐射台儿上，用温暖的大毛巾迅速吸干体表的水分，并拿走湿毛巾，尽量避免不必要的擦拭，以免损伤不成熟的皮肤，待病情稳定后转至暖箱调节中性温度。各项操作集中时间进行，尽量减少打开箱门的次数，以保持箱内环境温度的相对恒定。

（3）有氧呼吸稳定：PS补充及CPAP等机械通气等的应用，可明显降低RDS发生的严重程度，改善ELBW预后。

2. NICU中接受治疗时注意的问题

（1）血管通路：静脉穿刺频率的降低可减少对患儿对疼痛的刺激，减少脑室内出血发生的可能性。对于极低和超低出生体重儿来说，在留置PICC之前可先进行脐静脉置管，为远期治疗保留血管通路，由于其导管的尖端位于腔静脉，故输液的速度必须有微量泵控制，以免速度过快导致肺水肿的发生。

（2）皮肤：使用监护仪时，特别注意电极片和血氧饱和度探头对柔嫩皮肤可能造成的伤害，尽量减少与皮肤接触的面积；包裹探头时注意松紧度，既要接触好，又要避免影响血液循环，视情况更换电极片和探头的位置。每次测血压后应及时解除袖带。及时更换体位避免骨隆突处受压，尤其是耳部处，以免引起皮肤压伤。

（3）呼吸：出生后的6小时内是重点观察期，警惕

RDS发生。

（4）心血管：动脉导管未闭是常见的并发症。布洛芬口服制剂无效或有使用禁忌时，亦可口服对乙酰氨基酚。

（5）神经功能：Ⅲ～Ⅵ的脑室周围-脑室内出血是影响超低出生体重儿存活和神经系统预后的重要并发症。宫内窘迫、机械通气、动脉导管未闭及严重电解质紊乱是极低出生体重儿发生脑室周围-脑室内出血（IVH）的主要高危因素。

（6）液体、电解质和营养：患儿的非显性失水量大，且肾功能发育不良，常导致水、电解质失衡，营养液应保证在24小时内均匀输入。出生后最初几天应控制液体的摄入量，防止肺水肿和肺外水肿发生。

（7）感染：有关医院感染方面，特别重视的是72小时后晚发型感染，其中呼吸机相关肺炎（VAP）和导管相关血流感染（CRBSI），是NICU最常见的器械相关感染（DRI）。

3. 特殊注意问题

（1）听力障碍：需重视听力筛查的重要性，以便早期干预。

（2）早产儿视网膜病变：其对存活下来的VLBW和ELBW视力的威胁极大。通过规范目标血氧饱和度（88%～93%）、减少动脉血氧分压波动、缩短吸氧时间、防治呼吸暂停、预防贫血及减少输血等措施可减少其发生。

（3）骨质疏松：对于极低和超低出生体重儿来说，由于其体内矿物质的存储不足、并随日龄增加、血钙水平的降低，易发生骨质疏松、甚至骨折，故需注意评估其早期血清钙、磷的水平变化趋势，并采取必要的措施。

（4）神经发育：发育障碍是存活下来超低出生体重儿面临的远期主要问题，包括脑瘫（CP）、精神发育迟缓（MR），视觉、听觉障碍，轻微神经功能障碍（MND）。

（三）护理与管理

1. 体温　极低和超低出生体重儿对环境要求较高，新生儿室要有恒定温暖的环境温度；转运途中配备转运暖箱以防低体温的发生。恒温箱温度设置和出生体重应相对的中性温度，范围为33～35℃，上下波动<1℃，复温速度需控制在每小时1℃，避免快速复温引起肺出血。出生后2～3天相对湿度80%～90%，3～7天逐步降低。各项治疗护理集中时间完成，尽量减少开关箱门频率。同时创造类似鸟巢的环境，在为其提供边界安全感同时，又可使其体表温度、热量聚集在小巢内不易散发出去，对保暖起到一定作用。

2. 呼吸　呼吸管理是关键性治疗措施之一。在出生后6小时内必须严密监测呼吸情况，观察呼吸频率、节律、深浅度、吸凹等情况，同时注意患儿的面色、口唇及四肢末端的色泽，有无呻吟，对呼吸困难的患儿应给予氧疗。氧疗时氧气要加湿加温，采取头罩或箱室用氧时，每分钟氧流量需达到5L，缺氧症状改善时及时停止吸氧。氨茶碱治疗时应保证剂量的准确，用输液泵维持控制速度，并注意观察不良反应。对频发呼吸暂停、呼吸窘迫综合征患儿合理选择常频机械通气、高频通气（HFV）和肺表面活性物质等，提高极低出生体重儿的存活率和生存质量。

3. 喂养　对于早产危重新生儿在排除胃肠道喂养禁忌证的前提下主张母乳喂养，若有母乳喂养禁忌证，如HIV感染等则给予配方奶。目前主张对极低出生体重儿尽可能在生后72小时内开始肠道喂养。早期喂养可促进胃肠激素的分泌，加速肠黏膜生长和胆汁分泌，缩短静脉营养时间，减小胃肠道不耐受发生的危险。尤其是母乳喂养更可降低坏死性小肠结肠炎的发生。体重＞1500g，胎龄＞32周吸吮和吞咽功能良好的患儿可经口喂养，反之则给予鼻饲管喂养。鼻饲期间给予非营养性吸吮可有效刺激患儿吸吮反射，增强吸吮、吞咽功能和胃肠蠕动，促进极低出生体重儿消化功能的成熟和发育，为患儿日后逐步过渡到经口喂养做好锻炼和准备。在肠内喂养的过程中需反复评估胃肠道功能和耐受情况，警惕坏死性小肠结肠炎的发生。对不能进行肠内营养且静脉输注天数较长的患儿，可通过脐静脉置管、PICC置管或中心静脉置管输注。

4. 感染的预防　对极低和超低出生体重儿应实行保护性隔离，有条件可入层流病室，从细节入手，预防感染的发生。建立完善的院感监控体系，医—药—护相结合，做到观察—记录—统计—分析—措施—评价。通过适时培训、设施到位、提醒标示、定时监测来保证各项措施真正落实到位，包括手卫生；患儿衣帽、床单、毛巾等每天更换并高压蒸汽消毒；远红外辐射台、暖箱中的水槽每天消毒并更换槽中的灭菌用水；注意皮肤的保护：无创血压测定后及时松解，各类导管固定的面积尽量缩小等。

重视观察患儿有无精神萎靡，食欲缺乏，皮肤及口唇苍白或淡红或转晦暗、花纹，体温不升、少动、末梢循环差，黄疸加重或退而复现等感染前驱症状的非特异性隐匿表现。

（1）呼吸机相关性肺炎（VAP）的防治：具体包括

严格掌握机械通气的适应证和撤机指征；室内空气定时消毒、通风，有条件者配置层流设施；提高手卫生依从性；适当抬高头位15°～30°，减少胃食管反流、避免误吸；每4小时监测胃潴留情况，避免反流至下呼吸道；重视口腔护理，减少口咽部定植菌下行引起的肺部感染，根据口腔pH选用口腔护理液，中性时用生理盐水或1%～3%过氧化氢溶液、pH＞7时选用2%～3%硼酸溶液、pH＜7时则选择2%碳酸氢钠溶液；正确进行呼吸道管理；使用密闭式吸引器；对整个呼吸管路由专人负责定期清洁、消毒和维护等，在无污染的情况下每周更换1次；积极治疗原发病及其并发症，缩短机械通气和住院时间；合理应用抗菌药物，根据药物敏感性及时调整抗菌药物；必要时使用免疫球蛋白、血浆，以增强患儿的机体免疫力。

（2）导管相关血流感染（CRBSI）的防治：规范进行PICC、脐（动）静脉、深静脉置管等导管维护，保持有创血压测压装置系统密闭通畅、肝素稀释液持续滴入、防止回血吸附在管壁，保持穿刺部位清洁、干燥、无渗血、渗液，每周更换敷贴，密切观察穿刺部位及肢体有无炎性反应。

五、小于胎龄儿的特点与护理

（一）临床表现与分型

小于胎龄儿出生后的体格和智力发育常落后于正常出生体重儿。娩出的新生儿除了明显缺乏皮下脂肪外，还具有以下特点：①应激反应差；②体温调节能力差；③低血糖；④代谢性酸中毒；⑤红细胞增多。SGA临床上有匀称型和非匀称型之分，此外还有混合型SGA，其器官细胞的数目和体积均减少，胎盘小，BMI和身长/

头围比不定，而且混合型SGA更为严重、预后更差，常有先天畸形的发生。

（二）治疗与护理

1. **妊娠期间**　加强产前保健，确诊有胎儿生长障碍者，每天侧卧12小时，以松弛肌肉、减少骨骼血流，用β受体兴奋药增加盆腔和胎盘的血流，改善胎儿营养，利于胎儿生长。积极防治妊娠期高血压疾病，对减少SGA的发生率和病死率有重要意义。

2. **分娩中**　胎儿在宫内的危险大于早产儿，此时应选择早产。若胎儿生长停止已有4周，则在妊娠34～37周时引产分娩。

3. **分娩后**　询问母亲引起SGA原因，胎盘做病理检查；同时，对患儿进行相应处置，包括以下方面。

（1）评估有无先天畸形、染色体异常、先天感染等。

（2）评估相关的并发症：SGA患儿与同体重的AGA早产儿相比，死亡的风险率较低，但与同孕龄的新生儿相比有较高的死亡率。常可出现一些并发症，如窒息、胎粪吸入综合征（MAS）、感染、低血糖、低体温、凝血障碍、免疫功能低下、围生期酸中毒等，其中窒息和低血糖最常见。SGA出生后12小时内，因其代谢率较同体重的早产儿高，糖消耗大，肝糖原储备不足，糖原异生作用差，分娩时的糖消耗殆尽，故出生后容易发生低血糖，应加强血糖监测并早期喂养。注意观察患儿有无烦躁不安、易惊、呼吸暂停、出虚汗、发绀、惊厥发作或食欲缺乏、嗜睡、少哭少动、低体温、肌张力低下症状等。即使血糖已纠正至正常，但也需注意有无反复，警惕无症状性低血糖。

六、大于胎龄儿及巨大儿的特点与护理

（一）临床表现

LGA临床体形较大，较大的体形造成在分娩过程容易发生各种产伤、颅内出血、窒息等危险情况。出生时头部因承受过大压力出现先锋头、头颅血肿或变形，也可出现锁骨骨折。

（二）并发症

1. **低血糖** 最为常见，多发生于出生后24小时内，尤其是生后1～12小时，此乃胰岛素分泌较多所致，多为无症状性，有赖于血糖的测定。低血糖可导致神经细胞损害引起不可逆的神经系统后遗症，给患儿、家庭和社会带来很多问题，需引起重视。

2. **产伤** 巨大儿可因其胎头双顶径过大或躯体生长的速度大于胎头，导致胸围和（或）肩围大于头围，而难以通过产道，手术助产（剖宫产、产钳、吸引产等）概率增加，患儿臂丛神经损伤、锁骨骨折、肩难产及颅内出血、窒息的可能性增加甚至死亡。确诊或高度怀疑是巨大儿者应给予剖宫产，以降低对母亲和胎儿可能带来的危险性。

3. **低血钙** 为甲状腺功能低下所致，常伴有低镁血症、低磷血症。

4. **高胆红素血症** 胎龄<36周者常见，与肝功能不成熟及红细胞增多有关，出生后的48～72小时可出现。

5. **红细胞增多症或高黏滞血综合征** 红细胞生成素增多、血黏滞度高，容易发生血管内凝血，形成静脉血栓，临床常见肾静脉血栓，表现为血尿和蛋白尿。

6. **呼吸窘迫综合征** 婴儿虽然体格较大，但组织

器官发育并不成熟，可因肺泡表面活性物质不足而发生呼吸窘迫综合征，其发生率要高于足月儿。

7. 先天畸形　尿道下裂、腭裂等。

8. 其他　湿肺、遗传性糖尿病等。

（三）治疗及护理

对发生窒息和产伤患儿，应积极抢救处置；勿被其较大体形所蒙蔽，母亲有糖尿病者更应该注意监测血糖，及时调整糖浓度和糖速；仔细体检，评估全身有无畸形、Beckwith综合征，发绀者需要排除大动脉转位。关注血钙、胆红素等生化检验结果，并给予相应处理。红细胞增多和血黏滞度高者，应做好换血的准备。注意病情观察，警惕并发症发生。

七、过期产儿的特点与护理

（一）临床表现

过期妊娠如胎盘功能良好，胎儿继续生长可致巨大儿。过度成熟儿的中枢神经系统发育完善，但对缺氧耐受性差，头颅变硬不易变形，分娩时易造成难产，此类过期产儿临床外表良好，貌似出生后几天的新生儿，一般营养状况也较普通新生儿好，生理性黄疸可以不出现或表现较轻。但也有5%～12%的过期产儿可发生胎盘功能不全综合征，表现为进行性缺氧导致胎儿宫内的营养不良，出生后呈营养不良貌、似"小老人"貌。按程度不同可分为三期。

1. 第1期　胎盘功能不全程度较轻，胎儿供氧尚未受影响，但营养物质供应不足致患儿消瘦，脂肪消失，出生后的皮肤干皱、裂开、脱屑，一般预后较好。

2. 第2期　胎盘功能不全程度较重，胎盘功能显著减退，有宫内缺氧表现。其表现除消瘦外还出现胎儿窘迫，常发生胎粪吸入综合征（缺氧进行性加重时，肠蠕动加快，肛门括约肌松弛，胎粪排出，污染脐带、羊膜、皮肤），病死率增加。

3. 第3期　当胎粪污染羊水4～6小时后指甲呈黄绿色，污染12小时后胎脂、脐带呈黄绿色。由于此时胎儿的肝酶系统发育已较成熟，生理性黄疸不多见。此期约85%胎死宫内，而存活下来的常有不同程度的神经系统后遗症。

（二）治疗与护理

为预防过期产儿胎盘功能不全带来的危险，必须及时考虑终止妊娠，并再次核对妊娠周和预产期。娩出前做好新生儿窒息的复苏抢救准备；娩出后发生的各种并发症如新生儿窒息、羊水或胎粪吸入、颅内出血、产伤等进行相应的治疗与护理。对胎盘功能不全者则按小于胎龄儿进行治疗。

八、晚期早产儿的特点与护理

晚期早产儿的外观和胎龄接近足月儿，但其高危险性易被忽视，而延误其观察、治疗和及时干预。由于晚期早产儿发育未完全成熟，使其在宫外环境的生存风险增加，患病率明显高于足月儿，多表现在呼吸系统（呼吸窘迫综合征、呼吸暂停、持续肺动脉高压）、消化系统（喂养困难、NEC），以及低血糖、高胆红素血症、体温不稳、感染等。妊娠末几周是呼吸系统完全成熟，亦是PS形成的重要阶段（PS由肺泡Ⅱ型细胞合成储存，并在34周开始增多，至35周明显增加，所有影响PS合成、分泌、活性的因素均易诱发NRDS），晚期早产儿很可能因未经历此阶段的宫内发育而出现上述呼吸系统表现。在消化系统方面晚期早产儿虽能较快适应肠道喂养，但在出生最初几周很难达到足月儿的吸吮—吞咽—呼吸运动的1：1：1的比例水平，易出现体重增加不满意、脱水、母乳喂养建立延迟等情况。

神经系统方面，晚期早产儿脑的发育还很不成熟，其远期的神经行为发育障碍也高于足月儿，如学习困难、行为迟缓、社会适应力差等，尤其是注意力缺陷多动症，甚至是永久性的伤害，需长期跟踪随访。

九、多胎儿的特点与护理

多胎妊娠易导致胎儿宫内发育迟缓、生长不一致、甚至死亡，更容易发生早产及低体重儿，这种先天的不足和发育的不完善会引发较多临床问题，病死率随胎儿数量增加而上升，与单胎的低出生体重儿相比，在呼吸、保暖、喂养等方面更为困难，对此护理人员应有充分的认识。同时，其先天畸形、染色体异常、脑瘫等神经系统问题发生率亦高。

多胎妊娠新生儿发生感染的因素主要在于娩出前子宫过度膨胀易发生胎膜早破、娩出后的早产儿自身的免疫特点，其感染临床表现不典型，应引起重视。

第二节　早期新生儿护理评估

在新生儿期，新生儿生活方式由在母亲子宫内寄居迅速转变为与外界环境直接沟通，并逐步适应环境变化，这无疑是一场巨大的挑战。新生儿娩出后，其生命体征和临床表现变化可分为第一次反应期、相对无反应期（或睡眠期）和第二次反应期。第一次反应期（在出生的15～30分钟）内强调快速评估，重点为快速识别急症、及时处理；风险度判断（高危、中危和低危），确定相应的医护等级；有无产伤、畸形和其他明显异常。相对无反应期或睡眠期持续 1～5 小时，这个时期新生儿逐步适应外界环境。接着进入第二次反应期，根据娩出后的评估结果相对稳定后送入或转运至相应级别的新生儿病室或重症监护室。护理评估有别于医疗体检，虽有重复但与之相比各有侧重、是医疗资料的补充。护理人员通过交流、观察和护理体检来收集资料进行评估。

一、家庭评估

（一）与家长沟通时技巧

当新生儿住院特别是需要在重症监护室接受治疗时，患儿的父母会因缺乏社会支持、陪护受到一定限制等原因，可出现不同程度的焦虑、抑郁和压力等负性情绪表现，这不仅危害自身身心健康，还会影响家庭和睦关系，甚至引发医患矛盾和冲突。在这种情况下，护士与家长的沟通中需特别注意技巧的把握，把对患儿、家长的以诚相待和隐私保护放在首位，充分理解家长的感受，避免敏感话题，适时引导鼓励其讲述患儿疾病的过程，仔细分析以获得较为详细、准确和客观的资料。沟通中控制好自己的情绪，注意沟通对象受教育的程度，避免直接肯定或否定家长们的一些观点或给予暗示性语言，可采取适当的沉默、倾听、观察并配合移情等方法，以获得家长的配合。

（二）家庭评估内容

1. 家庭成员组成及关系和角色　以家庭为中心的护理模式是目前趋势，家庭成员在这当中扮演着重要的角色。家庭结构常见的类型为核心家庭和主干家庭，核心家庭成员组成仅为一代父母和子女，成员简单、易于沟通和相处；主干家庭有两代或两代以上的夫妻组成，成员多、很难达成共识。初为父、母对其各自角色的认同和适应，夫妻关系的和谐，将有助于与新生儿亲子关系的建立。亲子依恋与适当的照顾，是新生儿生理、心理、情感健康和生存的关键，并会影响其将来作为人父（母）对下一代的延续。

2. 家庭成员心理 母亲与婴儿的早期分离可能对母子之间的依恋产生不利影响，母亲的抑郁心理会影响儿童认知、情感和行为障碍。

3. 文化习俗、宗教、社会环境 在沟通中欣赏、尊重患儿各自家庭中固有的文化，相互间交流方式方法，文化的差异性会影响家庭成员对婴儿情感响应、疾病的看法、性别的偏好等；因此，需对他们的语言、行为等进行评估，应用可用的资源进行沟通与照顾。

二、病史收集

1. 一般资料 包括：①姓名，不少新生儿未取名，一般加注母亲姓名，如陈××之子、李××之女；②性别，与体检后是否相符；③住院号，是住院期间识别患儿身份的重要依据；④入院时间，记录年、月、日、时；⑤入院时日龄，准确记录实际日龄，出生不满24小时应记录日龄；⑥出生年、月、日、时；⑦出生地点，写明某院或家中；⑧种族、籍贯，某些疾病与种族和地区有关；⑨父母姓名、工作、受教育程度；⑩联系方式、家庭住址和电话。

2. 主诉 促使家长送患儿就诊的主要原因，包括主要症状及伴随症状的发生部位和时间经过。文字叙述时应重点扼要，1～2句简明表达。

3. 现病史 详细了解此次疾病的过程，包括以下几方面。①起病时间、地点、方式；②症状性质：详细描述症状的诱因、部位、严重程度、频度、间隔时间、持续时间和伴随症状等；③疾病经过：疾病的发展和变化，加重或减轻的因素；④治疗经过：治疗方法、药物名称、剂量、治疗地点、治疗效果等；⑤出生情况：对与出生有关的疾病，应将出生情况详细记录，包括出生前胎儿的情况变化、分娩方式、有无胎膜早破、羊水、脐带、Apgar评分、复苏抢救等情况；⑥一般状况：患儿患病前的健康状况，患病后的精神状况、食奶量等。

4. 个人史　包括以下几方面。①出生史：包括胎次、产次、分娩方式、出生时间、出生时体重、胎龄、Apgar评分（有无窒息抢救）、惊厥、出血，治疗情况，母亲基础疾病，以及妊娠分娩过程和用药情况；②喂养史：开奶的时间、喂养方式、方法、数量和乳品种类；③生长发育史：询问患儿的体重、身高、头围、胸围，神经行为的发育情况；④预防接种史：主要是卡介苗和乙肝疫苗的接种情况。

5. 既往史　主要包括胎儿期情况和出生后患病情况。

6. 家族史

（1）父母的年龄、有无亲属关系、健康状况、双方家族中有无遗传性疾病史、过敏性疾病史、地方性疾病史。

（2）母亲的血型，有无心肺疾病、糖尿病、高血压、先兆子痫、感染性疾病，妊娠期、分娩期和产时的用药情况。

（3）母亲过去妊娠、分娩史，如流产、死胎、死产、生后死亡等。

三、身体评估

评估是一个持续的过程，贯穿于日常护理工作中。在全面的身体评估后所得到的数据作为临床诊断和治疗的基础，为护理计划的制订做好充分准备。先进技术和设备的投入不断提高对新生儿的护理能力，但在这之前全面身体评估的重要性是无法取代的。对于无法用语言表达自己感觉的新生儿进行身体评估，需要足够耐心、细心及实践经验的不断积累。评估过程中可由父母中的一方或双方参与，使其了解其患儿独特的身体特征、行为及如何应对的技巧，利用这段时间与家长建立起融洽的关系。

（一）评估时注意事项

1. 接诊后通过视诊先做出快速的预判，病情危重时先给予紧急处理，然后再做具体评估。

2. 评估应在安静、温馨的环境中进行，光线充足但不宜对患儿眼睛造成刺激，时间控制在5～10分钟完成。

3. 严格执行新生儿消毒隔离制度，将患儿置于新生儿辐射保暖台上，做好保暖。

4. 体检宜在患儿安静时进行，哭闹时可给予非营养性吸吮，动作轻柔、敏捷、全面仔细。冬天检查前护士的双手和听诊器等先温暖，尽量减少对患儿的不良刺激。评估中确定优先事项，如发现呼吸系统症状时的快速应变和处置。

5. 视诊比触诊和听诊在不触碰新生儿情况下先获得更多的资料，观察患儿的外貌、姿势、面色、营养、发育、神志、反应、活动、呼吸、肤色变化、惊厥动作，以及体表可见的各种畸形、外伤等。

6. 评估时遵循合理的顺序，对易受哭闹干扰的项目先检查，如心率、呼吸，受哭闹影响不大或会引起不适的检查项目后做，如腹部触诊、肛门外生殖器检查等。一般情况下自上而下对各器官系统进行逐一检查评估。触诊放在最后，由浅入深，检查时应使用指腹而不是指尖。

（二）评估内容

1. 生命体征、意识

（1）体温：详见新生儿体温调节与护理。

（2）呼吸：新生儿的胸廓呈圆桶形、肋间肌较薄弱、呼吸主要靠膈肌上下升降，呈腹式呼吸形态，可以通过视诊观察腹部的起伏或听诊来测出呼吸频率，安静时正常值为 40 ～ 60 次 / 分，至少计时 1 分钟，呼吸与脉搏的比例为 1：3。呼吸频率如持续超过 60 ～ 70 次 / 分称呼吸增快或呼吸急促，同时合并吸气性凹陷（锁骨上凹、胸骨上凹、肋间隙、剑突和肋下缘凹陷）时既可由原发性呼吸系统疾病引起，也可以是代谢性酸中毒、低血容量的表现；但当呼吸急促与辅助呼吸肌凹陷不成比例时，则提示非肺部疾病，如先天性心脏病、贫血等。呼吸频率持续低于 30 次 / 分称为呼吸减慢，是严重呼吸衰竭的表现；呼吸停止超过 20 秒，并伴有心率减慢（＜ 100 次 / 分）、血氧饱和度下降为呼吸暂停，此症状多为早产儿所特有。在评估呼吸频率、节律、深度改变同时，注意患儿有无呻吟、吐沫、发绀、鼻翼扇动、三凹征等呼吸窘迫综合征的早期表现。

（3）心率：新生儿安静时心率为 120 ～ 140 次 / 分。心率＜ 100 次 / 分为心动过缓，间断性或暂时性心动过缓可发生于早产儿呼吸暂停时，亦可发生于留置胃管、气管插管和吸痰等刺激迷走神经兴奋的操作时；不伴呼吸暂停的间断性心动过缓，可能是新生儿脑室内出血或惊厥微小发作的表现；持续性心动过缓，多见于严重呼吸系统疾病导致的呼吸衰竭，如肺透明膜病、肺炎、支气管发育不良等。心率>180次/分为心动过速，是心力衰竭的早期表现，也可以是低血容量、低血糖或感染的早期症状；窦性心动过速伴发绀但无呼吸窘迫症状多提示肺部以外疾病所致，如心脏畸形；如发绀同时伴呼吸窘迫可能为原发的肺部疾病。此外，一些药物可导致心动过速或过缓。

（4）血压：血压测量方法包括直接测压和间接测压法。直接测压法即有创血压监测，经动脉（桡动脉、尺动脉、胫后动脉、股动脉或脐动脉等）置管通过管路系统将压力转变为电信号，经处理在显示屏上连续显示血压波形。其优点为准确性高，可避免间接测压时体位、袖带宽窄、松紧度等带来的干扰因素，根据血压波形的形态可粗略估计左心室的收缩功能，缺点为操作较复杂、并发症较多、有一定风险。间接测压方便易行，且无创伤性，在外周循环灌注良好的情况下与有创血压监测差异性不大。正常足月儿血压值：收缩压为 $50 \sim 90 mmHg$，舒张压为 $30 \sim 65 mmHg$，脉压为 $25 \sim 30 mmHg$；早产儿血压正常值：收缩压为 $45 \sim 80 mmHg$，舒张压为 $25 \sim 60 mmHg$，脉压为 $15 \sim 25 mmHg$。如足月儿收缩压> $90 mmHg$，舒张压> $60 mmHg$，或早产儿收缩> $80 mmHg$，舒张压> $45 mmHg$，为高血压，多由肾动脉血栓、肾动脉狭窄引起；如血压低于正常值2个标准差为低血压，急性低血压见于休克、心力衰竭和心包积液。脉差过小提示外周血管收缩、心力衰竭或低心排血量；脉差过大提示主动脉增宽、动脉导管未闭或动静脉畸形。

（5）意识：新生儿有深睡、浅睡、瞌睡、安静觉醒、活动觉醒和哭6种行为状态，在不同的状态下新生儿有其不同的行为能力。失血、缺氧、脑损伤、内环境紊乱或某种药物超量会导致意识障碍的发生，依据对疼痛刺激的反应，新生儿意识障碍分为嗜睡、迟钝、浅昏迷（昏睡）和昏迷4种状态。嗜睡：很容易被唤醒、但不易保持觉醒状态，弹足底3次、哭1～2声又睡；迟钝：用非痛性刺激即可唤醒，但醒来很迟，不能保持觉醒状态，弹足底5次才稍有哭声；浅昏迷（昏睡）：只有疼痛刺激才能唤醒，弹足底10次也不哭；昏迷：给予疼痛刺激也不能唤醒。

（6）身长、体重、头围：是新生儿体格检查最重要的3个指数，亦是衡量胎儿宫内发育水平的客观指标。称重前应先校正零点，读数以千克（kg）为单位，记录至小数点后两位，正常足月儿出生体重为2.5～4kg，称重所得值应是净重，并保持称重时安静；身长为头顶至足跟的距离，测量时需注意使新生儿双下肢伸直，记录到0.1cm，正常足月儿为48～53cm。头围测量时将软尺的零点固定于右侧齐眉弓上缘处，软尺从头部右侧经枕骨粗隆最突出部再经左侧眉弓回至零点，读数至0.1cm，正常足月儿为33～38cm。

2. 皮肤黏膜　正常新生儿皮肤因毛细血管氧合血液使其呈粉红色，富有胎脂，鼻梁处可见针尖样白色小疹。足月儿的皮肤面积为0.2㎡，皮肤厚度约1mm，其表皮和真皮结合部紧密、易分离，且真皮结缔组织发育不成熟，这些解剖结构的特点，导致新生儿皮肤的防御功能差，容易造成损伤，成为细菌入侵的门户。

（1）肤色异常

①发绀：根据出现的部位区分周围性和中央性发

绀。周围性多见于胎先露受压部位、四肢末端、鼻尖和耳轮，多由寒冷或全身发绀，病情危重、病因复杂，多因呼吸、心血管系统等疾病或寒冷所致，需进一步查明原发病因。

②青灰或出现花纹：体表温度湿冷，为末梢循环不良或休克的表现。

③苍白：多为严重贫血或外周血管强烈收缩引起。

④黄疸：新生儿血胆红素＞85μmol/L（5mg/dl）可见及肉眼黄疸，评估黄疸的范围、色泽和程度，结合病史、临床表现和实验室检查区分生理性和非生理性黄疸。根据黄疸分布的范围快速估计出血清胆红素浓度，对病情程度，做出及时判断和处理。

⑤广泛黑色素沉着：是肾上腺功能不全的重要体征。

⑥其他：有无器械辅助分娩时留下的挤压伤、剖宫产时的刀划伤、胎粪污染等其他情况。

（2）弹性异常：区别水肿和硬肿最简单方法是前者为指压凹陷性，后者为非凹陷性。

①水肿：出生时已有的全身性水肿为胎儿水肿；分娩时受压部位可有局限性水肿，早产儿手、足、眼睑常有轻度水肿；出生各种原因所致的水肿，多见于四肢、腰背、颜面和会阴部；仰卧时常见于枕、背、骶部，多见于全身性疾病。

②硬肿：硬肿以皮肤和皮下脂肪变硬为主、皮肤紧贴皮下组织，开始多为局限性，好发部位为下肢、臀部、颊部，由下至上发展，应注意其进展情况，硬肿波及范围越大病情越重。随着新生儿保暖措施日趋完善，因严重低体温导致该病的发生率显著减少，多由败血症所致。

（3）皮下脂肪：早产儿皮肤薄而透明；过期产儿皮肤如羊皮纸样，可有局部角化蜕皮；小于胎龄儿皮肤多皱，缺少皮下脂肪。

（4）其他异常：注意观察有无各种形态皮疹、湿疹、色斑、紫癜和血管瘤，为某些疾病提供线索。皮疹可以仅是局部表现但也有可能与一些严重疾病相关，如色素性黑色素痣需外科手术治疗；6个以上的咖啡牛奶斑为血小板减少症的常见体征。皮肤疱疹多表现为小水疱、大疱和脓胞疮，根据病因可分遗传性、感染性和暂时性，做好各种培养检查的准备。大面积的脱皮需考虑剥脱性皮炎和大疱性表皮松解症。

3. 头面颈部

（1）头颅：触诊时检查有无颅骨骨折、软化、颅骨缺损和脑膨出等。

（2）囟门：注意前囟的大小、紧张度，有无隆起或凹陷。触诊方法：示指平放头顶、从后向前滑动，感觉前囟大小和张力。正常前囟直径为2～4cm，前囟过大常见于先天性甲状腺功能减退、先天性佝偻病、成骨发育不全和低磷酸酶血症等；前囟过小则多见于头小畸形和甲状腺功能亢进等。前囟隆起是颅内压增高的重要体征，多见于脑膜炎、脑积水、颅内出血和颅内肿瘤等疾病；前囟凹陷则是脱水的表现。

（3）面部：观察面部的轮廓形状、有无面肌微小抽搐、面神经麻痹，结合五官形态特点如眼距、鼻梁高低、双耳的位置和形状，有无眼距过宽、过窄或耳位过低等无特殊面容，识别某些染色体异常综合征。

（4）眼睛：有无眼睑水肿、下垂，眼球活动是否正常，瞳孔大小、对光反射，巩膜有无黄染，结膜有无充血，有无分泌物。双眼上斜或内眦赘皮怀疑为21-三体综合征。

（5）耳、鼻：观察耳的发育情况，位置、形状和大小有无异常，耳位下移常与肾畸形、13-三体、18-三体等多种先天畸形相关；检查外耳道有无分泌物；毛状耳见于糖尿病母亲的患儿。注意鼻的外形、大小和位置，有无鼻基部过宽或过窄、人中过短、鼻唇沟平坦的多种综合征表现，有无鼻翼扇动。

（6）口腔：口唇的颜色、口腔黏膜有无出血点和鹅口疮。唇腭裂是口腔颊面部最常见的先天性畸形之一，严重影响新生儿的面部形态，会影响吞咽及日后的发音、听力、心理等多方面，一般在出生后3～6个月方能实施手术修补。

（7）颈：新生儿颈部相对较短、检查有无曲颈抵抗、短颈、颈蹼、斜颈等先天畸形。注意颈部有无肿块，以免局部压迫气管引发急症的发生。

4. 胸腹部

（1）胸廓：观察胸廓的形状、有无畸形，两侧是否对称、与头部大小的比例，有无吸气性凹陷，生理性乳腺增大；在左锁骨中线第4～5肋间可见心尖冲动点，早产儿更为明显。通过仔细触诊排除锁骨、肋骨骨折。

（2）腹部：正常新生儿腹部呈圆形、稍膨隆，过度膨胀为病理性，严重时可见腹壁皮肤发亮，静脉显露明显。腹胀多见于肠梗阻、巨结肠、腹部包块、坏死性小肠结肠炎等，警惕外科急腹症发生；舟状腹即明显的腹部凹陷多见于极度营养不良、食管闭锁和膈疝患儿。注意观察有无脐膨出、脐疝，脐部有无渗血、渗液、脓性分泌物，脐轮有无红肿。还应观察有无腹股沟疝、腹裂等腹部畸形。

5. 脊柱、四肢、臀部　检查脊柱时患儿取俯卧位，评估者一只手扶托住患儿，另一只手沿脊柱自上而下触诊脊柱，观察有无侧弯、包块和脊柱裂。分别检查上、下肢有无多指（趾）、并指（趾）、指（趾）分叉、指（趾）过短、通贯掌，肢体有过短、变形、足内翻、外翻等某些染色体异常的表现。并检查有无肱骨或股骨的骨折。臀部主要检查有无髋关节脱位，并注意有无红臀发生。

6. **外生殖器、肛门**　首先注意性别辨别，如不能确定应结合相关检查鉴别真性或假性两性畸形。男婴特别是早产男婴要注意睾丸是否下降到阴囊内、有无鞘膜积液、阴囊水肿或疝气，阴囊颜色呈紫蓝色是睾丸扭转的体征；观察阴茎大小与尿道口位置、有无尿道上裂和尿道下裂。观察女婴大、小阴唇的发育情况，分开阴唇发现阴蒂过大伴阴唇部分融合时高度警惕先天性肾上腺增生症或先天性肾上腺生殖器综合征，及时处理。测肛温时可以检查肛门位置、大小、通畅度，以排除肛门闭锁或肛瘘。

7. **神经系统**　在评估身体各部位同时可评估患儿活动的对称性、姿势、有无抽搐等异常活动，哭闹的程度和声调，有无过度激惹。检查肌力、肌张力和特殊神经反射，包括觅食、吸吮、拥抱、握持和交叉腿反射等。

8. **产伤**　通过仔细检查，确定有无产伤给新生儿带来的损伤，及时对症处理。产伤是指分娩过程中因机械因素对胎儿或新生儿造成的损伤。巨大儿、母亲肥胖、胎先露部位的异常、分娩方式（器械辅助经阴道分娩，剖宫产）、母亲体型小、骨盆异常等会增高产伤的风险。产伤造成患儿损伤常见的类型如下。

（1）软组织损伤：表现为局部青肿、瘀斑、皮下脂肪坏死和撕裂伤。其中青肿和瘀斑最为常见，多发生于胎先露部位且自限，如头面部瘀青见于头先露；皮下脂肪坏死情况较少，表现为硬化结节和斑块，发生于背部、臀部、大腿、上臂和面颊等。撕裂伤多见于剖宫产先露部位，轻微撕裂伤仅需局部消毒处理即可，重度则需要整形外科处置。

（2）头颅损伤：根据颅脑由外向内的结构特点，损伤可以发生在头皮、颅骨与骨膜、硬脑膜与蛛网膜，相应出现先锋头（产瘤）、骨膜下血肿（头部血肿）、帽状腱膜下血肿、硬脑膜外血肿、硬脑膜下血肿和蛛网膜下腔出血。产瘤多发生于先露部位，边界不清、不受骨缝限制、压之凹陷无波动感，可自行消失。头部血肿要与头皮血肿相区别。帽状腱膜下水肿是头颅帽状腱膜与骨膜间疏松组织内出血，随着出血量的增加肿胀范围可累及额、枕或颈背部，出血严重时可导致低血容量性休克。硬膜外血肿、硬膜下血肿和蛛网膜下腔出血为颅内出血的3个类型，以硬膜下血肿最为常见，其次为蛛网膜下腔出血；硬膜外血肿由于新生儿颅骨内没有脑膜中动脉沟的解剖特点，而不易发生。

（3）骨骼损伤：因产伤导致的骨折常发生在锁骨、肱骨、股骨或颅骨。锁骨骨折最为常见，查体时单侧拥抱反射消失，肱骨骨折常发生在肱骨干近1/3段、多为青枝骨折；股骨骨折较少见，多发生在于股骨干中段，多因臀位娩出牵拉下肢发生扭转；除锁骨骨折在排除错位的前提下可自行回恢复外，肱骨和股骨都需要接受治疗。颅骨骨折导致颅内出血的风险增加，需密切观察和及时处置。

（4）神经损伤：器械辅助和臀位经阴道分娩是导致脊髓损伤的高危因素，临床表现根据损伤累及的部位、长度和程度不同而异。C3、C4以上多为致命部位损伤，常伴有膈神经麻痹、高位颈椎或脑干损伤的预后差、死亡率高；低位病变常合并有神经功能异常。分娩过程中过度牵拉或直接挤压可导致新生儿周围神经损伤，常见的有臂丛神经、面神经和膈神经。其中臂丛神经损伤最为多见，多为单侧，根据损伤部位不同临床表现各有特点。

（5）内脏损伤：产伤所致的腹腔脏器损伤较为少见，可伤及的脏器包括肝、脾、肾上腺和肾。

四、胎龄的评估

（一）评估时间和依据

新生儿期生长发育迅速，日龄过大会影响评估结果准确性，因此评估的时间一般是在出生后48小时内，最好不超过24小时，特别是早产儿。由于胎儿在母亲子宫内体格发育和神经系统的成熟是按一定的时间和顺序进行的，因此出生后胎龄的评估主要以其体表特征和神经成熟度为依据。

（二）评估方法

1. Ballard胎龄评分　新修订的Ballard胎龄评分法用于评估胎龄22～44周的新生儿，应用时间从出生至出生后5天。出生后48小时内评价准确度最高，对于胎龄20～26周的新生儿而言，出生后12小时评价精准度更高。需要在患儿安静清醒状态下进行。为保证客观性，需要两位医务人员单独做出评价。Ballard胎龄评分法包括神经系统评价和外观成熟度评价。神经成熟度评估具体内容包括以下内容。

（1）姿势：患儿取仰卧位，观察其四肢姿势，按照四肢屈曲度分为5级，胎龄越小越缺乏屈曲。①0级：四肢完全伸直；②1级：股、膝稍弯曲；③2级：下肢明显屈曲，上臂伸直；④3级：下肢明显屈曲并外展，上臂稍屈曲；⑤4级：四肢完全屈曲。

（2）方窗：将患儿手掌充分向前臂腹侧屈曲，但注意勿旋转患儿的手腕，测定掌侧小鱼际肌隆起处与前臂腹侧面形成的夹角。胎龄越小夹角越大。相应为"＞90°""90°""≤60°""≤30°""0°"5个等级之分。

（3）前臂回弹：将患儿双前臂向上臂充分屈曲，5秒钟后迅速拉直前臂并即刻松手，观察前臂回弹力度和肘部的角度。胎龄越小，回弹力越缺乏，肘部形成的角度越大。

（4）腘窝成角：检查时将患儿成膝胸仰卧位，膝与身体角度为60°，一只手抵住膝关节，另一只手示指在踝关节后方轻抬小腿，测量腘窝展开时形成的角度。胎龄越小其屈肌张力越差，形成的角度也越大。

（5）围巾征：将患儿一侧手围绕颈部向对侧的肩部和肩后方牵引，根据肘部抵达的位置分为6级，胎龄越小、肘部被牵拉的距离越远。①超过腋中线；②到达腋中线；③超过前正中线；④到达前正中线；⑤未到达前正中线；⑥稍有移动。

（6）足跟至耳：取仰卧位，将患儿双足提起尽可能拉向头部，但注意力度把握。观察膝部的伸展情况和足与头的距离，也分为6级。①足跟至耳，膝部完全伸直；②足到达头，膝伸直；③足接近头，膝部稍屈曲；④足与头有一定的距离，膝部明显屈曲；⑤足与头距离较远，膝部屈曲将近90°；⑥足与头距离更远，膝部屈曲小于90°。胎龄越小，足至头的距离越近，膝部越能伸直。

2. 简易评估法　简易评估法是在国外几种评估法基础上，从体表特征中筛选出"足底纹理""乳头形成""指甲"和"皮肤组织"4个特征项作为评估项，评估所得总分加上常数27即等于胎龄周数，无须查表，误差多在1周内。其优点在于简便易行，不受检查者对力度的把握和患儿疾病的影响，2～3分钟即可完成评估，易于推行。缺点在于不能评估27周以下的极低胎龄儿（表5-1）。

表5-1　简易胎龄评分法

项目	0分	1分	2分	3分	4分
足底纹理	无	前半部红痕不明显	红痕＞前半部，褶痕＜前1/3	褶痕＞前1/3	明显深褶痕＞前2/3
乳头形成	难认、无乳晕	明显可见，乳晕淡、平，直径＜7.5mm	点状乳晕、边缘不突起，直径＜7.5mm	点状乳晕，边缘不突起，直径＞7.5mm	
指甲		未达指尖	已达指尖	超过指尖	
皮肤组织	很薄、胶冻状	薄而光滑	光滑、中等厚、皮疹或表皮翘起	稍厚，皮肤皲裂翘起，手足最著	厚，羊皮纸样，皲裂深浅不一

注：若各体征的分布介于两者之间，可用其均值，胎龄周数=总分+27

五、疼痛的评估

疼痛作为第五大生命体征，无论足月儿还是早产儿，出生后即具有疼痛感受能力，尽管其神经系统仍在发育中，但足以能够对有害刺激传递、感知、回应，甚至回忆。其疼痛传导通路因缺乏良好的抑制作用，会产生夸大的疼痛反应，感知到的疼痛往往比婴儿、成人更弥漫、强烈和持久。这种不愉快的心理体验，对其产生不同程度近期和远期的影响。临床医护人员对此应有充分的认识、重视和处置。

新生儿疼痛评估的方法可以从生理指标、行为表现并结合疼痛的评估工具进行综合考量。目前，国内外常用的新生儿疼痛评估工具有新生儿表情编码系统（NFCS）、新生儿急性疼痛行为评分量表（DNA）、早产儿疼痛评分（PIPP）、新生儿疼痛评分（NIPS）和新生儿手术后疼痛评分（CRIES）。

第三节　新生儿行为心理护理

一、新生儿的行为能力

（一）新生儿的行为能力

1. 视觉　新生儿生后即有完整的视觉传导通路，但处于初级形成阶段，随机体发育而不断完善。正常新生儿在觉醒状态下能注视物体和移动眼睛及头追随物体移动的方向，这是中枢神经系统完整性的最好预测指标之一。眼电图检查发现，新生儿眼随物体移动时，眼有共轭功能。应用动力视网膜镜观察发现新生儿的视焦距为19cm，其视焦距调节能力差，因此红球在眼前20cm才能发现目标，在此基础上沿水平方向移动红球，新生儿的头和目光可随之转动，即为"寻觅行为"。

2. 听觉　新生儿的听觉反应体现了位听神经功能。胎龄28周的早产儿，仅对外界噪声刺激有眨眼或惊跳的反应；而足月儿对声音的反应会逐渐敏感和明确，如声音刺激后，终止进行中的动作、停止啼哭。正常新生儿在觉醒状态下，在其耳边柔声呼唤或说话，头会慢慢转向发声方，眼睛寻找生源；但如果音频过高或过强时，新生儿头反而转离声源或用哭声来表达抗拒。

3. 嗅觉、味觉和触觉　新生儿出生后即存在嗅觉和味觉，表现为将新生儿抱在怀中，其可自动寻找母乳头。出生5天新生儿，能识别自己母亲的奶垫和其他乳母奶垫的气味。喂糖水后新生儿即可出现吸吮动作，出生后1天新生儿，对不同浓度的糖水表现出不同的吸吮强度和吸吮量。从一些原始反射中可以证实新生儿出生后即有触觉存在，如口周的皮肤接触东西后，新生儿会出现寻找动作即觅食反射；触处其手心和足心时，新生儿会出现指（趾）屈曲动作；突然暴露于冷环境中会大哭、寒战；轻柔抚摸新生儿皮肤，可使其安静、舒适、满足感增强。

4. 习惯形成　完整睡眠周期形成，也是新生儿神经系统发育成熟的标志之一。胎龄32周后才有觉醒和睡眠交替，胎龄37周的新生儿醒来会哭、醒时延长。睡眠状态的新生儿均有对连续光和声反复刺激反应减弱能力，这说明新生儿具备了对刺激有反应、短期记忆和区别两种不同刺激的功能，可以认为这是一种简单形式的学习。

5. 与成人的互动　90%的新生儿能对移动并说话的人出现注视、追随动作，对父母会有潜意识的选择性；新生儿哭是引起成人反应的方式，使其要求得到满足。此外，新生儿的表情如注视、微笑和皱眉也是引起母亲的反应。

（二）新生儿的状态

新生儿的行为能力与状态密切相关。有深睡、浅睡、嗜睡、安静觉醒、活动觉醒和哭6种行为状态。意识障碍时可表现出嗜睡、迟钝、浅昏迷（昏睡）和昏迷四种状态。新生儿在不同的状态下有不同的行为能力，新生儿有6种状态。

1. 深睡（非快速眼动睡眠）　眼闭合，无眼球运动和自然躯体运动，呼吸规则。

2. 浅睡（快速眼动睡眠）　眼闭合，眼球在闭合眼睑下快速活动。常有吸吮动作，肌肉震颤、间断有大的舞蹈样肢体运动，身体像伸懒腰，偶尔发生，呼吸不规则。脸部常有表情如微笑、皱眉或怪相。

3. 嗜睡　眼可张开或闭合，眼睑闪动，有不同程度的躯体活动。

4. 安静觉醒　眼睁开，机敏，活动少，能集中注意力于刺激源。

5. 活动觉醒　眼睁开，活动多，不易集中注意力。

6. 哭　对感性刺激不易引出反应。

新生儿一天睡眠时间为14～20小时，平均16小时。从安静睡眠到活动睡眠作为一个睡眠周期，新生儿一个睡眠周期平均45分钟，活动睡眠和安静睡眠各占50%，每天有18～20个睡眠周期。

二、新生儿的行为测定

20项新生儿神经行为预定（NBNA），是我国根据自己的经验和特点并结合美国布雷寿顿（Brazelton）新生儿行为，估价评分和法国阿米尔-梯桑（Amiel-Tison）神经运动测定方法的优点而建立。新生儿行为神经测查能比较全面地反映大脑的功能状态，早期发现脑损伤，可作为观察治疗效果和反映康复程度的指标。

（一）适用范围

NBNA只适合足月新生儿，若早产儿检查时需要等到矫正胎龄（出生时胎龄＋出生后日龄）满40周后再做。因为早产儿肌张力较低，NBNA评分低并不能反映其正常与否，但早产儿可有视听反应。

（二）测量的环境、时间

测量宜安排在安静、半暗的环境中进行，避免声光等刺激对新生儿测定产生干扰，室内温度一般控制在22～26℃。检测的时间安排在两顿奶之间为宜，一般情况喂奶后1小时新生儿睡眠状态开始，此时检查新生儿不易被唤醒，很难引出视听等定向反应；而如果安排在奶前新生儿常饥饿而哭闹，也不易集中精力于视听定向反应。

（三）测量的顺序

从新生儿睡眠开始，先测光和格格声反应减弱项目，然后打开其包被，脱去衣服，观察四肢活动情况，做上下肢弹回，围巾征和腘窝角，接着拉成坐位，观察竖头能力，扶起做直立支持反应、踏步和放置反应，平放呈仰卧位时做握持和牵拉反应，牵拉反应放下时做拥抱反射。哭闹时观察安慰反应。随后包裹新生儿做视、听定向反应。如果新生儿吃奶很好，不必测试吸吮反射。检查一般在10分钟内完成，检查后立即做评分记录。如果检查时新生儿醒着不能做对光刺激和"咯咯"声反应减弱的检查，可以让其睡着后再补充检查和评分，但其他项目均要一次完成，不能分次检查和评分。

（四）检查者的个人能力

NBNA的测量方法的掌握必须通过现场传授，检查者自己至少测量了20个新生儿，并接受4～5次辅导，最后通过合格检验，才能达到测量的合格标准，总分误差不应超过2分。测量的过程也是检查者与新生儿互相作用的过程，检查者在充分理解新生儿的状态和行为表演能力、在不同的状态有其不同的行为能力基础上，将患儿处于舒适的位置如怀抱、包裹，包括检查时对手法的把握使他们感到舒服，这样容易引出最优的视听力定向表演。新生儿的觉醒时间很短，集中注意力时间更短，很容易疲劳，因此，成功准确完成行为测查的关键在于检查者经验积累上的灵活性和敏感性。

（五）测量的内容

20项的NBNA分为5个部分：①行为能力（第1～6项，共6项）；②被动肌张力（第7～10项，共4项）；③主动肌张力（第11～14项，共4项）；④原始反射（第15～17项，共3项）；⑤一般估价（第18～20项，共3项）。每一项评分有3个分度，即0分、1分、2分。满分为40分，评分以最优表演评定。

1. 新生儿行为能力　共6项。

（1）对光刺激反应减弱：也称为对光刺激习惯化。在睡眠状态下，婴儿对手电筒短暂照射眼睛产生不愉快的反应后，重复光刺激有反应减弱的能力。此项测验就是检查这种反应减弱的能力。用2节1号电池手电筒一个，手电光扫射新生儿两眼1秒，观察其反应。第一次反应终止后5秒，再重复刺激，每次照射时间和手电筒距眼的距离相同。连续2次反应减弱后停止测试，如不减弱，连续照射最多12次。如果新生儿对最初次刺激无反应或反应极小，可以松松包被和轻摇小床，以便使新生儿进入更适合于测试的状态。如果婴儿对下一次刺激有反应，以此次算作第一次刺激。如果几次刺激后仍无反应，则进入下一项检查，如果孩子醒来或已经觉醒，必须停止反应减弱项目测试，在1～2天适当时间再测试。评分方法：观察和记录反应减弱甚至消失的连续2次的前一次次数。0分≥11次，1分为7～10次，2分≤6次。

（2）对"咯咯"声反应减弱：此项测查新生儿对于扰乱性听刺激抑制能力。用长方形小红塑料盒

（8cm×3.5cm×3.5cm）内装有黄豆，摇动时发出"咯咯"声。在安静环境小儿对突然的"咯咯"声产生反应。测查应在睡眠状态进行，距小儿10～15cm处，响亮地垂直摇动"咯咯"声盒3次约1秒，小儿可产生惊跳、用力眨眼和呼吸改变等反应；等反应停止后5秒再重复刺激。连续2次反应减弱时停止测试，如不减弱，连续刺激最多12次。观察和评分方法如第1项。

（3）非生物听定向反应（对"咯咯"声反应）：这是一种在婴儿觉醒状态时对"咯咯"声刺激反应的测查方法。如果对初次刺激未引出反应，在以后检查中可以重复刺激。将小儿头放在中线位，在其视线外距耳10～15cm处连续轻轻摇动小塑料盒，使发出柔和的"咯咯"声，持续摇到小儿最优反应。可以变更声音的强度和节律性，以引起小儿的注意，避免反应减弱和习惯化。持续摇动不超过15～20秒，左右交替刺激共4次。测查时避免其他声音或因看检查者的脸而分散其注意力，观察新生儿眼和头转向声源的能力。评分：0分为头和眼球不能转向"咯咯"声源；1分为眼和头转向声源，但转动＜60°；2分为转向"咯咯"声≥60°。并记录头转向声源≥60°的次数。如刺激4次中，转向声源≥60°2次，评分为2（2），括号内为转头次数。

（4）非生物视定向反应（对红球反应）：大多数新生儿觉醒状态时，有注视物体和简短地追随物体运动的能力。红球直径约为5cm。环境安静、半暗，使小儿不因光线太亮而睁不开眼。做视定向测查时，将小儿包裹好，显露颈部，因头部转动可受颈部衣服和包被影响。抱新生儿在膝上或半卧位用手托起小儿头和背部，如新生儿不完全觉醒时，可以轻轻地上下摇动使其睁开眼，包裹可限制其干扰性运动，半卧位抱起有助于小儿觉醒。检查者将小儿头放在中线位,手持红球,距小儿眼前方20cm左右,轻轻转动小球,吸引小儿注视,然后慢慢地沿水平方向移动小球,从中线位移动到一边,如果眼和头追随红球到一边将头和红球恢复到中线位,红球再向另一侧移动。然后垂直方向移向头上方,再呈弧形从一侧移动到另一侧180°,小儿是否继续追随,一时引不出反应,在规定时间内可重复进行。进行操作时,应避免和小儿谈话或因检查者的脸分散他们的注意力。评分:0分为眼和头不转动,1分为眼和头转动<60°,2分为眼和头≥60°。如果向上垂直方向看红球抬头≥30°加1分,头追随移动红球180°又加1分。在移动180°时视线可以中断,但经过努力又能继续追随即可。例如新生儿在水平方向转头60°后又能弧形追随红球180°,评分为2分(+2分)。

(5)生物性视听定向反应(对说话的人脸反应):新生儿在觉醒状态,检查者和新生儿面对面,相距约20cm,用柔和的高调的声音说话,从新生儿的中线位慢慢移向一侧,然后另一侧,移动时连续发声,观察新生儿的眼和头追随检查者说话着的脸移动的能力,操作和评分方法同第4项。注意测查时小儿视和听同时反应,如果小儿未注视你,不要过早移动你的脸和声音,不然新生儿是听到声音才转动头,仅测查了听的能力。

(6)安慰:是指哭闹的新生儿对外界安慰的反应。评分:0分为哭闹时经任何安慰方式不能停止;1分为哭闹停止非常困难,需要抱起来摇动或吃奶后才不哭;2分自动不哭,也可经安慰,如和小儿面对面说话,手扶住小儿上肢及腹部或抱起来即不哭。

2. *被动肌张力* 共4项。受检新生儿在觉醒状态,呈仰卧位头在正中位,以免引出不对称的错误检查结果。

（1）围巾征：检查者一手托住新生儿于半卧位姿势，使颈部和头部保持正中位，以免上肢肌张力不对称。将新生儿手拉向对侧肩部，观察肘关节和中线的关系。评分：0分为上肢环绕颈部，1分为新生儿肘部略过中线，2分为肘部未达到和刚到中线。

（2）前臂弹回：只有新生儿双上肢呈屈曲姿势时才能检查，检查者用手拉直新生儿双上肢，然后松开使其弹回原来的屈曲位，观察弹回的速度。评分：0分为无弹回，1分为弹回的速度慢或弱、弹回时间＞3秒，2分为弹回时间≤3秒，可重复引出。

（3）下肢弹回：受检新生儿腕关节呈屈曲位时才能检查，如未呈屈曲位，检测者可屈伸小儿下肢2～3次，使其自动屈曲位。新生儿仰卧，头呈正中位，检查者用双手牵拉新生儿双小腿，使之尽量伸直，然后松开，观察弹回情况。评分同上肢弹回项目。

（4）腘窝角：新生儿平卧，骨盆不能抬起，屈曲下肢呈胸膝位，固定膝关节在腹部两侧，然后举起小腿，测量腘窝的角度。评分：0分为＞110°，1分为110°～90°，2分为≤90°。

3. 主动肌张力　共4项，均应在觉醒状态时测查。

（1）颈屈、伸肌主动收缩（头竖立反应）：此项为检查新生儿颈屈、伸肌主动肌张力。拉新生儿从仰卧到坐位姿势，新生儿试图竖起他的头部，使之与躯干平行，但新生儿头相对重，颈屈、伸肌主动肌张力较弱，当小儿起坐时头向后仰，正常新生儿颈屈、伸肌主动肌张力是平衡的，在坐直位时，头一般能竖立1～2秒。在坐位稍向前倾时头向前倾。检查时，新生儿呈仰卧位，检查者用双手握住新生儿双上臂和胸部乳头及肩胛骨下方，以适当速度拉新生儿从仰卧到坐位，观察其颈部屈伸肌收缩及试图竖起头的努力，并记录坐直位时头竖立的秒数。操作可重复2次。评分：0分为无竖头反应或异常；1分为有竖头的动作，但不能维持；2分为能竖立1～2秒或以上。并在评分后括号内注明竖立秒数。如坐位时竖立3秒，评分为2（3）秒。

（2）手握持：新生儿呈仰卧位，检查者的手指从小儿手的尺侧伸向其掌心，观察其抓握的情况。评分：0分为无抓握，1分为抓握弱，2分为非常容易抓握并能重复。

（3）牵拉反应：新生儿呈仰卧位，手应该是干的，检查者示指从尺侧伸进其手内，先引出抓握反射。然后检查者拉住新生儿上臂屈曲，伸直来回1～2次。在肘部伸直时突然提起小儿离开检查台（同时用拇指在必要时抓住新生儿的手，加以防护）。一般新生儿会主动抓住检查者的手指，使其身体完全离开检查台。注意检查者不能因为怕小儿坠落，而用自己的手抓住新生儿的手拉起来，这样无法检查和评定新生儿对牵拉的主动肌张力。评分：0分为无反应，1分为提起部分身体，2分为提起全部身体。

（4）支持反应：检查者用手握住新生儿前胸，拇指和其他手指分别放在两腋下，支持新生儿成直立姿势，观察新生儿头颈部、躯干和下肢主动肌张力和支持身体呈直立位情况。评分主要根据头颈部和躯干直立情况，正常时下肢也可保持屈曲。评分：0分为无反应；1分为不完全或短暂，直立时头不能竖立；2分为有力地支撑身体，头竖立。

4. 原始反射　共3项，在觉醒时测查。

（1）自动踏步和放置反应：自动踏步和放置反应的

意义相同，一项未引出可用另一向代替。自动踏步：新生儿躯干在直立位时，使其足底接触检查桌数次，即可引出自动迈步动作，如果检查者扶着小儿身体顺迈步方向向前，新生儿似能扶着走。放置反应：竖抱起新生儿一手扶住新生儿下肢，另一只自然垂下，使该垂下的下肢的足背接触检查桌边缘，该足有迈上桌面的动作。然后交替测查另一足的放置反应。评分：0分为无踏步也无放置反应；1分为踏一步或有一次放置反应；2分为踏2步或在同足有2次放置反应或两足各有一次放置反应。

（2）拥抱反射：新生儿呈仰卧位，检查者拉小儿双手上提，使小儿颈部离开检查桌面2～3cm，但小儿头仍后垂在桌面上，突然放下小儿双手，恢复其仰卧位。由于颈部位置的突然变动引出拥抱反射。表现为双上肢向两侧伸展，手张开，然后屈曲上肢，似拥抱回收上肢至胸前，可伴有哭叫。评定结果主要根据上肢的反应。评分：0分为无反应；1分为拥抱反射不完全，上臂仅伸展，无屈曲回收；2分为拥抱反射完全，上臂伸展后屈曲回收到胸前。

（3）吸吮反射：将乳头或手指放在新生儿两唇间或口内，则引起吸吮动作。注意吸吮力、节律，与吞咽是否同步。哺乳时需要呼吸、吸吮和吞咽3种动作协同作用。0分为无吸吮动作；1分为吸吮力弱；2分为吸吮力好，和吞咽同步。

5.　一般反应　共3项。

（1）觉醒度：在检查过程中能否觉醒和觉醒程度。评分：0分为昏迷，1分为嗜睡，2分为觉醒好。

（2）哭声：在检查过程中哭声情况。评分：0分为不会哭，1分为哭声微弱、过多或高调，2分为哭声正常。

（3）活动度：在检查过程中观察新生儿活动情况。

评分:0分为活动缺少或过多,1分为活动减少或增多,2分为活动正常。

本检查只适用于足月新生儿,早产儿孕周纠正至40周时评估20项NBNA,出生1周内的新生儿评分37分以上为正常,评分37分以下的尤其是在出生2周内的新生儿7天后应重复,仍不正常者12～14天再测查,因为该日龄测查有预测预后的意义。获得的总分不包括加分。视听定向力加分和头竖头立秒数,是新生儿行为能力进步的指标。

三、影响新生儿行为心理的因素及干预

(一)噪声、强光对新生儿行为心理的影响与干预

1. 噪声、强光对新生儿行为心理的影响 新生儿期是小儿行为能力发展的最佳时期,经常接受声光刺激和过度的触摸会延迟其行为的发展。NICU复杂的工作环境对新生儿特别是早产儿会显得过于刺激,超过其感官所能负荷的状态。压力源来自多方面,特别是声、光的刺激。持续明亮的灯光易使早产儿的生理及行为学发生改变,增加早产儿的不安性,导致应激反应,出现呼吸不规则,易发生呼吸暂停、呼吸加快、耗氧增加、体重增长不理想;打扰其睡眠、改变睡眠状态,使昼醒夜眠的方式很难建立,这种睡眠紊乱将影响以后长期的睡眠质量。当长期暴露于噪声环境时,人耳感受器易发生器质性改变,导致听力减退甚至丧失。噪声可以使新生儿易激惹,严重时甚至神经错乱并易诱发其他疾病。早产儿对突然出现超过82分贝的冲击噪声可发生听力障碍。

2. 对噪声、强光的干预和控制

(1)对强光的控制:①调整病房的光线,病房内设

有单独的遮光帘，治疗和护理操作尽量集中进行后调暗室内的光线、尽量不打扰新生儿，暖箱外可用暖箱罩遮盖；除抢救或特殊操作外不使用强光；需要在灯光下操作时，应避免光线直射其眼部。②设置昼夜交替环境，可为新生儿戴眼罩，利于患儿睡眠周期建立和生长发育。

（2）对噪声的管理：①监控病房噪声强度，病房环境对于新生儿来说是比较嘈杂的。医护人员各种活动声音为55～85分贝；暖箱本身产生的声音为约54分贝、报警声音可达78分贝，开、关暖箱时发出声音可达85分贝、76分贝，在暖箱上放置物品时可产生69～72分贝；来自呼吸机和吸痰器的声音分别为56分贝、61分贝；其他如监护仪、输液泵、门铃和电话等报警系产生57～60分贝的声音。根据美国儿科学会（AAP）推荐，NICU室内的声音最大值不应超过45分贝。但有调查显示，NICU室内的声音水平平均为67.9分贝，暖箱内的声音水平均线为59.8分贝，明显超过推荐标准。②加强医护人员主动预防噪声的意识：病区内禁止高声喧哗，减少参观；日常工作中重视环节，不要扒在暖箱上写字、对各种设备报警迅速反应；平时做到四轻，即走路轻、说话轻、放物轻和开关门轻；限制不必要的交谈，把病房噪声降到最低程度，减小对患儿的刺激。③制订计划、操作尽量集中进行，避免频繁打扰或突然惊扰患儿，减少并发症发生。④设置安静时间段，即在每班一定时间内将病室光线调暗，降低各种声噪声源，除必须护理操作外尽量不打扰新生儿，促进其进入深睡眠，维持生理状态稳定。此外，设置噪声吸收天花板、厚窗帘和铺设临床地毯可减少噪声的刺激。

（二）对脑损伤的早期诊断、早期干预和教育

通过神经行为测定可在早期就发现轻微脑损伤，此时应充分利用早期中枢神经系统可塑性强的时机，及早干预。例如，对视听定向能力扣分者，如追视红球、人脸不足的婴儿，指导家长通过对感官刺激，加强其对感知觉、听觉的训练、指导亲子小游戏等，并与日后随访工作相衔接，促进代偿性康复，必要时联系康复科进行整合治疗。

（三）新生儿气质与其行为心理的关系

气质是人的心理特征之一，它具有一定的先天遗传倾向，新生儿气质分为兴奋型、中间型和混合型。NBNA评分中有6项行为与气质类型有关。这些项目反映了新生儿对外界刺激的反应性和自我调节能力。新生儿气质的研究有助于推断小儿今后的性格特征，对小儿可能发生的心理卫生问题及早干预，这将会有重要的意义。

（四）抚触对新生儿行为心理的影响

对新生儿皮肤进行顺序、节奏的按摩，通过触觉刺激分布在皮肤上的感觉神经末梢，以刺激神经系统发育。抚触可促进新生儿早期的神经行为发育。简单易行，可操作性强，可作为早教内容教会患儿父母，以便于在家中也可进行。

抚触在新生儿较安静、不累、不饿、清醒的状态下，室温控制在28～30℃，湿度50%～60%。抚触者应带着愉悦的心情，并注意与之交流。抚触时间先从5分钟开始，待其适应后逐渐延长至每次15～20分钟，每天1～2次。采用正规国际标准法（COT），按头面部、胸部、腹部、上肢、四肢、手足，背部到臀部的顺序，力量由轻到重，并揉搓大肌肉群，进行全身的按摩。通过观察新生儿的表情和反应来确定其对力量的承受程度，并进行相应调整。

（张英慧 魏 兵）

第6章

早期新生儿体温调节及护理

第一节 早期新生儿体温调节特点

一、体温

1. **深部温度** 新生儿常用直肠温度（测温探头深度4cm）作为深部体温的代表，正常范围为35.5～37.5℃，低于35℃为低体温。由于它是从深部温度传递来的，一般比直肠温度低0.5～0.8℃。因为新生儿腋窝温度受腋窝周围棕色脂肪产热的附加影响，产热程度不同，腋窝温度可低、高或等于直肠温度，并不能准确代表深部温度。虽然各内脏器官的温度略有差异，由于循环血液在体内流动（对流）传递热量。使机体深部各器官的温度趋向一致，所以深部温度相对稳定和均匀。

2. **皮肤温度** 皮肤是机体表层的最外层，它的温度都低于深部温度。各部位的皮肤温度差异很大，四肢末梢温度最低，接近躯干和头部逐渐稍高，受环境和被服的影响，并随环境温度的高低而升降，可使失热量增加或减少。

二、产热

（一）基础代谢产热

基础代谢（basal metabolism）或称基础代谢率（basal metalolie rate），是指在适中环境温度、清醒和安静状态下、空腹12小时以上所测得的能量代谢率［kcal/（$m^2 \cdot h$）］，即供给生命器官生理活动所需的能量。由于新生儿常在睡眠，不能经常保持清醒，肢体也难完全保持迟缓，改为以下测定标准：①婴儿照常进食，在进食后1～2小时测定；②清醒或睡眠均可在10分钟内，婴儿肢体松弛时完成测定，称为标准代谢率（standard metabolic rate，SMR），用于个体间的比较。正常新生儿SMR约占总热量的80%。在正常情况下，基础代谢所产生的热量高于维持体温的需要，剩余的热量经体表放散于体外。基础代谢产热并无调节体温的作用。

（二）食物的特殊动力效应

食物能使机体产生热量的现象称为食物的特殊动力作用。进食后，虽然在安静状态下，机体的产热量也也比进食前增加6%～10%。各种营养物质的食物特殊动力效应主要是由食物中的蛋白质（产热量增加30%）引起，牛奶大于母奶。静脉滴注氨基酸和蛋白水解物同样出现上述现象。由于产热的产生的过多热量从体表发散体外。食物的特殊动力作用与摄入蛋白质后所吸收的氨基酸在肝代谢消耗能量有关，不受环境温度的影响，无调节体温的作用。

（三）肌肉活动产热

肌肉活动可提高代谢率和增加产热，其产热了与肌肉活动的强度成正比。肌肉活动对能量的代谢影响最大的是骨骼肌，占总产热量的75%～80%。新生儿肌肉活动较少，多发生在啼哭时。早产儿肌肉活动更少。这种在基础代谢之外，由于肌肉活动所产生的过多热量，一般由体表放散体外，不具有调节体温的作用。但在寒冷环境中，为抵御寒冷，成人采取的踏步或跑动，以及婴儿哭闹不安和肢体活动增加，使代谢率和产热增加，也具有一定的调节体温的作用，属于行为性体温调节的一部分，然而对婴儿所起的作用很小。

（四）额外产热

额外产热是指在寒冷环境中，机体为补偿增加的失热、保持产热与失热平衡、维护体温所额外产生的热量，包括寒战产热、非寒战产热。

1. 寒战产热　是指在寒冷环境中骨骼肌发生不随意的节律性收缩。特点为屈肌和伸缩肌同时收缩，肌肉收缩不做外功，能量全部转化为热量，利于抵御寒冷，保持体热平衡，是成人额外产热的最重要方式。但足月儿仅在环境温度很低（15℃）时才出现寒战，早产儿则不出现寒战。新生儿随着日龄的增长，寒战产热能力逐渐增强。

2. 非寒战产热　又称代谢产热。是指在寒冷环境中，棕色脂肪（BAT）产生的热量，是新生儿额外产热的最重要方式。在寒冷刺激下，棕色脂肪细胞内的脂类氧化、分解，散发大量热能，利于新生儿抗寒。主要分布在肩胛间区、腋窝、颈后等部位。在胎龄26～30周开始出现，出生后2～3周继续发育，3～6个月对冷应急的产热反应最强。随着棕色脂肪产热反应的降低，寒战产热开始逐渐增强。

三、失热

（一）热量从机体深部向表层的传递

机体深部（体核）温度高于表层（皮肤）温度，从里到表存在着温度梯度，称为内部温度梯度。经内部温度梯度向皮肤传递的热量与直肠温-皮温差和体表面积成正比。新生儿特别是早产儿的体表面积相对较大，向体表传递从而向体外发散的热量也相对大于成人易于失热。对产热障碍或冷伤患儿进行暖箱或温水擦浴等复温治疗时，提高的箱温或水温通过传导和经皮肤加温的血液回流，可以使体温较快恢复至正常。

（二）热量从体表向周围环境的放散

1. 辐射　为主要失热途径。较好的应对方法是采用双壁暖箱，可以有效减少辐射失热。包被是很好的热绝缘体，可以减少辐射失热，但早产儿低体温时，外加温时需将其裸体放置于暖箱中，否则很难将热透过被服传递给患儿。

2. 对流　仅次于辐射的一种特殊的传导失热的方式。吸入冷空气，被呼吸系统加温属于即属于此种方式。

3. 传导　是将热量从皮肤传导至与皮肤直接接触的物体如床垫、被服等，新生儿经此途径失热较小。临床上给严重低体温患儿复温时，可用温水擦浴，降温时可使用冰袋、冰帽。

4. 蒸发　分为不显性蒸发失热和显性蒸发失热。前者是指伴随皮肤和呼吸道的不显性失水所散失的热量，不受体温调节中枢的影响。临床中采用双壁暖箱中加湿化液，根据体重调节湿度维持在55%～80%，可减少30%～50%的不显性失水。通过调节呼吸机湿化器温度至32～35℃，可有效预防呼吸道散热。引起足月儿出汗的环境温度为32℃，要高于成人；早产儿很少出汗，胎龄＜32周则不能出汗。由于新生儿出汗能力差，故环境温度高时容易发热。

四、发热

1. 定义　发热是指新生儿核心体温（直肠温度/肛温）> 37.5℃，称为为发热。

2. 临床特点

（1）非感染性发热：当环境温度持续过高，新生儿可以出现发热，与新生儿体温调节中枢功能低下、汗腺组织发育不完善有关。早产儿汗腺发育更差。当环境温度 > 30℃或腋温 > 37.2℃时，新生儿才开始发汗。新生儿常通过皮肤血管扩张、外周血流增快来代偿环境温度导致的发热，当环境温度恢复正常，新生儿体温也会较快恢复正常。此时患儿一般状态较好。

（2）感染性发热：常见于重症或全身感染的新生儿，如细菌性肺炎、败血症、化脓性脑膜炎等，病毒感染导致的发热可持续数日不退。感染性发热的新生儿一般状态较差，除病变相关的临床表现之外，常伴有末梢循环障碍、外周皮肤血管收缩、肢端发凉等，此时新生儿足部皮肤温度较腹部皮肤温度低2～3℃，出现"腹部-足尖"温度差增大，可与非感染性发热进行鉴别。

第二节　中性环境温度

中性环境温度是指适中环境温度，既能维持正常体核及皮肤温度的最适宜的环境温度，此温度下机体耗氧量最少，蒸发散热量最少，新陈代谢最低。并无普遍适宜的环境温度，与新生儿的胎龄、生后日龄、体重相关，胎龄越小所需适中温度越高，适中温度随日龄增加而降低（表6-1）。对于出生后1周内全身裸露的足月儿进行护理时中性温度范围为32~33.5℃，而穿衣后为24~27℃。

表6-1 新生儿适中环境温度

体重（kg）	温度（℃）			
	35	34	33	32
1.0	≤10天	>10天	>3周	>5周
1.5	—	≤10天	>10天	>4周
2.0		≤2天	>2天	>3周
>2.5		—	≤2天	>2天

注：双壁或加隔热罩的单壁暖箱，裸体放置的健康新生儿，均匀环境温度，无风，中等湿度（引自：Hey E.Thernal neutrality.Br Med Bull, 1975, 31: 69-74.）

第三节　早期新生儿保暖

世界卫生组织对体温的定义是人体正常体核温度为36.5~37.5℃，36.1~36.5℃为轻度低体温，32.0~36.0℃为中度低体温，<32.0℃为重度低体温。我国通常将新生儿低体温定义为<35℃。胎儿娩出时，由于从母亲宫内较高的温度环境（37℃）到体外相对寒冷的外界环境（23~25℃）的变化，下降幅度达到10℃以上，新生儿生命体征也出现相应的改变，且在生命早期，尤其是24小时以内，其生命体征心率、呼吸频率、血压、体温与日龄较大婴儿相异。若不及时采取有效保温措施，短时间内直肠温度每分钟可下降0.3℃，0.5小时即可下降2~3℃，早产儿会更多。低体温是新生儿生后常见的症状，常可导致新生儿代谢紊乱及循环、呼吸、神经及泌尿等各系统损伤，继发多

种严重并发症，从而增加新生儿病死率与伤残率。因此，需要采取适当的干预策略，以有效预防新生儿早期低体温的发生，提高新生儿的生存质量，减少早期并发症。

一、分娩室、婴儿室、母婴同室的体温管理

1. **保持适宜温/湿度**　室内温度控制在26～28℃，湿度50%～60%。娩出后立即用备好的暖毛巾擦干覆盖在患儿全身的羊水，再用温暖的毯子将新生儿包裹，注意松紧度适宜，以免降低肌肉产热能力和增加呼吸困难的危险。另外，为避免快速散热使体温下降，头部保暖（如戴帽子）对防止热量丢失很有帮助。出生体重<1500g的极低出生体重儿或处于窒息复苏状态下的新生儿应在婴儿暖箱内或有辐射热的开放式抢救台上进行保暖。

2. **早期母婴皮肤接触**　早期母婴皮肤接触（skin-to-skin contact，SCC），是一种简单的、有效的、自然的干预手段，可刺激产妇的迷走神经从而诱发催产素分泌，催产素又会导致产妇乳房皮肤温度升高，给新生儿带来温暖。对不需要立即复苏急救的新生儿，尤其是早产儿与低出生体重儿（LBWI）而言，产后立即进行母婴皮肤接触是一种预防新生儿生后早期低体温的有效措施。鼓励母亲在新生儿出生后第1周内，每日为提供6小时SCC，之后每日提供2小时SCC，直至出生后1个月。若母亲由于并发症等原因不能实施SCC，应指导并教会另外一名家庭成员（如父亲）正确的操作方法。SCC有效降低新生儿低体温发生的同时，还降低了母亲产后抑郁症的发生水平。

3. **早期母乳喂养**　新生儿产热主要依赖棕色脂肪

组织（brown adipose tissue，BAT），而BAT产热又需要葡萄糖参与。新生儿如果摄入不足，导致能源物质缺乏，或在缺氧等病理情况下，棕色脂肪不能利用，化学产热过程不能进行，也易出现低体温。此类低体温多发生于新生儿生后24小时内，见于未及时进食母乳或糖水等代乳品、进食不足。另外，胎儿所需的葡萄糖几乎全部由母体经由胎盘脐带供给，随着初生时脐带的离断，母体的葡萄糖供给也随之中断。初生新生儿血糖调节功能不成熟，且对葡萄糖的利用增加，生成或储备减少，导致低血糖发生。因此，应强调出生后立即母乳喂养，一般在胎儿出生0.5～1小时开始喂奶，24小时内每小时喂1次；对于母乳缺乏喂养困难的新生儿，应从生后1小时开始静脉输注葡萄糖100g/L，5～10ml/kg，连续3～4次。

4. 黄金小时体温的集束化管理　黄金小时（golden hour）的概念最早由Cowley等，于1973年根据成人的创伤转运提出，它体现出创伤后救治最初1小时的重要性，将直接影响患者的预后。1990年，The Vermont Oxford Network开始使用黄金小时描述极低出生体质量儿出生后最初1小时。目前黄金小时的概念被越来越多地应用在了NICU。它是指早产儿出生后从产房开始，一直延续到入住NICU的1小时。黄金小时是降低早产儿发病率及死亡率的关键时段，实践原则是强调基于循证的跨学科（产科和新生儿）合作，有效地沟通及团队的发展，包括产房内保暖、转运途中保暖、入住NICU后的保暖。有研究显示，在早产儿出生后黄金1小时的处理能最大程度地改变其短期结局，如低体温、低血糖、低氧血症，以及改善远期结局如颅内出血、慢性肺疾病及视网膜病变的发生。

二、转运途中体温管理

转运前预热暖箱温度，运送时视情况加用暖毯、保鲜膜包裹，采用STABLE（包括血糖、体温、血压、呼吸道管理、实验室检查及情感支持）技术，以保证转运过程安全。STABLE项目由新生儿专家对转运网络基层医院产儿科医务工作者进行培训，使其了解和掌握该项目的主要内容，以提高转运效率和新生儿救治水平。此外，考虑到产房与NICU的距离及体温远期潜在的下降，在转运中气道支持时，使用加热、加湿的气体对改变早产儿的结局具有深远的意义。因气体加热必须基于转运暖箱才能得以实施，对于基层医院而言，转运暖箱价格昂贵，且院外转运还需配备救护车甚至直升机等专业交通工具，实施困难，故基层医院早产儿救治时最好由接诊医院进行转运。

三、新生儿室的体温管理

1. 暖箱　为早产儿或需要保温的新生儿提供一个空气净化、温度适宜的生态环境，主要用于抢救危重患儿和需要快速复温者。接诊前预热暖箱，根据评估结果将箱温设定至适中环境温度。设定箱温比患儿体温高1℃，每小时测体温、箱温1次，再根据体温调节温箱，直至直肠温度至36.5～37.5℃，但需注意升温幅度每小时≤1℃，以免快速复温导致肺出血。调节温箱方式，通过预调患儿皮肤温度来调节箱温（表6-2）。此外，空气中所含水分的百分比即相对湿度，对大多数正常足月儿而言并不明显，但对于胎龄＜30周出生1周内的早产儿来说，暖箱充分湿化非常重要。但需注意空气湿度过高，有增加细菌感染概率的可能（表6-3）。

表6-2　暖箱控制时预调上腹部的温度设定值

体重（kg）	温度（℃）	体重（kg）	温度（℃）
＜1.0	36.9	～2.5	36.3
～1.5	36.7	＞2.5	36.0
～2	36.5		

表6-3　超低出生体重早产儿温箱温度和湿度

日龄（天）	温度（℃）	湿度（%）
1～10	35	100
11～20	34	90
21～30	33	80
31～40	32	70

2. 远红外辐射台　远红外辐射台是通过顶部装置的石英远红外管电热器产生辐射，为台上裸体新生儿提供热能，主要适用于危重新生儿的抢救、观察、提供适中的环境温度；是分娩室、新生儿室、新生儿监护室必备设备之一。远红外辐射台因其散热的特点，腹壁温度设定略高于暖箱。远红外辐射台伺服控制时，应预调上腹壁温度（表6-4）。

表6-4　远红外辐射台伺服控制时预调上腹壁温度设定值

体重（kg）	温度（℃）	体重（kg）	温度（℃）
＜1.0	37	～2.5	36.4
～1.5	36.8	＞2.5	36.2
～2	36.6		

第四节 早产新生儿的护理

一、护理评估

1. 评估产妇疾病史、生产时用药史。
2. 评估新生儿胎龄、日龄、出生体质量、产式。
3. 评估新生儿姿势、行为、皮肤颜色、体表温度、有无硬肿，了解其对冷刺激的反应程度。
4. 评估分娩室、婴儿室、母婴同室室内温度、湿度。
5. 评估测量体温的仪器（体温计）是否完好，是否定期监测。
6. 评估保暖装置、设备是否完好，是否定期监测。

二、护理问题

1. 体温改变的危险　与体温调节功能不完善有关。
2. 母乳喂养无效　与喂养知识缺乏有关。
3. 潜在并发症　硬肿症与低体温有关。
4. 潜在并发症　感染与新生儿免疫功能不足有关。

三、护理目标

1. 患儿未发生低体温/发热。
2. 患儿母乳喂养有效。
3. 患儿未发生硬肿症。
4. 患儿未发生感染。

四、护理措施

1. 保持适宜温/湿度　室内温度控制在26～28℃，湿度50%～60%。娩出后立即用备好的暖毛巾擦干覆盖在患儿全身的羊水，再用温暖的毯子将新生儿包裹，也可以使用塑料薄膜包裹。出生体重＜1500g的极低出生体重儿或处于窒息复苏状态下的新生儿应在婴儿暖箱内或有辐射热的开放式抢救台上进行保暖。

2. 低体温护理

（1）早期母婴皮肤接触：对不需要立即复苏急救的新生儿，尤其是早产儿与低出生体重儿而言，产后立即进行母婴皮肤接触是一种预防新生儿出生后早期低体温的有效措施。鼓励母亲在新生儿出生后第1周内，每日为提供6小时SCC，之后每日提供2小时SCC，直至生后1个月。若母亲由于并发症等原因不能实施SCC，应指导并教会另外一名家庭成员（如父亲）正确的操作方法。

（2）及早进行母乳喂养：对母亲说明早期母乳喂养的重要性，指导母乳喂养的方法；新生儿出生后立即母乳喂养，一般在胎儿出生0.5～1小时开始喂奶，24小时内每小时喂1次，对于母乳缺乏喂养困难的新生儿应从出生后1小时开始静脉输注葡萄糖100g/L，5～10ml/kg，连续3～4次。

（3）转运途中体温管理：转运前预热暖箱温度，运送时视情况加用暖毯、保鲜膜包裹，采用STABLE（包括血糖、体温、血压、呼吸道管理、实验室检查及情感支持）技术以保证转运过程安全。

（4）复温：①轻、中度（直肠温＞30℃），用暖箱复温，患儿置入预热至30℃的暖箱内，通过暖箱自控调温装置或人工调节箱温至30～34℃，6～12小时恢复至正常体温；重度低体温（＜30℃）或产热衰竭，先以高于患儿体温1～2℃的暖箱温度（≤34℃）开始复温，每小时提高箱温1℃，12～24小时恢复至正常体温；必要时给予恒温水浴疗法，浴后即擦干放入30～32℃暖箱内保温或使用远红外抢救台快速复温，床面温度从30℃开始，每15～30分钟升高体温1℃，最高33℃，恢复正常体温后置于预热至适中环境温度的暖箱中。②监测呼吸、心率（律）、血压等；监测肛温、腋温、腹壁温及环境温度，以判断体温调节状态；监测摄入或输入热量、液量、尿量等。

3. 发热的护理

（1）环境温度过高或脱水导致的发热：给予对因治疗，常无须对症处理。如降低环境温度、给新生儿喂水、静脉补充液体等。光疗或暖箱治疗时，避免阳光直射，以避免暑热增加导致的发热。

（2）感染性发热：针对病原给予积极治疗，超过39℃时给予温水洗或温水擦浴等物理性降温，水温以33～36℃为宜。

（3）物理降温：前额、枕部、颈部、四肢、腋下、腹股沟等，也可以使用凉水袋置于枕部。

（4）注意：忌用乙醇擦浴，慎用解热药，防止体温骤降。

（5）密切监测患儿生命体征变化，每4小时测量1次体温，做好记录及交接班。

4. 预防感染　建立消毒隔离制度，完善清洗设施，入室前更换衣、鞋，医护人员在接触患儿前要严格洗手，注意保持箱内的清洁，使用期间应每日用消毒液擦拭箱内，然后用清水再擦拭，若遇奶渍、葡萄糖等应随时将污迹擦去。要定期进行细菌培养，以检查清洁消毒的质量。如培养出致病菌应将暖箱搬出病房彻底消毒，防止交叉感染。患儿住过的暖箱要进行彻底清洁并进行终末消毒。使用前做箱内细菌培养，培养阴性后方可使用。

（许　丽　李　健）

第7章
早期新生儿营养与喂养

第一节 新生儿体液特点与护理

一、新生儿体液平衡

1. **新生儿体液总量和分布** 从胎儿向新生儿过渡的主要改变是水和电解质调节的过渡。出生前，胎儿水分和电解质通过母亲胎盘进行调节；出生后，新生儿体液和电解质由自身调节保持平衡。不同胎龄的胎儿身体水分含量有所不同。新生儿体液总量相对比成人多，胎龄愈小，体液量愈多。出生体重1000g的早产儿体液总量约占体重的85%，2000g者约占83%，足月儿2500g以上者约占80%；体液以细胞外液为主约占45%；胎龄越小，细胞外液量相对越多。

出生后生理体重下降主要是细胞外液减少，足月儿或早产儿在出生后随日龄增长，细胞外液逐渐减少，使体重每天降低1%～2%，1周后细胞外液约占体重的39%。体重明显下降对于早产儿可能是有利的，当出生后过多的液体和含钠液输入可能增加慢性肺部疾病（CLD）和PDA等发生的风险。

2. **新生儿电解质平衡的特点** 新生儿电解质平衡多为正性平衡（出生后最初几天内可为负性平衡）。钠是细胞外液主要阳离子，以碳酸氢钠的形式表现为细胞外液缓冲系统中的主要缓冲碱。新生儿血钠同于成人标准或稍低，可交换性钠与血浆钠处于弥散性平衡状态，早期新生儿血钠偏低，是由于肾小管回吸收钠的机制差、碱的储备量低造成的。钾是细胞内液主要的阳离子，维持细胞内渗透压，并以磷酸氢盐形式表现为细胞内液缓冲系统中的主要缓冲碱。新生儿期血钾、血氯偏高（血钾 $5 \sim 7$mmol/L，血氯 $104 \sim 112$mmol/L），波动范围较大。缺氧、呼吸功能紊乱、感染创伤、脱水、肾功能不全时，可导致高钾血症；新生儿肾小管保钾能力较保钠功能弱，腹泻脱水时易出现低钾血症。新生儿钙、磷、镁代谢与甲状旁腺功能状态及人工喂养情况相关，由于早期新生儿甲状旁腺功能低下，人工喂养的牛乳中含磷过高等因素，易造成小儿低钙血症、低镁血症、高磷血症。

3. 新生儿水平衡的特点　早期新生儿水代谢不稳定，由于其基础代谢率高，体表面积大，肾浓缩、稀释功能均差，神经内分泌对水平衡的调节能力薄弱，故易发生水失衡；再者，早期新生儿对水的代偿机制限度较窄，当入液量不足或失液量增多时易发生脱水；由于肾小球滤过率低及排泄水的速度慢，如补液量多或速度快时，又易出现水肿。新生儿水的排泄主要是不显性失水和尿、便排出的水，不显性失水每天为 $20 \sim 30$ml/kg，发热、呼吸加快、气温高、出汗及接受光疗者，不显性失水可高出 $2 \sim 3$ 倍。

4. 新生儿的生理需要量　生理需要量取决于尿量、不显性失水及大便丢失量。不显性失水约占液体丢失的 1/3，随体温升高而增加（体温每增加 $1℃$，不显性失水增加 12%），肺不显性失水在过度通气如哮喘、酮症酸中毒时增加，在有湿化功能的人工呼吸机应用时肺不显性失水降低。极低出生体重儿不显性失水每天可多达100ml/kg以上。电解质的需求包括每日出汗、正常大小便、生理消耗的电解质等，不同体重、不同日龄新生儿液体补充量也不同。使用开放性暖箱、辐射台者每日增加20～30ml/kg，当发热呼吸增快时，液体供给量每日应适当增加10～20ml/kg。

二、水、电解质和酸碱平衡紊乱

（一）不同程度、性质的脱水

新生儿因其体表面积大、呼吸频率快、不显性失水多、细胞外液占比大、代偿能力弱，故易发生脱水，且脱水常并发于其他疾病，起病隐匿，易被忽视。

1. 脱水性质　指现存体液渗透压的改变。不同病因引起的脱水，其水和电解质的丢失的比例不同，导致液体渗透压的不同改变。根据脱水时体液渗透压的不同将脱水分为等渗性脱水、低渗性脱水和高渗性脱水。其中以等渗性脱水最为常见，高渗性脱水次之。钠是构成细胞外液渗透压的主要成分，对维持细胞外液渗透压起主要作用，通常以血清钠来判定细胞外液渗透压。

（1）高渗性脱水：水分丢失相对较电解质多，血清钠＞150mmol/L，细胞外液渗透压高，细胞内水分转移到细胞外，造成细胞内脱水，使血容量减少不明显，周围循环改变不明显，可有惊厥，新生儿偶见，常因脱水补液时入钠过多所致。

（2）低渗性脱水：电解质的丢失相对较水分多，血清钠＜130mmol/L，由于细胞外液渗透压低，水分向细胞内转移，使血容量明显减少，脉搏细弱，皮肤弹性差，可见于早产儿，系肾保钠功能差所致。

（3）等渗性脱水：水和电解质丢失的比例大致相等，血清钠130～150mmol/L，主要丢失细胞外液，细胞内液无明显变化，表现为一般脱水症状，如皮肤弹性差、尿量减少。等渗性脱水临床最常见，一般为轻、中度脱水新生儿多见。

2. 脱水程度　指患病后累积的体液损失量。对于新生儿来讲，应将其生理性体重下降因素考虑在内，若体重下降大于每天体重降低的最大值或不能及时恢复至出生体重，则提示脱水存在的可能性。一般根据前囟、眼窝、皮肤弹性、循环情况和尿量等临床表现，进行估计判断脱水程度，体液渗透压的异常则影响脱水的性质。

新生儿脱水程度较难估计，尤其对早产儿，因为缺乏皮下脂肪，用皮肤弹性估计脱水并不准确，故最好有连续的体重测量资料。①轻度脱水：失水量为体重的2%～6%（一般为5%），此时血容量未减，皮肤弹性改变不明显，仅有眼窝及前肉稍凹陷；②中度脱水：失水量为体重的7%～8%（有估计为10%），患儿软弱无力，眼眶前夕明显凹陷，尿量减小，此时血容量减小约为体重的1%；③重度脱水：失水量为体重的9%～14%（有估计为15%），患儿精神极度萎靡，眼眶前囟极度凹陷，无泪，此时血容量减少达体重的2%，可发生周围循环衰竭，出现四肢厥冷、脉搏细弱等休克的表现。

（二）电解质紊乱

1. 钠离子浓度异常　正常的血清钠的维持是肾在抗利尿激素、醛固酮、利尿激素（心钠素）和交感神经系统的综合作用下，适当增加钠和水的排泄而完成的。足月新生儿每天的钠的需要量为2～3mmol/kg，早产儿为3～4mmol/kg。

（1）低钠血症：低钠血症（hyponatremia）是指血清钠＜130mmol/L，由于各种原因所致体钠总量减少和（或）水潴留引起的临床综合征。

①病因：a.钠缺乏。由于钠的摄入不足和（或）丢失增多，只补充水或低盐溶液，而引起失钠性低钠血症。如妊娠期高血压疾病的孕妇的低盐饮食或在产前24小时，或更长时间内连续应用利尿药，通过胎盘引起胎儿利尿，导致体钠总量减少；早产儿、尤其是极低出生体重儿，尿失钠较多，而生长迅速，每天需钠量较大；经胃肠道丢失钠；经泌尿系统丢失钠等。b.水潴留。水的摄入过多和（或）排泄障碍，引起稀释性低钠血症。c.体内钠重新分布。钾缺乏时细胞内液失钾，钠由细胞外液进入细胞内液，使血钠降低。d.假性低钠血症。高血糖、高脂血症、高蛋白血症。

②临床表现：血清钠＜125mmol/L时临床即可出现症状，主要为低渗性脱水的表现，严重者发生脑细胞水肿，出现神经系统症状。

③处理：积极治疗原发病，恢复血清钠。纠正低血钠症的速度取决于临床表现，但并不主张短时间内完全恢复正常，而是先将血钠恢复到120mmol/L以上，以解除其对机体的危害，随后放缓速度，使低钠血症在24～48小时逐步完全纠正。在治疗过程密切动态监测出入液量、体重的变化，以及血清电解质、肌酐、血气分析、血细胞比容、血浆和尿渗透压、尿钠含量，以便根据检查结果随时调整方案。

（2）高钠血症：高钠血症是指血清钠＞150mmol/L，由于各种原因所致的水缺乏和（或）钠过多引起的临床综合征，多为前者所致，均伴有高渗综合征。

①病因：a.单纯水缺乏，包括水摄入不足和不显性

失水增多；b.混合型失水失钠，失水的比例多于失钠，包括经肾丢失和肾外丢失；c.钠潴留，钠摄入过多和（或）钠排泄障碍，进水相对不足。

②临床表现：血清钠＞150mmol/L即可出现临床症状，多为高渗性脱水的症状。急性高钠血症早期即有神经系统症状，重者可发生颅内出血或血栓形成。

③处理：积极治疗原发病，去除病因，恢复血清钠至正常。对于肾外性的失水失钠，治疗主要为纠正脱水，同时不减少钠的供给，因为此时的高钠血症并不意味着体内钠的真正增加。无论何种原因引表现为U波伴有Q-T间期延长，T波低平和ST段压低。

2. 钾离子浓度异常

（1）低钾血症：血清钾＜3.5mmol/L时为低钾血症，低血钾通常伴有代谢性碱中毒。

①病因：a.钾摄入不足，长期不能进食或进食过少。b.钾的丢失过多，包括经胃肠道丢失如呕吐、腹泻、胃肠内容物的吸出等；经肾丢失如呋塞米和其他髓袢性利尿药的应用、盐皮质激素过多、先天性肾上腺皮质增生症、Btter综合征等、不能吸收的阴离子增加；其他如烧伤腹膜透析治疗不当。c.钾在细胞内外的分布异常：细胞摄钾增加（钾过多移入细胞内）；碱中毒；胰岛素增多。

②临床表现：血清钾＜3mmol/L即可出现临床症状。a.神经、肌肉症状：神经、肌肉兴奋性降低，精神萎靡、反应低下，躯干和四肢无力，常从下肢开始，呈上升型。腱反射减弱或消失，呼吸机受累时呼吸变浅变弱，平滑肌受累时出现腹胀、便秘、肠鸣音减弱甚至肠麻痹。b.心脏症状：心率增快、心脏收缩无力、心音低钝，常出现心律失常，重症时血压降低。c.肾脏症状：

慢性失钾（大多超过1个月）可使肾小管上皮细胞空泡变性，对抗利尿激素反应低下，浓缩功能降低，使尿量增加；缺钾时肾小管泌氢离子和再吸收碳酸氢根增加，氯的再吸收降低，可发生低氯低钾性碱中毒并伴反常性酸性尿。d.消化道症状：低钾时胰岛素分泌受到抑制，糖原合成障碍，对糖的耐受降低，发生高血糖。

③处理：尽量去除病因，防止钾的继续丢失。钾剂量的选择取决于低钾的原因。如单纯性碱中毒引起的钾分布异常，主要是纠正碱中毒；而缺钾则需补钾，补钾的浓度一般不超过0.3%，达到细胞内外钾平衡需15小时以上，故补钾不宜过快、过量，治疗期间需监测血钾和心电图变化。

（2）高钾血症：新生儿出生3～7天后的血清钾＞6mmol/L时为高钾血症。轻症：血清钾6～6.5mmol/L；重症：血清钾＞6.5mmol/L。

①病因：a.钾的摄入过多。若肾功能障碍或钾从ECF移入ICF障碍，或短时间内给予大量的钾或静脉滴注大量的青霉素钾盐，则易发生高钾血症。b.肾排钾障碍：肾衰竭；血容量减少；肾上腺皮质功能不全；先天性肾上腺皮质增生症；潴钾利尿药如螺内酯、氨苯蝶啶的应用。c.钾从细胞内释放或移出：大量的溶血；缺氧；酸中毒；休克；组织分解代谢亢进；严重组织的损伤；洋地黄中毒；胰岛素缺乏；去极化型肌松剂琥珀酰胆碱的应用。d.如果采血困难或标本处理被延误，钾离子从被破坏的细胞中被释放，导致检验报告示血钾增高，这并非真性高钾，需重新采血复检。

②临床表现：主要为神经肌肉和心脏症状。高钾可导致乙酰胆碱的释放，引起恶心、呕吐、腹痛；心脏收缩无力，早期血压偏高，晚期降低。心电图改变主要，

包括T波高耸、QRS波增宽、P波压低、P-R间期延长；室性心动过速可发展为室颤，出现阿-斯综合征，可猝死。

③处理：首先应排除标本等因素导致的假性高血钾。接下来明确高钾的原因，治疗时应停止导致高钾的药物应用或调整剂量，治疗过程中密切监测血电解质和心电图变化。

三、早期新生儿体液紊乱及酸碱平衡的特点

早期新生儿酸碱平衡状态不稳定，平衡机制不成熟，易因病理因素侵袭而发生较严重的失衡。酸碱平衡是由体液缓冲系统及肺、肾代谢调节的，其中缓冲系统中HCO_3/H_2CO_3缓冲对最重要，调节最及时，两者正常比值恒定在20：1，在这一调节过程中碳酸酐酶起到非常重要的作用。但早期新生儿碳酸酐酶易受缺氧、酸中毒、感染、休克、肺炎、心力衰竭等因素侵袭而减弱或失活，从而减弱肾酸化尿液及回收钠的能力，加之早期新生儿血钠偏低，肾小管回收钠机制亦差，碱储备量低，故早期新生儿存在有潜在代谢性酸中毒的危险。

由于早期新生儿呼吸中枢及肺组织发育尚不成熟，化学感受器敏感度较差，故不易见到典型的酸中毒大呼吸，所以不可通过新生儿的呼吸改变情况来判断酸中毒的程度。血气分析测氧分压及二氧化碳分压能正确估计病情及指导治疗，氧分压在70mmHg以上氧合得快，40mmHg以下带氧饱和度迅速下降，血气分析对判断早期新生儿酸碱平衡有十分重要的意义。

早期新生儿钠泵机制易受损，脱水导致的酸中毒发病率较高，临床表现不典型、病情进展恶化快，前囟凹陷及皮肤弹性改变则出现较晚。在临床中应密切观察脱

水酸中毒的早期临床表现，如拒乳、活动力降低、体重减轻、口咽黏膜干燥、尿量减少、面色苍白、体温升高或不升等表现。

第二节 新生儿液体疗法

一、新生儿液体疗法的特点

随着医学技术、围生新生儿医学的不断发展及临床医学实践的不断提高，新生儿液体疗法逐渐成为一门精细的临床应用学科。由于新生儿机体发育不够成熟，除一般性的解剖生理特点外，体液代谢、酸碱平衡方面，具有更显著的特点，因此液体疗法不同于其他年龄时期，在液体量与液体成分方面，都更加要求准确，符合生理需要，如临床掌握不当，则液体疗法起不到积极的作用，相反会造成严重后果。

液体疗法的目的在于纠正水和电解质平衡紊乱，以恢复机体正常的生理功能。新生儿液体需要量包括维持生理需要量、补充累积损失量和继续损失量3个部分，所需液量随日龄而不同。新生儿特别是早产儿易出现细胞内外液体不平衡，易发生液体过多或不足，主要是由于静脉营养补充液体时，营养素无法依据实际自身需要量调节。早产儿皮下脂肪少，无法依据体征判断脱水程度，当入液量过多或液体选择不当时，可出现水肿、水中毒、PDA、NEC等；若入液量不足则易发生颅内出血等疾病。新生儿入液量应根据胎龄、日龄、环境湿度、显性失水量和临床状况决定，在制订计划时还应充分考虑不显性失水量，以及辐射保暖设备、吸入气体湿化程度、呼吸频率等相关因素。

二、液体疗法原则及要求

1. **不同日龄液体需要量的计算** 早期新生儿液体需要量偏低，出生后3天内，每日由20ml/kg渐增至每日40ml/kg；出生后4～7天由每日50ml/kg，渐增至每日100ml/kg；第2周每日起渐增至120～150ml/kg，故液体量一般每日可按60～100ml/kg计算。另外还要根据新生儿成熟程度、脱水情况、有无先天性心脏病、肺炎等疾病情况，决定每日液体总量。

2. **液体疗法方案的制订** 液体疗法的原则要求是选用液体电解质含量应适当减低，一般以1/5张液为宜（1份生理盐水，4份10%葡萄糖液），以2：1含钠液代替生理盐水，则更符合生理量要求。出生后最初几天内，可只给小量葡萄糖液，但应注意新生儿肾浓缩稀释功能均差，如输入大量不含电解质的葡萄液可致水过多（在短时间内增加液体量超过体量的2%时为水过多），重者可致水中毒。要根据脱水程度及脱水类型，选用不同的液体疗法治疗方案，高渗性脱水注意防止不可逆性的脑损伤，输液不可过快，低渗性脱水要注意防止水中毒。

3. **严格掌握输液速度** 新生儿对入液速度要求比较严格，需要在24小时内稳定匀速输注全日量，不可忽快忽慢，如出现哭闹、不安、心跳呼吸加快，均需观察是否与输液速度相关。除紧急扩充血容量外，一般每日输液总量不可超过10ml/kg，平均滴速6～10滴/分，如新生儿有先天性心脏病、肺炎等，要将滴速控制在10滴/分以下，以免引起心力衰竭、肺水肿。

4. **体重的变化** 新生儿体重的变化是正确评估体液平衡的关键。在生理性体重下降期，如出现体重增加而电解质正常，说明细胞外液增加；反之，如果热量摄入足,增重不良,这可能反映了钠离子长期不足,此时血清钠可以是正常范围或正常值低限。称重时,应定时、定磅秤,去除患儿身上所有的附属物,以减少误差。在生理性体重下降期,每天体重下降原来的1%～2%,一旦达到足够的营养摄入时,每日体重增加14～16g/kg。

5. **钾的补充** 出生后10天内血钾偏高,故早期新生儿不必补钾,但新生儿肾保钾能力差,对热量不足或久病患儿必须注意补钾。静脉补钾时,可按0.15%浓度补给10%氯化钾液,输注宜慢,输注完成时间不得少于6～8小时。同时,应动态观察静脉充盈度、血压、心率等指标。有条件可监测中心静脉压和肺动脉楔压,以有效调整补液量及速度。此外,新生儿腹泻脱水者,不主张口服补液,而是提倡静脉补液。

第三节 新生儿营养评估

营养评估由生长的评估(测量数据)、每日摄入量评估、生化指标评估结合生长发育表现,以及可能影响新生儿营养状态的因素等综合进行判断的。正确地对早期新生儿进行营养评估,可发现营养缺乏、生长迟缓、喂养困难和不恰当的营养状态,进而进行适当的营养治疗,以保证新生儿、尤其是早产儿最佳的生长和发育。

一、生长评估

(一)神经系统的评估

1. **脑功能** 脑功能状态反映了不同胎龄新生儿神经系统发育的成熟程度,妊娠期的各种高危因素及严重脑损伤,可使小儿表现出不同功能区的能力变弱或障碍，借助一些功能检查手段，可以对新生儿脑发育状况做出更确切的评价。

2. 脑容积　脑容积随胎龄或日龄不断增长，是脑发育的直观指标。临床测量小儿头围，用于判断脑发育。头围一般情况下每周测量1次，新生儿头围理想的增长速度为0.5～1cm/周。测量头围时需采用正确的测量方法，以保证准确性和连续性。影像学检查则可去除颅骨和脑外间隙，评价脑的大小，CT可从水平切面显示脑的结构，MRI常从冠状面和矢状面检查，两种方法完整地显示脑外间隙的宽窄和脑的大小。可反映脑容积大小的两个测量指标为：①脑横径；②额叶厚度。

侧脑室大小是脑容积变化的一个重要指标。在胎儿期随着脑实质的增加，侧脑室由大变小，34周后双侧脑室基本达到正常新生儿的脑室形态。近足月早产儿或足月新生儿中，如无脑室内出血，影像学显示侧脑室增宽，应高度怀疑脑发育问题。

（二）体重的评估

体重是身体各组成部分的质量总和，包括瘦体重、脂肪、细胞内液和细胞外液，所以体重的改变除了反映身长以外还可显示身体组成的改变。一般来说，随着胎龄和日龄的增长，体内总的水量（尤其是细胞外液）是减少的，同时蛋白和脂肪则相应的增加。新生儿出生后有生理性体重下降期，早产儿体重下降最低可达出生体重的15%～20%，10～14天恢复到出生体重。之后，早产儿理想的体重增长速度每日应为15～20g/kg，足月儿一般每日为20～30g/kg。体重的测量需每天相同的时间段应用固定的测量工具，测量时要尽量除去身体外其他物品的重量（如纸尿裤、医疗用品等），以保证测量的精准度。

（三）身长的评估

身长相比于体重更能反映生长发育的情况，因为它不受体液因素的影响，所以可以更精确地显示瘦体重的状况。早产儿的理想身长增加速率是每周0.8～1.1cm。身长的测量一般每周1次，测量时需将婴儿仰面放置，尽量伸展躯体，伸直膝盖并将脚放置于正确的角度，采用专用的测量标尺，达到相对准确，这样更有利于正确的评估。

二、摄入评估

在每天的临床工作中需要对营养摄入进行评估，评估内容包括医嘱入液量和营养类型（胃肠内或胃肠外），实际的入液量和主要营养物质的量。评估的结果通常以"kg/d"为单位，当涉及蛋白能量比时也可采用"/100kcal"为单位。完成摄入评估后要与推荐量进行比较，以及时发现营养不足或缺乏，从而对营养治疗方案进行调整。

三、实验室评估

生化指标作为营养评估的重要组成部分，可为判断新生儿的营养状态提供有价值的信息。实验室评估一般具有特异性，能在与营养相关的临床症状出现前发现营养素的缺乏或过多。新生儿，尤其是接受静脉营养的早产儿需要进行定期的实验室评估。常规的生化检测应检测代谢状态、蛋白状态、电解质平衡和骨矿物化等。临床一般检测以下指标：血气、血常规、白蛋白、三酰甘油、血糖、钙、磷、镁、钠、钾、氯和各种微量元素等。需要指出的是，一些技术因素（如样本采集、实验室方法、试剂和技术准确性）和患儿的临床疾病医疗因素，可能会影响生化指标结果，所以分析这些结果时必须紧密结合临床来进行正确的解读。

四、临床评估

临床评估主要包括喂养耐受性、影响营养治疗的主要疾病和营养缺乏症状的评估。早产儿由于各器官的发育不成熟会存在多种医疗问题，其中的部分疾病对于临床营养治疗有着特殊的要求和限制。所以在日常工作中要熟悉这些疾病与营养之间的相互影响，从而达到促进疾病恢复和生长发育的双重目的。

第四节 早期新生儿肠内营养

一、肠内营养选择

（一）母乳

含有免疫原性物质、抗感染因子、激素和消化酶等配方奶中缺乏的物质，能促进新生儿消化道成熟、宿主免疫和神经系统发育，因此，母乳是新生儿喂养的首选。对于早产儿来说，母乳除了以上优点外还可以改善喂养耐受性，还可降低患NEC的风险和改善神经预后。早产儿，尤其是极早的早产儿，由于出生时营养素储存少、出生后营养素需求高，所以单纯母乳喂养不能满足其追赶生长的需求，因此需要添加母乳强化剂。关于母乳喂养及强化剂添加，详见母乳喂养。

1. 适应证 小三阳：母乳DNA（-），但乳头皲裂或破溃时需暂停母乳喂养，SLE、肾疾病、正规治疗后的梅毒母亲；甲状腺疾病：丙基硫氧嘧啶（PTU）每日125～300mg，他巴唑每日＜10mg相对安全，但需要监测婴儿甲状腺功能，无条件随访者，不强调母乳喂养。

2. **禁忌证**　大三阳、艾滋病、梅毒螺旋体感染或携带者、母乳中药物浓度较高、心功能不全、巨细胞病毒感染、接受放射性治疗、乳房局部单纯疱疹感染（如一侧患病，可另一侧哺乳）、活动性结核、吸毒、酗酒。

（二）配方奶

因某些情况缺乏母乳或母乳不足时，可选用专业制造的足月儿或早产儿配方奶。早产儿配方奶适用于胃肠道功能发育正常的足月新生儿，或是胎龄＞34周且出生体重＞2kg无营养不良高危风险的早产儿。

1. **适应证**　＜32周的早产儿，吸吮吞咽功能不完全不能经奶瓶喂养者；由于疾病本身或治疗上的原因不能经奶瓶喂养者；作为奶瓶喂养不足的补充。

2. **配方奶的配制与保存注意事项**

（1）所有用具均需要高温消毒。

（2）在专用配制室或经分配区域进行配制。

（3）严格遵守无菌操作原则。

（4）病房内配制应即配即用。

（5）中心配制，应在配制完毕后4℃冰箱储存，喂养前将奶瓶（放置于50～60℃的温水内）加温，常温下保存时间不超过4小时。

（6）若为持续输液泵肠道喂养或间歇输液泵输注，应每8小时更换注射器，每2小时更换输注管道。

（三）特殊配方奶

临床存在特殊生理或病理情况时，应根据患儿情况合理选择特殊配方奶。

1. 二糖不耐受导致大便稀软的患儿可选用不含二糖的豆奶配方奶。

2. 脂肪吸收障碍或胆汁淤积症时选用含MCT的配

方奶。

3. 存在继发于短肠综合征或严重肠黏膜损伤的明显吸收障碍，开始用要素配方或半要素配方。

4. 对于持续且严重的吸收障碍，则需要特殊组合配方，配方中葡萄糖、氨基酸和MCT等营养要素要分别配制。

二、肠内喂养途径

经口喂养能刺激唾液分泌和胃肠蠕动，是肠内营养的首选。对于早产儿开始进行经口喂养的时间，国内外尚未形成统一的临床指南。通常来说，出生胎龄＞34周，吸吮、吞咽和呼吸功能协调的新生儿，可采用经口喂养；胎龄＜32周的早产儿如伴有呼吸窘迫、存在吸吮吞咽功能障碍或患儿患有特定消化道畸形的患儿宜选择管饲喂养；胎龄32～34周的早产儿可根据临床情况选择经口喂养、管饲喂养或两者结合。

评估患儿开始喂养耐受能力的标准：①无明显的腹胀；②触摸腹部时无疼痛感；③存在肠鸣音；④抽取胃内时无胆汁样胃内容物；⑤无胃肠道出血现象；⑥呼吸、心血管和血液学稳定。

（一）管饲喂养

1. 管饲喂养置入

（1）经鼻或经口：根据患儿临床情况选择鼻胃管、口胃管、胃造口管或空肠造口管进行喂养。胃管经胃喂养符合生理状态，可促进胃消化酶和胃酸分泌，此外还能耐受较大容量和较高渗透压，减少腹泻和倾倒综合征的发生。

新生儿尤其早产儿呼吸主要经鼻呼吸，占总呼吸时间的90%，鼻腔留置胃管势必会造成鼻腔横截面积减少，不同程度地影响呼吸功能，所以早产儿宜选择口胃管以减少上气管阻塞。经口留置胃管因腔道大，胃管移动度大，且部分早产儿反应性觅食反射使胃管易于脱出。因此，为防止胃管脱出及掌握胃管脱出程度，留置胃管时必须在胃管上贴胶布以做好标记，然后再用透明敷贴固定。每次注入奶液及药物前，均应检查胃管，轻轻抽吸，证实胃管在胃内，才可慢慢注入奶液。若发现胃管脱出，应重新置入。

（2）经胃造口：经胃造口是为由于各种原因导致吞咽困难无法经口正常喂养的患儿，提供胃肠内营养的通道。适用于长期管饲（＞6～8周）、食管气管瘘和食管闭锁等先天性畸形、食管损伤和生长迟缓的患儿。

胃造口的护理中需注意，注奶前先评估造口周围的情况，导管的完整和胃内是否有残留，每次记录残余量和奶量。喂奶时，取头高足低位，减少造瘘口的张力，喂奶完毕后，可适当注入少量气体。使用强力防过敏敷贴应用高举平台法，妥善对胃造瘘管进行固定，避免牵拉、盘绕和腹壁的缺血坏死或造瘘管脱出，过紧会导致胃壁和腹壁的缺血坏死或造瘘管脱出，过松会引起管旁外渗致伤口感染。观察造口管刻度，防止造口管牵拉引起疼痛和移位。

（3）经空肠造口：适用于上消化道畸形，如空肠闭锁的患儿。空肠营养管输注营养液时，需观察患儿有无腹泻、呕吐、腹胀等耐受不良情况，如有应及时做好记录并通知医师酌情减量或停止输注。每次管饲完毕后，注入生理盐水2～3ml冲尽管饲内的残留物。开始时因输注速度较慢，应勤观察，并且保证输液泵匀速维持营养液，以防止堵管。不使用营养液时，每间隔6小时应用生理盐水2～3ml冲洗营养管，保证其通畅。

2. 管饲输注方式　管饲肠内营养可通过间歇管饲法或连续管饲法给予。临床上多采用前者，后者用于严重的胃食管反流和喂养不耐受的患儿。

（1）间歇鼻饲管注入法：用注射器向胃管内定时定量注入奶液，利用重力作用使注射器内奶液自然缓慢流入胃中或间歇缓慢滴注。

适应证：①体重1000～1500g或胎龄＜32周吸吮和吞咽功能不协调的早产儿；②胎龄较大的婴儿但吸吮和吞咽功能较差需要直接哺乳和间歇鼻饲管法并用。

间歇鼻饲管喂养的特点：①优点，此方法模拟正常的喂养模式和允许肠道激素的周期性释放，会较快地促进胃肠道成熟，改善喂养的耐受性。②缺点，由于是在相对较短的时间一次性注入，可引起胃过度扩张、腹内压力增高、膈肌上升，造成短暂的呼吸暂停、发绀及pH和氧分压降低。

（2）连续鼻饲管注入法：指应用输液泵连续缓慢输注喂养。

适应证与禁忌证：①适用于伴有严重呼吸窘迫综合征、已经对喂养不耐受及胃内潴留较多的早产儿、极低出生体重儿；②频繁发作呼吸暂停的早产儿不适宜此方法。

持续鼻饲管法的特点：①优点，对于极低出生体重儿持续注入比间歇注入吸收效果好，体重增长快。②缺点，会影响胃肠激素的规律性分泌，导致经口喂养的时间延长。需要严密监测胃容量，尤其是频发呼吸暂停早产儿。

操作方法：每日将10～20ml/kg的奶均分为6～8次，抽取于20ml注射器内，连接胃管固定注射器于微量注射泵上，以1～2ml的速度24小时连续缓慢注入胃内。为防止奶液变质，连续泵入时需每2小时更换1次新鲜奶液及注射器。每2～4小时常规抽取胃内残余奶量，已调整滴入速度，防止由于胃潴留发现不及时引起的腹胀等并发症。

（二）经口喂养

经口喂养对于有吞咽动作的早产儿，可以满足其口欲要求，锻炼吸吮及吞咽功能，促进神经内分泌系统发育。经口喂养过程中给新生儿造成视觉、感觉的刺激，使迷走神经兴奋，刺激G细胞释放胃动素及促进胃酸的分泌，促进胃肠蠕动，加速胃排空，减少食管反流等并发症。

1. **经口喂养准备的评估**　准备经口喂养是指早产儿是否可以开始经口喂养或从鼻饲管喂养转换到经口喂养。主要分为两类：①开始经口喂养准备，即是否可以从管饲/无管饲转换到使用奶瓶或者母乳喂养。评估指标：主要是与早产儿的成熟度、口腔运动功能有关，错误会导致误吸、呼吸暂停、低氧血症等。②是指单次经口喂养准备，即建立经口喂养后，评估是否可以进行某次奶瓶/母乳喂养。评估指标：取决于早产儿的成熟程度、疾病严重程度、喂养前的自主神经功能、运动功能及行为状态组织等。这5个因素对早产儿的喂养表现、吸吮-吞咽-呼吸协调性、喂养中和喂养后的自主神经功能、运动功能及行为状态组织等具有重要影响。

2. **经口喂养表现的评估**　指奶瓶喂养的有效性，主要通过3个指标完成评估。①喂养速度：每分钟平均摄奶量，反映口腔运动功能及患儿疲劳程度；②喂养成效：进食最初5分钟摄入奶量占医嘱奶量的比例，反映出现疲劳状态前进食情况；③摄入奶量比例：指单次经口摄入奶量占医嘱奶量的比例，反映了口腔运动能力和耐力情况。

3. 经口喂养技能训练　能够促进经口腔喂养的方法：早期肠内营养、喂养前刺激口腔、非营养性吸吮、喂养中口腔支持都十分有用。

（1）NNS：指对无法经口喂养的早产儿，在胃管喂养的同时给予无孔安慰奶嘴吸吮。可促进吸吮、吞咽反射和消化功能的成熟，从而缩短管饲时间。但NNS属于喂养的过渡期，每次喂养前不能超过2分钟。

（2）口腔刺激：通过对早产儿面颊、口腔、牙龈、舌等部位进行触摸、牵拉等刺激（表7-1），促进早产儿口腔运动相关反射的建立和巩固，为早产儿尽快适应经口进食做好准备。

表7-1　口腔刺激干预方法

部位	刺激步骤	频率	目的	持续时间（分钟）
脸颊	1. 将示指放在患儿鼻翼根部 2. 边轻压边将手指向耳朵方向移动，并弧形向下、向嘴角形成C形按压 3. 在另一侧脸颊重复上述动作	每侧面颊4次	提高面颊部肌肉的运动范围和张力，改善唇部的闭合功能	2
上嘴唇	1. 将示指放在唇角 2. 用轻柔的力量轻压唇角 3. 以圆周运动的方式将示指从一侧唇角移向上唇中央，再移动至对侧唇角 4. 反过来从对侧下唇角同样方式移动至该侧唇角	上嘴唇4次	提高上唇部的运动范围和唇部闭合功能	1

部位	刺激步骤	频率	目的	持续时间（分钟）
下嘴唇	1.将示指放在下唇角 2.用轻柔的力量轻压唇角 3.以圆周运动的方式将示指从一侧唇角移向下唇中央，再移动至对侧唇角 4.反过来从对侧下唇角同样方式移动至该侧唇角	下嘴唇4次	改善嘴唇的活动范围和密闭功能	1
上下唇	1.将示指于唇中央 2.用轻柔、持续的力量将上唇缓慢向下嘴唇方向按压 3.重复该动作，使用轻柔、持续的力量将下唇缓慢向上嘴唇方向按压	上、下嘴唇各2次	提高唇部的运动范围和唇部闭合功能	1
上牙龈	1.将手指放在上牙龈中央，用恒定持续的力量缓慢轻柔地移向牙龈后方 2.从上牙龈后方缓慢轻柔地移回到上牙龈的中央 3.对侧上牙龈重复上述动作	上牙龈左右两侧，每侧2次	提高舌的运动范围，刺激婴儿的吞咽和吸吮功能	1
下牙龈	1.将手指放在下牙龈中央，用恒定持续的力量缓慢轻柔地移向牙龈后方 2.从下牙龈后方缓慢轻柔地移回到上下牙龈的中央 3.对侧下牙龈重复上述动作	下牙龈左右两侧，每侧2次	同上	1

部位	刺激步骤	频率	目的	持续时间（分钟）
脸颊口腔内侧	1.将手指放在唇角内侧在脸颊内部以轻柔的压力向磨牙牙龈水平位置形成C形按压，再移回唇内侧 2.将手指放在右侧内嘴角 3.对侧脸颊内部重复该动作	每侧内颊2次	提高脸颊肌肉的活动范围和口腔的闭合功能	2
舌的边缘	1.将手指放在磨牙牙龈水平处的舌边缘和下牙龈之间 2.用轻柔的力量缓慢地将舌推向对侧 3.立即移回手指，并将手指轻轻向婴儿的脸颊	每侧脸颊2次	提高舌的活动范围和力量	1
中间舌	1.将示指放在口腔中央 2.用轻柔、持续的力量按压硬腭3秒手指向下至舌中央 3.用轻柔、持续的力量缓慢向下按压舌部 4.然后立即将手指移回口腔硬腭处	4次	提高舌的活动范围和力量，刺激吞咽，提高吸吮功能	1
引发吸吮动作	把手指放在硬腭的中心，轻轻刺激上腭，引出吸吮动作		提高吸吮能力和软腭的活动度	1

4. 经口喂养过程中促进喂养的方式

（1）合适的喂养用具：选择合适大小的奶瓶及合适型号的奶嘴，准确控制奶液的流量，促进吸吮、吞咽、呼吸的协调。奶孔过大，奶液流速加快，新生儿来不及吞咽，容易呛奶或溢奶；奶孔过小，奶液流速过慢，新生儿吸吮时易导致疲乏，能量消耗加大影响体重生长。

（2）哺乳方法：喂养时最好抱起孩子，孩子身体稍稍弯曲，头、颈、躯干呈一条直线；双肩对称、内收、前伸；双手屈曲靠近身体中线，下颌内收，同母乳喂养姿势。倾斜奶瓶，使奶头充满乳汁，以免喂奶时吸入瓶中的空气，引起溢奶或呛奶。注意观察喂养时的吸吮、吞咽、呼吸情况，观察婴儿面色、SpO_2，必要时拔出奶嘴给予间歇喂养。喂奶后将新生儿竖起轻轻拍其背部，排出吞入的空气，防止呕吐。

三、肠内喂养常见并发症

（一）喂养不耐受

1. 相关因素　早产儿肠内营养中最常面临的问题。在临床上，喂养不耐受通常包括腹胀及触痛、肠鸣音减弱或消失、胃潴留、呕吐和大便性状改变等；偶尔也会出现呼吸暂停次数增加、心率减慢、血氧饱和度下降或精神萎靡等，也提示可能是喂养不耐受。胃残留液的性质，也是评估喂养耐受性的一个方法。绿色或胆汁样胃内容物可能提示为肠梗阻，但更常见的原因是胃过度膨胀和胆汁反流到胃内。血性的残留液提示肠道炎症，也可能与胃管刺激黏膜有关。出现上述情况时，通常会暂禁食1次或减少喂养奶量，下次喂养前在根据情况判断是否可以继续喂养。

2. 相关护理

（1）体位：研究表明，将早产儿抬高床头30°～40°，在喂奶后采取右侧卧位，俯卧位都可以减少胃内潴留量，并防止反流物吸入，是一种理想的卧位。俯卧位能降低胃内容物对肺下段的压迫，是肺通气/血流比值更合适，可改善肺通气，从而胃肠功能得到改善，排空时间缩短，减少喂养不耐受的发生。鸟巢式卧位使早产儿有边界感和安全感，有利于头手互动，维持生命体征的稳定，促进早产儿胃内容物的消化吸收，减少胃潴留量和反流，减少喂养不耐受的发生。

（2）刺激排便：在出现胃、十二指肠运动减少和胃排空延迟前，常先有排便延迟或排便次数改变。因此，早产儿喂养不耐受常伴随排便不畅，又加重喂养不耐受、延长其持续时间。刺激排便能激发排便反射、促进结肠动力成熟畅通排泄。避免胃肠功能的丧失，加速了胃肠运动对奶液形成的消化作用，有利于胃排空，增加早产儿对乳汁的摄入量和喂养的耐受性。当刺激排便与非营养性吸吮结合，可明显减少早产儿胃潴留、腹胀消失时间，喂养耐受及达到完全胃肠道内喂养的时间更短。

（3）腹部按摩：腹部按摩对于胃肠蠕动是一种正向作用，可促进食物的吸收，减轻腹胀。在喂奶前、后30分钟，在早产儿腹部顺时针方向环形按摩，每日3～4次，每次5～10分钟，可刺激早产儿体表的触觉感受器和压力感受器，反射性引起副交感神经，使胃泌素、胰岛素水平明显提高，促进营养物质的消化吸收和利用，减少喂养不耐受的发生。

（4）观察处理：胃潴留、腹胀、呕吐是早产儿喂养不耐受最常见的临床表现，但喂养不耐受的初期变化往往比较微小，所以医务人员应具有敏锐的观察力，及时意识到早产儿行为状态的细小变化，如腹胀、触痛、肠鸣音是否存在，性质如何；每次喂奶前，抽出胃残留液体的量和性状、呕吐和大便性状的改变。偶尔，反复的呼吸暂停和心动过缓、SpO_2降低和精神萎靡等也可能提示喂养不耐受。

（二）呕吐

呕吐是指胃内容物和一部分小肠内容物在消化道逆行而上，自口腔排出的反射性动作，是消化道功能障碍的一种表现。

1. 相关因素

（1）新生儿食管较松弛，胃内容量小、食管下端括约肌压力低、贲门括约肌发育较差、胃呈水平位、肠道调节功能差及胃内蛋白酶分泌少等。

（2）新生儿胃管需要定期更换，在重置胃管时也会因为刺激咽喉部引起恶心、呕吐。喂养时速度过快也会导致胃或十二指肠急性扩张，发生反流呕吐。

（3）喂养次数过频、奶量过多，喂奶后剧烈哭闹，奶后过早的翻动患儿等都容易引起呕吐。

（4）感染引起的呕吐是新生儿最常见的，感染可以来自胃肠道内或胃肠道外，以胃肠道内感染多见，呕吐即使肠炎最早期的表现。

2. 相关护理

（1）喂奶时、喂奶后均取30°右侧卧斜坡卧位，使奶汁经胃进入十二指肠，防止反流。

（2）每次喂奶前评估腹胀情况、必要时评估腹围。特别是对行无创机械通气的患儿，当腹围增加2cm及有轻度腹胀时即应引起重视，及时汇报，以防止腹压增加引起呕吐、反流发生。

（3）置胃管时动作轻柔，插至咽喉部若有恶心时应暂缓，防止呕吐发生。每次喂奶前确认鼻饲管位置后回抽胃内残余，监测胃潴留量。

（4）吸痰时动作应轻柔，应在喂奶前完成吸痰，减少刺激。

（5）喂养过程中如出现腹胀、反流、喂养早期残留奶超过总摄入量的30%，以及呼吸暂停次数增加，应停止经口喂养改用胃肠外营养。

（三）腹泻

1. 相关因素　通常发生于鼻饲开始使用高渗性饮食；胃肠道分泌大量水以稀释溶液的浓度，肠道蠕动加速，易产生腹泻。鼻饲宜采用逐步适应的方法，配合加入抗痉挛和收敛药物可控制腹泻。此外，肠道细菌感染也可引起腹泻。

2. 相关护理

（1）每次换尿布时注意观察大便的色、性状、量及气味。发现有腹泻现象及时通知医生，留取粪标本送检排除感染。

（2）若因奶粉的渗透压较高引起的腹泻，应及时调整合适奶粉，避免腹泻的发生。

（3）必要时根据医嘱选用调节肠道菌群或收敛的药物对症治疗，并观察药物的不良反应，防止便秘。

四、胃管相关的并发症

（一）反流与误吸

1. 相关因素　早产儿因食管下括约肌张力不足，胃食管反流发生率高。昏迷及意识障碍患儿，由于吞咽及咳嗽反射减弱或消失增加了反流、误吸发生的可能性。

2. 相关护理

（1）抬高床头30°，喂养后采取左侧卧位，有利于防止胃食管反流。

（2）注意鼻饲管输注速度宜慢。

（3）注意胃管插入深度不能偏浅，每次喂奶前回抽胃潴留，监测胃潴留量。

（4）吸痰时动作轻柔，应在喂奶前吸引，减少刺激。

（5）注意观察：如在管饲喂养过程中出现面色发绀、呛咳或呼吸困难、心率和SpO_2下降等，应怀疑发生误吸，立即停止鼻饲，取右侧卧位，抽吸胃内容物，并及时给予吸氧等措施，防止反流造成严重后果。

（二）导管堵塞

1. 相关因素　主要与导管过细，摄入的食物或药物颗粒过大，喂养后胃管未及时冲管，奶汁黏附胃管壁狭窄甚至堵塞。

2. 相关护理

（1）根据新生儿的体重、胎龄选择合适的软硬适度的胃管，新生儿一般常用一次性的F6或F8号硅胶胃管。

（2）每次管饲后应及时向胃内打入少量的空气，清除残留在胃管中的奶汁，防止堵管发生。

（3）喂药时应将药片溶解后注入，应避免药物和奶汁混合。

（三）胃管移位

1. 相关因素　胃管固定不妥当，经口管饲时固定在脸颊部，因口腔空间大，当患儿有哭闹、恶心等腹腔压力增高或口舌活动时，胃管自口腔内滑出；固定在下颌处，若口腔分泌物过多，容易浸湿敷贴，造成胃管移位甚至滑脱。患儿哭闹烦躁时未及时处理，胃管被自行拔出，引起导管滑脱。

2. 相关护理

（1）无呼吸急促的患儿尽量采用经鼻置胃管，并且敷贴固定时尽量靠近鼻翼部。

（2）经口管饲时尽量固定在口腔中央的下颌处，并在每次巡回时观察敷贴固定是否牢固，发现有浸湿，及时更换。

（3）患儿哭吵烦躁时及时给予安慰，防止胃管脱出。

（4）每次喂奶前应该核对插入胃管的深度，发现有移位时及时处理。

（四）消化道穿孔

1. 相关因素　插胃管时动作粗鲁或体重较轻的患儿使用过粗、过硬的胃管；胃管插的位置偏深，反复刺激胃黏膜引起溃疡，甚至出血穿孔。

2. 相关护理

（1）根据妊娠周、体重选择合适胃管。

（2）插胃管时动作轻柔，遇到阻力不可盲目用力，可以退出重新置管。

（3）每2～4小时更换体位，防止胃管固定在胃部同一位置引起反复刺激，造成黏膜损伤。

五、新生儿母乳喂养及护理

（一）母乳喂养的优点

1. 母乳喂养适合婴儿的需要　母乳中所含营养素质量最适合新生儿需求，消化、吸收和利用率较高，为其他配方奶所不及。

2. 母乳喂养不易发生过敏　因属于人体蛋白质，而牛、羊乳的蛋白质为异种蛋白质，新生儿胃肠道功能差，被吸收后可能成为过敏原，易引起肠道少量出血、湿疹等症状。

3. 母乳增强新生儿的免疫力　人乳中含有大量的活性免疫因子，可保护肠黏膜和呼吸道黏膜免受细菌、病毒、微生物侵犯。故母乳喂养新生儿，患有呼吸道感染及感染性腹泻的极少。

4. 经济、方便　母乳几乎无菌，温度适宜，随时可喂。母乳喂养不易过量，减少婴儿肥胖症的发生。

5. 促进母婴之间的感情　哺乳时母亲与婴儿密切接触相互沟通，有利于培养新生儿与母亲之间的感情，满足双方的感情需求，利于新生儿心理发展。

6. 对母亲的好处　加快乳母产后子宫复原，防止产后子宫出血。哺乳的母亲也会减少乳腺癌、卵巢癌的发生率。

（二）母乳营养成分

1. 蛋白质　蛋白质是构造机体的最基本的物质基础。母乳中蛋白质含量相当低，但人初乳中含量明显高于成熟乳，随着婴儿对蛋白质的需要量降低和乳腺的成熟，乳汁中的蛋白质含量下降。牛乳中的乳清蛋白主要为β-乳球蛋白，易引起牛乳蛋白过敏和肠痉挛。人乳乳清蛋白含有比较易消化的可溶性蛋白质，更易于消化。

2. 脂肪　母乳中50% ~ 55%的能量由脂肪提供。脂肪在母乳中是以脂肪小球的形成存在的，易于消化吸收。

3. 糖类　母乳中的糖类是由乳糖和寡糖组成的。乳糖可分解为半乳糖和葡萄糖。新生儿粪便中存在的少量乳糖有助于大便的软化、更多肠道有益菌群和矿物质吸收。

4. 矿物质、微量元素和电解质　钙和磷是骨骼的主要组成分，并对维持神经与肌肉正常兴奋性和细胞膜的正常功能有重要作用。母乳中钙含量低于牛乳，但其钙磷比例恰当，吸收率高。

5. 维生素　母乳中维生素含量与母体摄入量有关，水溶性维生素比脂溶性维生素更能反映母亲的膳食情况。

（三）强化母乳

母乳中具有无可比拟的营养，早产儿肠内营养首选也应为母乳。但纯母乳不能满足早产儿的追赶生长需求，为克服早产儿的营养不足，可以添加一种含有能量、蛋白质、常量矿物质、微量元素和多种维生素的制剂，称为母乳强化剂。以促进早产儿短期体重、头围和身长的增长，可降低早产儿院内感染的发生率。

（四）母乳喂养护理

1. **母乳前安抚**　很多母亲会本能的用喂奶来安抚新生儿，但如果事先没有被安抚好的话，喂养往往比较困难。新生儿如果感到烦躁，很难找到舒服的位置有效衔乳。哭泣也会扰乱新生儿舌应该放的位置，烦躁的孩子会拱起身体、四肢僵直、口部肌肉绷紧。新生儿母亲要学会留意孩子饥饿的征兆，如搜寻（头扭来扭去、嘴巴张着，好像在寻找乳头）、吃手指、攥紧拳头及蹬直腿，应该在孩子饿及大哭之前就喂奶。

2. **母乳的喂养姿势**

（1）摇篮式抱法

①放置枕头：如果母亲坐在椅子上，可以借助腿上的枕头和脚凳，将孩子抱到母亲胸部的高度。把孩子抱在臂弯里，颈部靠在母亲的胳膊肘附近，身体靠在前臂上，用手掌拖住孩子的臀部，如果孩子的位置过低，吃奶的时候会向下扯乳头，让乳头遭到拉伸和摩擦，所以应该抱起孩子而不是弯腰将胸部贴向孩子。

②让孩子的身体放直：让孩子的整个身体倾斜，面向母亲，肚子对肚子，脸对着乳房。孩子的头和身体应该保持在同一条直线上，不要向后仰或歪着。不要让孩子扭头或是伸长颈部才能碰到乳头。喂奶时，还要注意

不要让孩子的身体摇晃而偏离母亲的身体。

③安置孩子的手臂：侧抱着孩子，让其面对母亲的胸部，手臂垂放在身侧，这样，孩子的手臂不会难受地挤在母亲与孩子身体中间，也不会阻碍母亲抱紧孩子。

④让孩子身体弯曲：将孩子的身体抱住，搂在胸前。母亲尽量用另一条手臂（要用来拖住乳房的那条手臂）穿过孩子的两腿间，这样孩子朝上的那条腿就能塞在母亲的手臂和枕头之间，可以防止孩子身体摇晃、挺伸或扭动。此外，让孩子的身体弯曲地依偎在母亲的怀里，会使其整个身体放松，吸吮乳汁的肌肉也得到放松，能够更好的衔乳。

（2）橄榄球式抱法：孩子如果衔乳困难，或喜欢拱背、来回扭动、频繁松开乳房，可以尝试采用这种方法喂奶。这种姿势比较适用于早产儿或母亲乳房较大者。让孩子腰部自然弯曲，有助于孩子更好地放松。母亲端坐在床上或是舒适的扶手椅上，身侧放一个或多个枕头，顺着要喂奶的那边抱起，手托住孩子的脖子，让他的腿朝上斜置，靠在支撑母亲背部的枕头或椅背上。避免托住孩子的后脑勺，确定孩子的足没有蹬到椅背。

（3）侧卧式：母亲和孩子面对面侧卧于床上，母亲侧卧时，应尽量放松，背和臀部要成一直线，用手或小枕头承托孩子的背部，以紧贴母亲的身体。让孩子面向母亲、侧身躺在臂弯里，当孩子的脸朝向母亲的乳房后，可用小枕头或折叠的毛毯放在孩子的背部，以固定位置。

母亲可以用另一只手承托乳房，以帮助孩子更好的吸吮。侧卧姿势对于夜间哺乳和午睡哺乳非常适用，但刚开始母乳喂养的时候，侧卧姿势并不是最好的选择，因为这个姿势不利于调整孩子的头部，引导其衔乳。最好在孩子养成了良好的衔乳习惯之后，再采用侧卧的姿势。

（4）交叉式抱法：这种抱法完全支撑孩子的身体，可以让母亲更容易地观察到孩子衔接乳时的嘴巴，也能更好地控制孩子的头部，比较适用于非常小的婴儿、患儿，伤残儿或母亲喜欢这种体位。①先放在一个枕头在腿上，用摇篮式方法抱住孩子，然后交换胳膊。一只手托住孩子的后颈，正好在耳朵下方。孩子侧身面向母亲，鼻子对着乳头。②用空闲的手从下方呈"U"形托起乳房，拇指和示指偏离乳头3～5cm，轻轻挤压乳房，使之形成楔形，同时身体稍微向后拉，使皮肤拉紧。③用这种方法抱住孩子，微微让他的头倾斜，然后用乳头去触碰孩子的下唇，鼓励其张嘴。一旦嘴张大，立即拉近孩子，让乳头先放到孩子的下腭及舌头上，然后让孩子更靠近母亲的身体，乳房的碰触也会促使孩子嘴巴张得更大，孩子会含住更多的乳晕。

3. 母乳喂养常见问题及解决方法

（1）哺乳过程中婴儿哭闹：检查孩子吃奶的姿势是否正确，应含住大部分的乳晕而不是乳头处。确保孩子双唇外翻，舌前端伸出到下牙龈上方，罩在下唇和乳房中间。不要让乳房遮住孩子的鼻子令其无法呼吸，也不可将乳汁滴入孩子鼻子内。

（2）乳母乳头疼痛：乳头皮肤较嫩，刚开始哺乳时易发生皲裂。首先是纠正患儿吸吮姿势及乳母哺乳体位；乳汁哺乳后可将少量乳汁涂抹于乳头上利于皲裂的乳头康复；不要用肥皂水、乙醇擦拭乳头；如疼痛严重时应停止哺乳，用吸奶器吸出乳汁，待好转后继续哺乳。

（3）乳房肿胀：乳房急剧增大，充盈的过程称为生理性肿胀。帮助母亲建立射乳反射，刺激射乳反射的方法，如喝一些热的牛奶、汤类，不能饮咖啡或浓茶；洗热水澡或用热水袋、热毛巾热敷有肿块的部位，有利于与乳腺管通畅；刺激乳头并给予按摩；如果有红、肿、热、痛等炎症表现，应及时就医。

（4）乳腺炎：需要母亲和孩子一起休息以缓解压力，恢复免疫系统的正常运作；给乳房冷热交替外敷。冷敷可以缓解疼痛，热敷可以促进血液循环；应在频发乳腺炎的一侧频繁喂奶或利用吸奶器，清空滞留的液体；如反复发作，有持续发热的症状应及时就医。

（5）乳汁减少：要保证充足的休息放松心情和足够的液体才能确保充足的乳汁供应。

4. 母婴分离后母乳采集、储存、运输及复温方法

（1）采集前准备：清洁双手及乳房（清水即可），清洁吸奶器（用专用的清洁剂清洗，流动水彻底冲净后，煮沸或用奶瓶消毒锅进行消毒）。

（2）采集方法：采取舒适的体位，先刺激泌乳反射；启动吸奶器靠近乳房，用手托住乳房和吸入护罩，确保其密封性，防止奶液溢出；压力应缓慢上调，保持有节律性的负压吸引；吸入结束后立即将母乳导入无菌集奶器或集奶袋内；如奶量过多，每次采集不可过满，集奶器或集奶袋3/4即可。

（3）储存方法及时间：①冰箱保存。冷冻保存可保存6个月以上，冷藏保存可保存24小时左右；②常温保存：常温可保存约4小时，已经加热后的在室温最多可保存2小时。

（4）复温方法：①冷冻的母乳可先入冷藏室解冻、冷水下解冻，不建议采用热水或室温内解冻。②隔水法：冷藏的母乳可以把母乳倒进奶瓶内或无菌容器内，

放进温热的水里浸泡，并且要随时晃动容器使受热均匀。③温奶器加热：把温奶器或恒温调奶器温度设定在45℃左右，加热母乳。冷冻后的母乳可能会出现分层现象，在喂奶前轻轻摇匀即可。

（5）运送：选择包装牢固的容器，放入冷凝包或干冰内运送母乳，不建议使用普通冰块，保证运送过程中母乳处于冷冻状态。

第五节　早期新生儿肠外营养

一、肠外营养的适应证

肠外营养适用于早产儿、危重症新生儿、3天以上不能行肠内喂养的新生儿、先天性消化道畸形（食管闭锁、肠闭锁）和获得性消化道疾病（难治性腹泻、坏死性小肠结肠炎、短肠综合征）、顽固性腹泻等。

二、肠外营养液的组成

（一）葡萄糖

葡萄糖是机体细胞主要的能量来源，也是出生后大脑能量的唯一来源。

1. 需要量　葡萄糖是对早产儿提供的第一个肠道外营养液，可开始于出生后几分钟之内，以维持葡萄糖的体内平衡和保存内源性的糖类储存。维持血糖水平在50～150mg/dl是合理的临床目标。

2. 用法　葡萄糖输注速度为每分钟4～7mg/kg（每日10%葡萄糖70～100ml/kg），是大多数婴儿的适当开始点；此输注速率，接近或略为超过足月儿和出生体重＞1000g早产儿肝的内源性葡萄糖释放速率，因此，有助于保存这些婴儿有限的糖类储存。对于超低出生体重儿，可能每分钟需要输注8～10mg/kg以匹配内源性葡萄糖的产生。出生后2～7天，可逐渐增加葡萄糖的摄入，直至每日13～17g/kg，当葡萄糖与氨基酸联合摄入时，此输注速率通常能够被很好耐受，氨基酸可增加内源性胰岛素的分泌。最大的静脉葡萄糖输注速度为每日18g/kg更高的输注量可能超过葡萄糖的氧化能力，从而促进脂肪的合成，增加氧耗和二氧化碳产生。

（二）氨基酸

氨基酸制剂应选用小儿专用的氨基酸，其特点是氨基酸种类多、必需氨基酸含量高和支链氨基酸含量丰富，添加了一定量的早产儿必需氨基酸如半胱氨酸、酪氨酸和牛磺酸。

1. 需要量　氨基酸供给的最终目标是达到胎儿宫内的蛋白质堆积速率。对于出生体重在1000g以下的超低出生体重儿，肠道外每日提供3.5～4.0g/kg氨基酸是合理的估计，超低出生体重儿也能够很好的耐受每日多达4.0g/kg的氨基酸。对出生体重1000g以上的早产儿，肠道外蛋白质每日需要量为3.0～3.5g/kg；足月儿每日为2.5～3.0g/kg。

2. 用法　氨基酸溶液应当在出生24小时内就开始应用。多数婴儿可以开始于每日至少2g/kg，然后以每日1g/kg的速度增加，每日最大4.0g/kg，可有效保证患儿在48小时内得到足量的蛋白质输送。极不稳定的早产儿、正在应用吲哚美辛治疗的动脉导管未闭的患儿、外科手术和肾功能不全的新生儿，可能需要比较缓慢地增加。

（三）脂肪乳剂

脂肪乳剂与葡萄糖联合输注较单一葡萄糖输注更有能量代替优势，还可以提高蛋白质的合成速度。脂肪乳制剂可以在出生后3天内（24～48小时）应用，对预防必需脂肪酸缺乏十分重要。静脉脂肪乳溶液可以开始于每日0.5～1.0g/kg。由脂肪提供的能量应少于饮食总能量的60%，最好在30%～40%。如果耐受，静脉脂肪可以每日以0.5～1g/kg的速度增加。直至每日3.0～3.5g/kg，每日最大量不超过4g/kg。

（四）电解质、维生素和水

新生儿电解质、维生素及水需求，见表7-2。

表7-2　肠外营养期间新生儿每天所需要的电解质和
矿物质推荐表［mmol/（kg·d）］

电解质和矿物质	早产儿	足月儿
钠	2.0～3.0	2.0～3.0
钾	1.0～2.0	1.0～2.0
钙	0.6～0.8	0.5～0.6
磷	1.0～1.2	1.2～1.3
镁	0.3～0.4	0.4～0.5

摘自：中华医学会肠内肠外营养学会科学组，中华医学会儿科学分会新生儿学组，中华医学会小儿外科学分会新生儿学组.中国新生儿营养支持临床应用指南.中华小儿外科杂志，2013，34（10）：782-787.

（五）液体量

新生儿液体需求，见表7-3。

表7-3　新生儿不同日龄每天液体需要量［ml/（kg·d）］

出生体重（g）	第1天	第2天	第3～6天	＞7天
＜750	100～140	120～160	140～200	140～160
750～999	100～120	120～140	130～180	140～160
1000～1500	80～100	100～120	120～160	150
＞1500	60～80	80～120	120～160	150

摘自：中华医学会肠内肠外营养学会科学组，中华医学会儿科学分会新生儿学组，中华医学会小儿外科学分会新生儿学组.中国新生儿营养支持临床应用指南.中华小儿外科杂志，2013，34（10）：782-787.

三、肠外营养液的输注途径

（一）外周静脉输注

1. 适用范围 外周静脉输注指由四肢静脉或头皮静脉输注的方式，操作简单，便于护理。

适用于仅需补充部分营养、短期（<2周）或开始应用肠外营养的患儿，以及长期胃肠外营养但不具备中心静脉置管条件的新生儿，全身继发感染的危险性小。

2. 注意事项 渗透压不宜超过800～1000mOsm/L和葡萄糖浓度＜12.5%，否则静脉非常容易发生外渗，局部皮肤引起坏死。留置时注意严格无菌操作，根据患儿的病情，护士需密切观察、评估留置针的情况，防止外渗等并发症发生。

（二）中心静脉输注

指由颈内、颈外、锁骨下等静脉置管进入上腔静脉，或由股静脉进入下腔静脉的输入法。导管的位置位于上下腔静脉内，略高于右心房的位置。优点为置管留置时间较长。

1. 适用范围 适用于易损伤血管不宜从周围静脉输注的药物或每天营养量巨大，需输入较高渗透压肠外营养液且长期应用肠外营养支持者。

2. 注意事项 中心静脉使用时注意班班交接外露导管的刻度定位位置，若发现导管移位，应及时摄片定位。观察穿刺处有无渗血、渗液；穿刺点有无红肿、硬结等情况，有全身感染和血栓的危险。若发生感染、持续渗血等并发症，应及时拔除导管。

（三）经PICC输注

PICC可用专为新生儿设计的硅胶管和鞘针，从周围血管进入，先在皮下血管行一段，然后送入上、下腔静脉，一般可保留1～3个月。置管后需要及时X线摄片定位，理想位置是在上、下腔进入右心房入口处，上肢在T3～T4，下肢在T8～T10。PICC的优点是可在NICU床旁放置，操作相对简单，护理方便，缺点是不能用来输血及抽血，费用相对昂贵。

1. PICC维护 ①24小时必须换药，伤口愈合良好无感染、渗血时，每7日更换敷料1次；②如伤口敷料松开、潮湿时应随时更换；③穿刺部位出现红肿、皮疹、渗出等异常情况时，应缩短更换敷料时间，并且观察局部变化，做好记录及交接班；④更换敷料时应严格无菌操作，做到零角度去除贴膜，并注意固定导管防止导管滑出，更换后记录日期并交班；⑤冲管时应使用≥10ml的注射器以脉冲式推注。

2. 注意事项 需要专门的人员负责评估、穿刺和维护，准确记录导管所在的位置。PICC穿刺患儿易产生气胸、血胸、胸腔积液、空气栓塞、血栓栓塞、导管错位、心脏穿孔，心脏压塞等并发症。患儿凝血机制障碍，免疫抑制者慎用。

四、肠外营养液配制及保存

肠外营养液应根据当天医嘱在层流室或治疗室超净台上配制，要求严格无菌操作，配制时戴帽子、口罩。

（一）配制顺序

1. 电解质溶液、微量元素制剂，先后加入葡萄糖溶液或氨基酸溶液中，充分混匀，观察有无沉淀。

2. 将磷酸盐加入另一瓶氨基酸溶液中。

3. 将脂溶性维生素和水溶性维生素混合加入脂肪乳制剂中。

4. 将氨基酸、磷酸盐、微量元素混合液加入脂肪乳中。

5. 最后将脂肪乳、维生素混合加入静脉输液袋中，轻轻摇匀排气备用。

（二）保存

避光，2～8℃保存，无脂肪乳的混合营养液尤应注意避光。建议现配现用。

（三）注意事项

1. 配制后的溶液应常规留样，保存至患儿输注完毕24小时。

2. 电解质不宜直接加入脂肪乳中。

3. 如存入冰箱内输注前提前1小时从冰箱取出。

五、肠外营养的并发症

1. **医源性代谢紊乱** 代谢性并发症与肠外营养液本身以及患儿疾病因素相关，可通过调整营养液的配方来预防或纠正。早产儿在使用过程中常会出现高血糖，所以应密切监测血糖。

相关护理：①输液需使用输液泵匀速泵入，调节输液泵速度及总量需双人三查七对，确保准确性；②输液过程中需每小时巡视进入量及剩余量是否相符，并做好记录；③对于高血糖及低血糖都要根据医嘱进行及时处理，保持患儿内环境稳定；④观察患儿的黄疸情况。

2. **胆汁淤积** 肠外营养相关性胆汁淤积并不是新生儿肠外营养常见的并发症，但严重者可造成肝衰竭致死亡，胆汁淤积确切病因尚未完全明确，多认为由多因素引起。如早产儿发育不成熟、禁食、感染、高能量摄入、氨基酸等。大多数患儿在停止使用肠外营养后逐渐缓解。

相关护理：①肠外营养期间动态监测患儿生长发育、电解质、血气、三酰甘油、肾功能、血红蛋白及肝功能。

血清总胆汁酸、胆红素及部分肝功能代谢指标是监测的重点，当实施肠外营养14～28天时，尤其要关注。当血清直接胆红素＞34.2μmol/L、谷丙转氨酶＞50U/L、谷草转氨酶＞50U/L、皮肤黄染、大便颜色变浅提示胆汁淤积发生，及时告知医生处理。②保持皮肤清洁。皮肤瘙痒可以局部用药。保持排便通畅，必要时予以灌肠。③尽早开始经口喂养，给予患儿非营养性吸吮锻炼，积极寻找喂养不耐受的原因，实施积极的肠内营养策略。④选择小儿专用的氨基酸溶液及适当降低能量摄入。⑤严格执行消毒隔离制度与无菌操作原则，做好保护隔离，减少侵袭性操作。

3. 导管相关性血流感染　常见的病原体是表皮葡萄球菌、金黄色葡萄球菌和白念珠菌。一旦临床怀疑导管相关性感染，应及时拔除导管和加用广谱抗生素并进行相关病原学检测。导管放置、敷料更换及肠外营养液的配制、使用时的严格无菌操作是减少感染的重要环节。此外、早期积极肠内营养也是降低导管相关性感染发生率的重要因素。

相关护理：①置管前应评估患儿的情况，操作时严格无菌操作原则，置管时采取最大化的无菌屏障。②置管后的维护要按照制订的常规进行，用有效碘制剂进行消毒时需要待干，肠外营养支持液体管路需要每24小时更换1次。操作时要严格无菌操作，洗手、戴帽子、戴口罩，必要时铺无菌巾。③PICC需持续静脉输液维持，不常规抽回血，每班更换液体时应用10ml以上的注射器抽取生理盐水进行脉冲式冲管2～3ml，预防液体沉积在管壁上造成堵管。若输注速度过慢时，应使用1U/ml肝素加入氨基酸-葡萄糖注射液中，以保持导管通畅，减少导管周围纤维蛋白鞘的形成。

（甄　妮　吴　桐）

第8章

早期新生儿皮肤护理

第一节　早期新生儿皮肤发育
特点及常见问题

一、生理结构特点

皮肤是人体最大的器官，约占总体重的16%，由表皮、真皮和皮下组织及其附属器构成。新生儿皮肤面积约为0.21m^2，厚约1mm，皮肤厚度随年龄、部位不同而异，臀部、手掌及足部更厚。

（一）皮肤生理结构

1. 表皮　表皮由内向外依次分为基底层、棘层、颗粒层、透明层、角质层，基底层借助基底膜与真皮连接。

2. 真皮　真皮主要由结缔组织组成，包括胶原纤维、弹性纤维及基质。神经、血管、淋巴管、肌肉、毛囊、皮脂腺及大、小汗腺均位于真皮结缔组织内。

3. 皮下组织　真皮下方为皮下组织，与真皮无明显界线，其下方与肌膜等组织相连。皮下组织由疏松结缔组织及脂肪小叶组成，又称皮下脂肪层。其厚薄因身体不同部位及营养状况而异。

4. 皮肤附属器　皮肤附属器有表皮衍生而来，包括毛发、毛囊、皮脂腺、小汗腺、顶泌汗腺及指（趾）甲等。

（二）皮肤特点

1. **体表面积大**　新生儿体表面积与体质量的比值是成人的5倍。由于体温调节中枢不完善，皮下脂肪少，体表面积大，所以护理不当时极易造成体温下降。而且因为新生儿体表面积与体质量的比值比成人高，涂抹于新生儿皮肤上的物质也易于吸收，所以一旦新生儿皮肤接触刺激性物质极易产生过敏反应。

2. **控制酸碱能力差**　足月新生儿出生时皮肤表面呈碱性，出生后几天内pH下降到5.4～5.9，而皮肤的酸性环境是其阻挡细菌和其他致病菌生物的有效武器。沐浴和其他局部治疗会影响皮肤，接触尿布的皮肤由于尿液的作用使pH较高，导致皮肤表面的酸性环境破坏而减弱其保护作用。

3. **体温调节能力差**　新生儿皮肤皮下脂肪不足，汗腺和血管还处在发育中，体温调节能力远远不及成人，环境温度过高容易产生热痱，环境温度过低容易发生硬肿病。

二、皮肤常规护理

新生儿的皮肤护理包括清洁和保护，通过为新生儿沐浴达到清洁皮肤的目的，为新生儿皮肤进行保湿护理是达到维护皮肤的屏障和内环境稳定的功能。

1. **保暖**　出生后应立即擦干保暖，注意尽量擦干头部的羊水和血迹。因头部较大，头发湿漉易导致体温散失，应给刚出生的新生儿戴上帽子，环境温度应维持在26～28℃。

2. **沐浴**　为保证新生儿的体温稳定，不建议在出生6小时之内进行沐浴，一般在出生第2天开始沐浴，且要严格控制室温，避免新生儿因沐浴造成体温丢失过多。沐浴时水温以37～39℃为宜，沐浴时间控制在5～10分钟。沐浴应在新生儿进食后1小时进行。沐浴时注意保护未脱落的脐带残端，避免脐部被水浸泡或污水污染，可使用脐带贴保护脐部。新生儿头部如有皮脂结痂不可用力去除，可涂油剂浸润，如液状石蜡、植物油等，待痂皮软化后清洗。眼、耳内不得有水或泡沫进入。

3. **使用皮肤用品**　沐浴时使用新生儿专用的对宝宝眼睛无刺激的沐浴液清洁皮肤，沐浴后使用婴儿专用的润肤露为皮肤保湿，防止新生儿皮肤干燥。

4. **新生儿衣物**　宜使用纯棉质、浅色的衣物，建议衣服上不使用带子或扣子，以免发生危险。衣服的缝合处应平整，避免硌伤皮肤。帽子使用没有带子的，防止发生意外伤害。衣物清洁时使用婴儿衣物专用洗衣液，要一婴一用，防止交叉感染。

三、常见皮肤问题及护理

新生儿皮肤娇嫩，角质层薄，皮肤毛细血管丰富，局部防御能力差，常受到各种因素的影响，易发生各种皮肤问题。

1. **胎脂**　足月新生儿出生时皮肤上覆盖有胎儿皮脂（简称胎脂），是一种包含从皮脂腺分泌的皮脂、脱落的毳毛、羊膜脱落细胞和水。胎脂的形成是在妊娠17～20周开始，至妊娠晚期36～38周时胎儿皮肤上胎脂最厚，到40周时，胎脂主要存在皮肤皱褶处。胎脂的存在起到保护胎儿在宫内免受羊水浸泡对皮肤影响的作用，同时使胎儿在宫内生长过程中减少运动时的摩擦，方便胎儿活动。胎脂还对皮肤表面起保护作用，可以抑制病原微生物的生长并使皮肤具有免疫性。有研究表明，相比较生后立即清除体表胎脂，保留胎脂可以降低皮肤的pH，胎脂在酸性外膜的发育上起着一定作用。胎脂对皮肤有一定的保护作用，且在出生时有防止热量散发的作用，故建议出生后新生儿体表残留的胎脂不必立即彻底清除，保留至第1次沐浴（即至少6小时以上）。

2. **脱皮**　新生儿表皮角质层、透明层和颗粒层均很薄，发育不完善，但基底层发育旺盛，细胞增生快，且新生儿基底膜发育不完善，其中结缔组织和弹性纤维发育较差，与表皮和真皮的联系不够紧密，因此表皮较易脱落。皮肤角化程度，也可反映成熟和营养状况。足月的正常新生儿24～48小时后才脱屑，而未成熟儿生后即脱屑。

3. **红斑**　一些轻微刺激如衣物、药物便会使皮肤充血，表现为大小不等、边缘不清多形红斑，多见头部、面部、躯干及四肢，新生儿没有不适感。皮疹多在1～2天自行消退。

4. **尿布疹**　新生儿的臀部皮肤也很娇嫩，如果被含有酸性的大小便刺激后容易引起红臀或尿布疹，主要原因是尿湿过度、尿片不透气、护理不当，臀部发热潮红，严重时会引起水疱。如果大便污染尿道口还会发生尿路感染，因此，新生儿大小便后要及时清洗臀部，更换尿布，以便更好地保持新生儿臀部皮肤清洁干燥。

若出现臀部皮肤发红，需要使用皮肤保护膜进行保护，保护膜可使皮肤与大小便隔离；如有皮肤破溃糜烂，选用氧化锌软膏促进伤口细胞的生长或具有收敛作用的护肤粉外涂后喷一层保护膜；若出现细菌感染，可涂莫匹罗星软膏。每次更换尿布时，可用清水洗净臀部后，用氧气吹臀部，氧流量每分钟为5～6L，每次10～30分钟。吹氧时间一般是患儿臀红处的皮肤干燥，无渗液为止。每次吹氧时，注意保暖，避免着凉。局部吹氧，可使坏死组织氧化分解，促使正常细胞的氧合，改善局部组织的血液循环，降低毛细血管通透性增高，促进药物的吸收，提高疗效。

5. 水肿　出生后3～5天，在手、足、小腿、耻骨区及眼窝等处易出现水肿，2～3天后消失，与新生儿水代谢不稳定有关。女婴下肢的局限性水肿，提示Turner综合征的可能。

6. 胎记　新生儿骶部皮肤真皮中有较多的黑色素细胞，使局部皮肤显灰蓝色，称胎记。可随年龄增长而消退。

7. 痱子　痱子又称汗疹、粟粒疹，是由于汗液排泄不畅潴留于皮内，使汗腺导管堵塞，内压增高而后破裂，汗液外溢刺激周围组织引起的汗腺周围发炎。大都发生在湿热地区或在温度高、闷热的夏季。在此季节出生的新生儿，应注意保持室内环境温度，穿宽敞单薄布料的衣服，勤翻身，保持皮肤干燥、清洁。可外用各种痱子粉，以滑石粉和氧化锌为主要成分，亦可用炉甘石洗剂止痒。忌用油膏因其妨碍汗液蒸发，一般不需内服药物。

8. 黄疸　生理性黄疸多在出生后2～3天出现，4～6天达到高峰，7～10天消退。表现为皮肤、黏膜及巩膜黄染，尿色稍黄但不染尿布，新生儿一般情况很好，如吃奶有力、四肢活动好、哭声响等。病理性黄疸出现早，出生后24小时内出现，程度重，进展快，持续时间长或退而复现。根据测得胆红素指标决定是否需要光疗。

9. 皮肤出血点　新生儿猛烈地大哭或者因分娩缺氧窒息，以及胎头娩出时受到摩擦均可造成皮肤下出血，是因为血管壁渗透增加及外力压迫毛细血管破裂所致。出血点无须局部涂药，几天后便会消退下去；如果出血点持续不退或继续增多，可进一步检查血小板以除外血液及感染疾病。

10. 皮肤念珠菌病　新生儿皮肤常易受念珠菌侵及而成皮肤念珠菌病，感染主要来自产妇阴道（约35%妇女阴道发现有白念珠菌）、医护人员带菌者及使用未严格消毒的奶瓶和尿布。可分为口腔念珠菌病及尿布区念珠菌病。前者俗称鹅口疮；后者表现为尿布区潮红、脱屑，可能有糜烂、渗液，周边可见米粒到绿豆大小的红色扁平丘疹，表面有脱屑。患儿母亲和婴儿室医护人员应该注意个人卫生。局部涂制霉菌素甘油，5万～10万 U/ml。尿布区皮肤念珠菌病，亦可外涂抗真菌软膏。

11. 皮肤缺损　新生儿皮肤柔嫩可因患儿自身抓伤破损。患儿皮肤缺损后，抵抗力低，其创面是细菌生长繁殖的良好环境，极易造成创面及全身感染，因而要加强消毒隔离。头颈、腋窝、会阴及其他皱褶处的皮肤应注意保持清洁。护士应加强巡视指导，做一切治疗及护理均应轻柔，剪短指甲，防止再度引起患儿皮肤损伤。

第二节　早期新生儿医源性皮肤损伤的预防及护理

一、常见医源性皮肤损伤

医源性皮肤损伤，是指在医疗上由于操作不当或仪器故障所造成的与原发病无关的皮肤损伤。目前，在救治危重新生儿时会使用各种操作手段以提高存活率，减少后遗症的发生。随着对新生儿危重呼吸病研究的深入，呼吸机及鼻塞式持续气道正压通气（NCPAP）的应用逐渐普及，也增加了医源性皮肤损伤的机会。

（一）粘贴所致的皮肤损伤

国内学者分析，致伤原因主要是一般的纸胶粘贴时间长，特别是辐射床、蓝光箱和保温箱内的患儿，加热后胶布的黏性增加，胶布撕下时，动作粗暴等引起患儿皮肤损伤。心电监护电极贴、经皮测氧饱和度粘贴易使患儿皮肤过敏，轻者皮肤发红，重者形成小水疱。

（二）留置针的透明敷料引起新生儿皮肤损伤

静脉留置针在早期危重新生儿中的广泛应用，增加了早期新生儿皮肤完整性受损的概率。敷贴中的黏胶均含有乳胶颗粒，由于新生儿皮肤的特点，易引起过敏；穿刺消毒液未彻底干燥即粘贴敷贴，更易引起过敏发生；粘贴敷料的方法不正确：粘贴敷料时，若将敷料绷紧，先贴于皮肤的一部分，再贴剩余的部分，就会引起敷贴下皮肤张力的改变，在外力的作用下，更易导致张力性损伤。

（三）静脉外渗造成的皮肤损伤

1. 可导致早期新生儿皮肤损伤的药物

（1）具有外渗性的化学物质：钾、钙、高渗糖、甘露醇、硫酸镁、碳酸氢钠和氨茶碱。

（2）具有高分子性质的抗生素：青霉素类、头孢菌素类、万古霉素和美罗培南等。

（3）蛋白制剂：人血白蛋白、免疫球蛋白。

（4）血制品：血浆、血小板和全血。

（5）静脉高营养性物质：氨基酸、脂肪乳、水溶性维生素、脂溶性维生素。

（6）血管收缩剂：多巴胺、肾上腺素。

2. 药物外渗所致皮肤损伤的表现　根据临床观察，在静脉滴注脂肪乳外渗时，局部皮肤不红肿，但有白色颗粒状沉积物稍突出表面；苯巴比妥静脉外渗会出现苍白或微红、发绀、丘疹、水疱、紫黑色甚至溃烂；如使用20%甘露醇、10%葡萄糖酸钙、氯化钾、抗生素、抗病毒类药物、能量合剂和多巴胺等药物外渗所致皮肤损伤时，轻者局部组织出现大片红肿、胀痛、沿血管出现条索状红线；重者局部皮肤苍白继而出现水疱；更严重者皮肤直接由红变为紫黑色，形成溃疡。

（四）摩擦伤

主要见于躁动患儿，尤其是裸体暴露于蓝光箱及暖箱保暖的患儿。蓝光箱床的底面及四周是硬质的有机玻璃板、暖箱睡垫的周围也是较硬的材质。患儿因哭闹，活动过多碰撞、摩擦引起骨突处皮肤破损，活动过多引起双足外踝皮肤擦伤；因大腿内侧与一次性尿裤粘贴处摩擦引起皮肤发红，甚至破损；给患儿擦澡时用力过猛，也易引起摩擦伤。

（五）压伤

1. 经鼻持续气道正压通气（nasal continuous positive airway pressure，NCPAP）管道装置本身有一定重量，为了防止管道内水分倒流入鼻腔，NCPAP管道必须低于鼻腔，从而对鼻腔产生一定的压力，当这种压力长时间作用于局部皮肤，超过毛细血管的正常压力时，即可阻断毛细血管对组织的灌注，引起组织缺血、缺氧，甚至坏死。

2. 使用改良鼻塞持续气道正压通气时，鼻塞可造成对鼻中隔的压伤；使用经鼻气管插管，气管插管对鼻中隔的压伤。

3. 使用静脉留置针，肝素帽对皮肤造成压伤。

4. 针头帽、棉棒等异物遗留于新生儿衣被内引起皮肤损伤。

5. 常卧于同一姿势或血氧探头，肤温探头固定时间长，局部皮肤受压过久引起皮肤损伤。

（六）烫伤

抢救台感温探头脱落或未贴紧皮肤，没有及时发现而导致烫伤；沐浴用水或热水袋、暖箱、蓝光箱、烤灯使用不当引起烫伤。

（七）割伤划伤

进行头皮静脉穿刺时，一般需将穿刺处毛发剔除，而在剃发过程中，极易造成头皮上肉眼所忽视的轻微损伤。患儿指甲长，又躁动，易抓伤自身皮肤；还有衣被破损或是线头缠绕指（趾）端，引起指（趾）端发绀甚至坏死。

二、常见医源性皮肤损伤的预防及处理

（一）粘贴伤

可以采取更换低敏胶布，每班更换粘贴位置，包括眼罩、体温探头；每天更换心电电极等。尝试揭去胶布前先润湿胶布；接受心电监护的患儿，更换电极后及时用湿纱布擦净粘贴部位皮肤，再次粘贴时，略移动电极粘贴的位置；经皮测氧饱和度探头接触皮肤有水胶体敷料保护，每3小时更换部位1次。

（二）留置针的透明敷贴

可选用低敏性、透气性能良好的透明敷贴，降低致敏的可能性。正确使用皮肤消毒剂，应待消毒剂完全自然干燥后，再粘贴敷料。正确粘贴敷料，将敷料自然下垂，将穿刺点置于敷料的中央，从穿刺点向四周轻压透

明敷贴，做到无张力粘贴。

（三）静脉外渗造成的皮肤损伤

1. **重视预防**　重在预防，增加安全意识，提高认识水平，加强巡视观察。对使用血管刺激性强和渗透压高的药物及末梢循环差的患儿，应选择粗大、血流丰富的静脉穿刺，不宜选择手、足小静脉，避免选择靠近神经、韧带、关节的手背、腕和肘窝部静脉。一些渗透压较高的液体如静脉内营养液应避免在外周静脉滴注，如必须输注时应注意稀释，并注意输注的速度和配伍禁忌。

2. **及时处理**

（1）轻度炎性改变：可使用中成药制剂，依照中医瘀消活血、肿消痛止的原则制成的中药制剂，对各种药物渗漏引起的水肿、淤血、疼痛者疗效确切。据报道，用湿润烫伤滋润膏外涂，每日4次，均痊愈，无瘢痕；应用喜疗妥软膏使红肿2～3天消退；皮肤轻微发红，给予红霉素软膏外涂3～7天治愈；芦荟外敷治疗静脉渗漏性损伤有消炎、镇痛、消肿的功能，且疗效显著；欧莱凝胶治疗药物静脉渗漏具有良好效果，明显优于硫酸镁；使用康惠尔增强型透明贴治疗输液外渗造成的局部皮肤红肿、疼痛有明显作用效果。

（2）重度炎性改变：任何药物引起局部皮肤出现水疱、变紫黑色或坏死，都要立即进行药物封闭。采用甲磺酸酚妥拉明皮下浸润注射，局部皮肤坏死范围颜色的损害程度很快得到改善，因注射浓度小，生物利用率低，对全身影响小，因而安全。对于静脉注射葡萄糖酸钙致局部皮肤发黑坏死，首先创面彻底清创，除去受损伤的表皮坏死组织，再予以人工细胞愈合膜外涂，人工细胞愈合膜以细胞的主要成分为原料，通过脂质体与人体细胞膜的相互作用（胞吞、融合或脂质体交换等），脂质体内含物直接运载至创面细胞内，参与该部位细胞的修复更新和促进伤口愈合。

（四）摩擦伤

在使用蓝光治疗中，将蓝光箱以软布覆盖，固定于箱内准备放置患儿头部的一侧，防止新生儿活动后撞伤头面部，给患儿戴上棉布小手套和足套，防止其因哭闹而手足舞动抓破皮肤。光疗时，协助患儿改变体位，每1小时给患儿翻身1次，左、右侧卧位，俯卧、仰卧等相互交替换位。也可对接受蓝光治疗的患儿采取在头顶垫一圆形棉圈，双手用婴儿手套包裹，内外足跟部位用创贴灵包裹粘贴的措施，减少摩擦伤的发生。透明敷贴是一种仿皮肤物理性制成的一种具有良好透气性的塑料薄膜，避免了皮肤直接接触摩擦的损伤，增加了皮肤的耐拉能力，犹如给皮肤增加了一层保护屏障，能有效保护局部皮肤，可在婴儿接受蓝光治疗前贴在易摩擦处。

（五）压伤

使用鼻塞持续气道正压的新生儿要加强护理，防止鼻中隔病变，保持警觉并检查鼻套管是否处于正确位置，也可用橡皮垫置于鼻子和鼻套管间作为缓冲，以避免造成鼻中隔坏死。鼻塞固定不宜过紧，密封点由输气管的鼻管叉末端呈喇叭状的部位形成，而不是由鼻管叉本身的接触形成。每2小时松解1次，并检查鼻腔内有无分泌物，以防呼吸道堵塞和患儿鼻部局部皮肤产生压迫性坏死。使用静脉留置针时在肝素帽下使用人工皮。进行操作时，不将异物遗留于新生儿衣被内。采用糜蛋白酶涂敷加局部照射，使压伤创面迅速愈合。对黑痂、坏死组织较多的伤口，选择水凝胶类敷料如清创胶、水解胶，外用透明薄膜类敷料覆盖，以溶解坏死组织促进肉芽组织生长，每1～2日换药1次。

（六）烫伤

经常检查抢救台感温探头是否贴紧皮肤，床温感温器有无被其他物品覆盖，沐浴时做好水温监测，热水浴时先放冷水，再冲热水，水温控制在37～39℃，以手臂内侧试水温以热而不烫为宜；安全使用暖箱、光疗箱、辐射台，加强巡视，每2～4小时监测体温1次，并记录箱温，做好交接班；使用红外线烤灯照射时，应距离被照射部位约33cm，同时必须有人守护，以防灼伤。

一旦发生烫伤，现场立即用冷水冲洗或冷敷创面，创面未污染、水疱表皮完整者，不要去除水疱，创面用灭菌生理盐水冲洗后，水疱低位刺孔引流，用无菌纱布轻试创面，再外用重组人表皮生长因子衍生物喷洒创面，然后用烫伤膏，如磺胺嘧啶银油纱布换药覆盖无菌纱布包扎，隔天换药1次。对于水疱表皮已破损者，则去除疱皮，动作要轻柔，以防再损伤，然后用生理盐水冲洗，外喷重组人表皮生长因子衍生物后用烫伤膏油纱布换药包扎。对于小面积烫伤和一些特殊部位的烫伤，如头部、颈部、会阴部、臀部创面，给予灭菌生理盐水冲洗后暴露，外喷重组人表皮生长因子衍生物，轻轻擦拭上烫伤膏冷霜，每日2次，并保持创面清洁干燥，后期用具有生肌作用的烧伤湿润膏换药。

（七）割伤划伤

新生儿头皮静脉穿刺前，需用安全性电动剃刀剃除毛发，要避开骨隆突处，操作时需一助手协助固定患儿头部，以防患儿躁动割伤皮肤；剪短患儿指甲，给新生儿戴小手套，使得小手失去抓力，医护人员也需及时修剪指甲，禁止佩戴饰物，以免误伤患儿；为患儿穿衣或戴手套时，检查衣袖或手套有无线头；使用止血带后及时收回消毒，避免止血带忘记松解造成肢端坏死。

第三节 早期新生儿压疮的预防及护理

一、早期新生儿压疮的危险因素及风险评估

（一）外在因素

1. 压力、剪切力、摩擦力

（1）压疮的发生与压力的大小和受压时间长短有关。正常毛细血管压2～4kPa，当外在压力大于毛细血管压时，毛细血管和淋巴管内血流减慢，导致氧和营养供应不足，代谢废物排泄不畅，短时间高压和长时间低压均可导致压疮的发生。除了自身身体的压力外，还有来自外力，如持续正压给氧时CPAP鼻塞子对鼻中隔的压力，机械通气时气管插管对鼻部的压力及各种管路对皮肤局部的压力等。

（2）为了预防新生儿呼吸机相关性肺炎（ventilator associated pneumonia，VAP）及新生儿胃食管反流的发生，将患儿上身抬高15°～30°。但抬高患儿上身同时会对其产生剪切力，剪切力可引起组织的相对移动，切断较大区域的血流供应，使组织氧张力下降；同时组织间的带孔血管被拉伸、扭曲和撕拉，可引发深部坏死。

（3）摩擦力作用于皮肤会损伤皮肤的角质层。在NICU，患儿裸露在暖箱中，烦躁时易与包被或床面形成摩擦。另外，在搬动患儿时，拖、拉、拽可形成摩擦力而损伤皮肤。

2. 潮湿的环境 新生儿因发热、出汗、呕吐、大小便、引流物等，使皮肤长期处于潮湿的环境中。过度

潮湿可引起皮肤软化及抵抗力下降，潮湿会浸润皮肤组织，削弱皮肤角质层的屏障作用，造成局部皮肤水肿，有害物质易于通过且利于细菌繁殖，使得上皮组织更容易受到损伤，从而引起压疮，并可增加皮肤表面的摩擦力易产生水疱或破溃。

3. **体位因素**　新生儿头部占身体总长的1/4，由于头部所占比重最大，使用呼吸机的患儿由于受到体位的限制（昏迷患儿无自主活动），仰卧时枕部成了最主要的受压点，加上新生儿头发稀少，皮下脂肪少增加了对压力和剪切力的敏感性，因此仰卧时的危重儿压疮多发生在枕后。全身及局部水肿患儿，除了头枕部外，足跟及足踝部也成为压疮的高发部位。

4. **手术**　手术对患儿来讲也是一个危险因素，手术过程中患儿处于麻醉状态，肌肉松弛，感觉丧失，长时间固定于一个体位，增加了对局部皮肤的压力。

5. **药物**　对于一些重症患儿，血管加压药的使用和液体复苏会导致压疮的发生。大剂量血管活性药物的α受体效应可引起外周组织血管收缩，进一步加重缺氧、缺血。而液体复苏会导致循环受损、水肿，以及阻碍毛细血管对营养物质的交换。

（二）自身因素

1. **营养状况**　营养不良是导致压疮发生的因素之一，也是直接影响压疮愈合的因素。营养是新生儿生长发育，维持正常的生理功能、组织修复的物质基础。危重新生儿机体处于应激状态，基础代谢率增加，因疾病因素加剧机体分解代谢，使体内蛋白质减少。另外，全身营养障碍、营养摄入不足也可导致新生儿体内蛋白质合成减少、负氮平衡、皮下脂肪减少、肌肉萎缩、体重零增长，甚至负增长。加上早产儿各种营养物质储备少，影响组织修复和免疫功能。营养不良还可导致组织器官功能减退，对调节应激期代谢变化的能力也相应弱，脂肪组织菲薄处受压，更易发生血液循环障碍，从而进一步增加压疮发生的高危因素，形成恶性循环。

2. 全身水肿 重症新生儿有低蛋白血症、全身体位性水肿是发生压疮的高危因素。水肿时组织间隙过量的液体积聚，使组织细胞与毛细血管之间的距离加大，氧与营养物质运输时间延长，水肿液的堆积还可压迫局部毛细血管，致使局部血流量减少，造成细胞营养障碍、循环障碍。因此，水肿部位易发生组织损伤、溃疡，并且不易愈合。

3. 生理因素 新生儿皮肤薄嫩，皮下毛细血管丰富，角质层发育差，局部防御能力弱，加上新生儿免疫功能差，皮肤黏膜屏障抵抗力弱，受外界刺激后易破损感染。

4. 疾病因素 压疮主要与感知觉缺失和移动度受限有关，患儿缺乏对压力的感知和自主缓解压力的能力，促成压力对组织的损害。因缺血、缺氧导致患儿意识障碍，不同程度的昏迷，自主活动减少或无自主活动，或机械通气的患儿体位和活动受限，重症新生儿无改变自主活动的能力，长时间受压使受压部位神经麻痹，血液循环障碍，造成皮肤长时间缺血，皮下组织坏死而形成压疮。

5. 其他因素 与护理人员素质相关，危重新生儿因病情危重，护理人员注重患儿的抢救措施及治疗等方面，忽略了对压疮的评估及预防。部分护理人员责任心欠缺，观察不仔细，对危重患儿可能出现危险因素的判断力差，没有做到预防在先，而导致压疮的发生。

（三）风险评估

　　风险评估是压疮护理的主要环节，积极评估是预防压疮的关键第一步，利于发现高危人群和实施针对性预防护理。使用压疮评估量表对患儿发生压疮的危险因素做定性、定量的综合分析，以协助筛选易于发生压疮的患儿。关于新生儿压疮风险评估量表，国外采用的是新生儿皮肤风险评估量表（NSARS）（表8-1）。压疮风险的评估要具体情况具体分析，可以将量表评估与个人临床经验、压疮的预防措施相结合，从而更好地预防新生儿压疮的发生；同时建立压疮管理体系，制订压疮诊疗护理规范，必须每天对危重患儿进行压疮风险评估，并检查监督各项预防措施落实到位。

表8-1　新生儿皮肤风险评估量表（NSARS）

项目	内容			
一般情况	4胎龄＜28周	3胎龄＞28周 胎龄＜33周	2胎龄＞33周 胎龄＜38周	1胎龄＞38周
意识状态	4完全受限 由于意识减弱或处于镇静状态对疼痛反应迟钝（没有退缩、抓、呻吟、血压升高或心率加快）	3严重受限 仅对疼痛刺激有反应（退缩、抓、呻吟、血压升高或心率加快）	3轻度受限 昏睡	1不受限 警觉的活跃度
移动	4完全受限 没有辅助下身体或肢体完全不能移动	3严重受限 身体或肢体位置偶尔轻微的改变，但不能独自频繁改变	2轻度受限 能独自频繁但只能轻微的改变身体或肢体位置	1不受限 没有辅助下能频繁的改变位置（如转头）

续表

项目	内容			
活动	4完全受限 在辐射台上使用透明塑料薄膜	3严重受限 在辐射台上不使用透明塑料薄膜	2轻度受限 在暖箱里	1不受限 在婴儿床上
营养	4完全受限 禁食需静脉输液	3严重受限 少于满足生长需要的奶量（母乳/配方奶）	2轻度受限 管饲喂养能满足生长需要	1不受限 每餐奶瓶/母乳喂养能满足生长需要
潮湿	4完全受限 每次移动或翻身，皮肤都是潮湿的	3严重受限 皮肤时常潮湿但不总是潮湿，每班至少更换1次床单	2轻度受限 皮肤偶尔潮湿，每天需加换1次床单	1不受限 皮肤通常是干燥的，床单只需24小时更换1次

二、新生儿压疮的分期及护理

（一）新生儿压疮的分期

1. **可疑深部组织损伤** 皮下软组织受到压力或剪切力的损害，局部皮肤完整可能出现颜色改变，紫色或暗红色或出现血疱，其相比于周围组织会有疼痛、硬结、糜烂，皮温增高或降低的变化。

2. **淤血红润期** 为压疮的初期又称为Ⅰ度压疮。皮肤受压部位出现暂时的血循环障碍，呈暗红色，并有红、肿、热、痛或麻木感，解除压力30分钟后，皮肤颜色不能恢复正常，但皮肤完整。此期可逆，解除压力后可阻止进一步发展。

3. **炎性浸润期** 又称Ⅱ度压疮。病变累及真皮层，受损皮肤呈紫红色，有完整的或破裂的充血性水疱，水疱底面潮湿红润，或有表浅的溃疡。

4. **浅度溃疡期**　又称Ⅲ度压疮。全层皮肤破损，皮下组织受损或坏死，可延及但不穿透皮下筋膜。此期水疱进一步扩大感染后有脓液覆盖。

5. **坏死溃疡期**　又称Ⅳ压疮。全层皮肤破损，深度组织坏死；肌肉、骨或肌腱，关节或关节囊等支持性结构受损；可出现邻近组织的破坏和窦道形成。坏死组织发黑，脓性分泌物多，有臭味。

6. **无法分期**　全层伤口，失去全程皮肤组织，被坏死组织（黄色、黄褐色、灰色、绿色或棕色）或焦痂（黄褐色、棕色或黑色）所覆盖，只有去除这些坏死组织后才能分期。

（二）新生儿压疮的护理

每天评估伤口的性质、颜色，判断伤口的分级和进展。

1. **压疮初期的护理**　避免局部继续受压，增加翻身次数，新型泡沫敷料覆盖解压保护，促进上皮组织的修复，也可使用喜辽妥按摩受压处皮肤，必要时可给予硝酸甘油按摩，促进局部血液循环，阻止压疮进一步进展。按摩时注意动作轻柔，勿用力过大，防止皮肤二次受伤。使用硝酸甘油要保证剂量准确并严密监测血压，以免低血压的发生。

2. **水疱的处理**　未破溃的小水疱应减少局部摩擦，防止破裂，让其自行吸收；大水疱则应在无菌条件下，用注射器穿刺抽吸疱内渗液，消毒皮肤后再覆盖无菌敷料。此期也可配合硝酸甘油按摩，但要注意避开水疱，在水疱周围的皮肤处按摩，以免水疱破裂。

3. **开放性伤口的处理**　应每天换药，以清除坏死组织、清洁创面和预防感染为主。保持局部清洁，以外科无菌换药法处理创面，每次清创要彻底，先剪去压疮边缘和底部的坏死组织，直至出现渗血的新鲜创面，以利于健康组织的修复和生成。清创过程中用生理盐水冲洗，直至伤口彻底干净。然后选择新型敷料贴于患处，如德湿银、水胶体或美皮康等。

4. 感染性伤口的处理 根据伤口性质，考虑有感染者给予做分泌物培养和药敏试验，并针对性使用全身抗生素。

（李 健 娄 未）

第9章

早期新生儿常见护理技术

第一节　新生儿吸痰技术

一、新生儿口鼻腔吸痰

【目的】

　　用吸引器清除患儿口鼻腔及咽喉部的分泌物，保持呼吸道通畅，利于气体的交换，防止窒息、肺不张、肺实变等并发症的发生。

【护理评估】

　　1.评估患儿吸痰指征：可闻及或可见呼吸道分泌物。

　　2.患儿SpO_2下降至90%以下，出现烦躁、发绀等情况。

　　3.评估患儿口鼻腔条件是否满足吸痰要求。

　　4.评估用物准备是否齐全。

【操作前准备】

　　1.　用物准备　中心吸引器或电动吸引器、治疗盘、无菌杯2个（无菌杯和清洁杯各1个，内盛无菌生理盐水）、无菌纱布、一次性适宜型号无菌吸痰管、听诊器、手电筒、必要时准备压舌板、治疗巾、电插板。

　　2.　人员准备　洗手、戴口罩。

【操作步骤与要点】

见表9-1。

表9-1 操作步骤与要点

操作步骤	操作要点
1. 核对医嘱	
2. 做好口鼻腔吸痰的物品准备,并合理放置	
3. 至患儿床前,核对、评估	- 评估患儿的痰液情况、口鼻腔状态
4. 打开电源,确保吸引器连接正确、导管通畅	
5. 调节负压	- 新生儿压力 < 100mmHg(13.3kPa),不宜过高,以免损伤黏膜
6. 取合适体位,患儿头转向操作者	- 防止患儿误吸
7. 核对	
8. 戴手套,取出吸痰管,保持无菌连接吸痰管	- 戴手套的手防止污染
9. 试吸→阻断负压→插入鼻腔或口腔→有反射性咳嗽出现,即向上提同时放开负压→将吸痰管螺旋式向上提出,吸尽痰液,时间小于15秒	- 先吸鼻腔,再吸口腔;如果发现患儿口腔分泌物过多时应先吸口腔再吸鼻腔;吸痰过程中观察患儿通气功能是否改善,吸出物的性状、颜色、量。若患儿呼吸、面色、唇色有改变,立即停止。吸痰管的前端容易损伤鼻腔黏膜,因此需要螺旋式向上提
10. 吸引后,抽吸无菌生理盐水,清洗吸引管路	- 吸引管路内冲洗干净,将细菌繁殖减少到最小限度,吸引管路至少24小时更换1次
11. 手套包裹吸痰管后弃去	- 一根吸痰管只能使用1次
12. 换另一鼻腔,重复步骤8 ~ 11	
13. 吸引口腔,重复步骤8 ~ 11	
14. 关闭吸引器	
15 评估吸痰效果及痰量、性状	
16. 整理床单位,调整患儿舒适体位	
17. 核对	
18. 操作结束后洗手,做好记录	- 记录患儿病情及痰液的色、性状、量、黏稠度;患儿 SpO_2、吸痰离氧耐受度

【新生儿口鼻腔吸痰标准操作评分细则】

见表9-2。

表9-2　新生儿口鼻腔吸痰标准操作评分细则

项目	评分细则	满分	得分
护士准备	护士着装整洁，修剪指甲，仪表符合要求	2	
用物准备	中心吸引器或电动吸引器、治疗盘、处置卡、无菌杯2个（无菌杯和清洁杯各1个，内盛无菌生理盐水）、无菌纱布、一次性适宜型号无菌吸痰管、听诊器、手电筒、PDA、手消毒液、感染性废物桶、生活性废物桶；必要时准备：压舌板、弯盘、治疗巾、电插板	3	
	物品放置合理	1	
核对	核对医嘱	2	
	PDA扫描患者腕带，核对患儿信息	3	
评估	评估患者的日龄、病情、意识、治疗情况、吸氧流量	3	
	评估患者呼吸道分泌物的量、黏稠度、部位	3	
	检查吸引器性能，调节合适的负压，新生儿压力<100mmHg（13.3kPa），不宜过高，以免损伤黏膜	3	
	洗手，戴口罩	2	
	为吸氧患者调高氧流量2分钟（每分钟4～6L）	3	
	协助患者头部转向一侧，面向操作者	2	
	检查并打开吸痰管包装前端，一只手戴无菌手套，将吸痰管以无菌技术抽出并持于手中	3	
	吸痰管连接负压管，无菌杯中试吸少许无菌液，检查吸痰管是否通畅，同时润滑导管前端	10	
	操作中查对	3	
	取下鼻氧管放置适宜处（无菌纸上），先将吸痰管插入鼻腔吸鼻腔内分泌物，插管深度适宜，以引起患者轻咳为宜，吸痰时轻轻左右旋转吸痰管上提吸痰，吸毕，反脱手套包住吸痰管弃去，冲洗管道并更换吸痰管，再将吸痰管插入口咽部（10～15cm），吸口咽部分泌物，吸痰过程中注意观察患者的反应，如有异常立即停止吸痰	12	

续表

项目	评分细则	满分	得分
评估	每次吸痰时间不超过15秒，若需再次吸痰，应间隔3～5分钟，一根吸痰管只能用1次	3	
	注意观察吸出液的颜色、性状、量	3	
	吸痰结束，反脱手套包住吸痰管，弃去，冲洗管道	2	
	清洁患者口鼻	2	
	为吸氧患者连接鼻氧管，高流量吸氧2分钟后调回	3	
	评估吸痰效果，听诊双肺部呼吸音	3	
操作后	帮助患者恢复舒适体位，整理床单位	2	
	患者生命体征平稳后，调回氧流量	3	
	观察有无不良反应	2	
	操作后查对	3	
	注意事项：①吸痰后密切观察患儿血氧饱和度的变化；②严禁患儿奶后30分钟内吸痰，以免反流	5	
	正确处理用物	2	
	洗手、记录或口述（痰液量、色、黏稠度及患者反应）	4	
评价	操作熟练，遵守无菌原则，符合操作规程	4	
	操作过程体现人文关怀	4	
总分	备注：无负压吸痰或带负压插吸痰管均为操作失败	100	

二、新生儿气管插管内吸痰

【目的】

用吸引器清除患儿气管插管内及咽喉部的分泌物，保持呼吸道通畅，有利于气体的交换，防止窒息、肺不张、肺实变等并发症的发生。

【护理评估】

1. 评估患儿吸痰指征：可闻及或可见呼吸道分泌物。

2．评估患儿生命体征的变化：血氧饱和度降至90%以下，出现烦躁、发绀等情况。

3．评估呼吸机参数。

4．评估用物准备是否齐全。

【操作前准备】

1．用物准备　中心吸引器或电动吸引器、治疗盘、无菌杯3个（无菌杯、气管内及口腔清洁杯各1个，内盛无菌生理盐水）、无菌纱布、一次性适宜型号无菌吸痰管、听诊器、手电筒、必要时准备治疗巾、电插板、呼吸囊。

2．人员准备　洗手，戴口罩。

【操作步骤与要点】

见表9-3。

表9-3　操作步骤与要点

操作步骤	操作要点
1.核对医嘱	
2.遵医嘱做好气管内吸痰的物品准备，并合理放置	
3.至患儿床前，核对	
4.吸痰者：用听诊器听诊肺部，或触摸患儿双肺，评估气管，鼻腔和口腔分泌物的情况	-吸痰前观察患儿情况，给纯氧或呼吸囊加压给氧，注意动作轻柔，频率参照呼吸机参数
5.吸痰者：在SpO_2平稳时，选择合适的吸痰管，右手戴手套，取出吸痰管，连接吸引器，左手调节吸引器压力，试吸	-负压：新生儿压力＜100mmHg（13.3kPa），不宜过高，以免损伤黏膜；吸痰管为气管插管内径的1/3～1/2 -吸痰管插入长度：比气管插管长度长0.5～1cm
6.助手：固定气管插管，注意气管插管的外管长度，随时监测SpO_2	吸痰时间小于15秒，切忌在插管内来回插入
7.吸痰者：阻断负压，将吸痰管插入气管插管内至所测量的长度或患儿有咳嗽反射，松开负压，将吸痰管螺旋式上提，吸尽痰液后弃去	-观察SpO_2、离氧耐受度，痰液的颜色、性状、量，患儿的面色、反应、心率、自主呼吸、固定插管位置等

续表

操作步骤	操作要点
8.助手：加压给氧，在SpO_2平稳时，翻身、叩背	-再次吸痰，应间隔3～5分钟
9.调整体位后，重复5～8步骤	-先吸鼻腔再吸口腔
10.气管吸痰结束后，再行口鼻腔吸痰	
11.吸痰完毕后，接呼吸机，安置患儿合适的体位，固定管道，生命体征稳定后，下调氧浓度	
12.评估呼吸音在吸痰前后的变化，观察患儿面色及呼吸道是否通畅，SpO_2、离氧耐受情况	
13.排出管道内的积水，检查加热湿化器的温度，及时添加湿化水	
14.擦拭面部	
15.将患儿安置舒适体位，整理床单位	
16.核对	
17.操作结束后洗手，做好记录	-记录患儿病情及痰液的色、性状、量、黏稠度；患儿SpO_2、吸痰中的离氧耐受度

【新生儿气管插管内吸痰标准操作评分细则】
见表9-4。

表9-4　新生儿气管插管内吸痰标准操作评分细则

项目	评分细则	满分	得分
护士准备	护士着装整洁，修剪指甲，仪表符合要求	2	
用物准备	中心吸引器或电动吸引器、治疗盘、处置卡、无菌杯3个（无菌杯、气管内及口腔清洁杯各1个，内盛无菌生理盐水）、无菌纱布、生理盐水、一次性适宜型号无菌吸痰管、无菌手套、听诊器、手电筒、PDA、手消毒液、感染性废物桶、生活性废物桶；必要时准备：电插板、呼吸囊	3	

续表

项目	评分细则	满分	得分
	物品放置合理	2	
核对	核对医嘱	2	
	PDA扫描患者腕带，核对患儿信息	3	
评估	评估患者的日龄、病情、意识、治疗情况、呼吸机参数	3	
	评估患者呼吸道分泌物的量、黏稠度，部位	3	
	检查吸引器性能，调节合适的负压，新生儿压力＜100mmHg（13.3kPa），不宜过高，以免损伤黏膜	5	
	洗手，戴口罩	1	
	助手：提高患儿呼吸机的氧浓度	3	
	协助患者头部转向一侧，面向操作者，给予患儿叩背	2	
	吸痰者：在SpO_2稳定时，检查并打开吸痰管包装前端，一只手戴无菌手套，将吸痰管以无菌技术抽出并持于手中	3	
	助手：固定气管插管，注意气管插管的外管长度，密切注意生命体征的变化	3	
	吸痰管连接负压管，无菌杯中试吸少许灭菌注射用水，检查吸痰管是否通畅，同时润滑导管前端	10	
	操作中查对	3	
	助手将气管插管与呼吸机断开，吸痰者阻断负压，将吸痰管插入气管插管内至所测量的长度或患儿有咳嗽反射，松开负压，将吸痰管螺旋式上提	15	
	注意观察吸出液的颜色、性状、量	3	
	吸痰结束，助手立即连接呼吸机，吸痰者脱手套包住吸痰管，弃去，冲洗管道	2	
	评估吸痰效果，听诊双肺部呼吸音的变化，观察患儿面色及呼吸道情况，SpO_2、离氧耐受情况	5	
操作后	恢复患者舒适体位，整理床单位	2	
	患者生命体征平稳后，调回氧浓度	3	
	观察有无不良反应	2	
	操作后查对	3	

续表

项目	评分细则	满分	得分
	正确处理用物	2	
	注意事项：①患儿每次吸痰时间不超过15秒，两次吸痰时间间隔3～5分钟；②吸痰动作轻柔，避免损伤气管黏膜；③吸痰结束后，密切观察患儿生命体征的变化	5	
	洗手、记录或口述（痰液量、色、黏稠度及患者反应）	2	
评价	操作熟练，遵守无菌原则，符合操作规程	4	
	操作过程体现人文关怀	4	
总分	备注：无负压吸痰或带负压插吸痰管均为操作失败	100	

第二节　新生儿吸氧技术

【目的】

提高低氧血症患儿的血氧饱和度。

【护理评估】

1. 评估患儿在自然状态下的血氧饱和度的波动情况。

2. 评估导致血氧饱和度异常的原因。

3. 评估患儿双侧鼻腔情况。

【操作前准备】

1. 用物准备　治疗盘、弯盘、鼻氧管、生理盐水、灭菌注射用水、治疗碗（内放冷开水）、纱布、湿化瓶、通气管、吸氧装置、供氧装置、

2. 环境准备　调节室温适宜。

【操作步骤与要点】

见表9-5。

表9-5 操作步骤与要点

操作步骤	操作要点
1.核对医嘱	
2.做好经鼻吸氧的物品准备，并合理放置	
3.至患儿床前，核对、评估	-评估患儿病情，双侧鼻孔状态
4.清洁双侧鼻孔	-用棉签蘸取生理盐水擦拭
5.安装吸氧装置	
•氧气筒：关闭流量表，打开总开关，检查氧气筒内气压；打开流量表，检查氧气表装置是否完好，有无漏气，关闭流量表；取出湿化瓶，按无菌原则在湿化瓶内倒入1/3～1/2的无菌注射用水；按无菌原则连接通气管，连接湿化瓶，打开流量表，检查氧气流出是否通畅，有无漏气，关闭流量表	
•中心供氧：安装并打开流量表，检查氧气表装置是否完好，有无漏气，关闭流量表；取出湿化瓶，按无菌原则在湿化瓶内倒入1/3～1/2的无菌注射用水；按无菌原则连接通气管，连接湿化瓶，打开流量表，检查氧气流出是否通畅，有无漏气，关闭流量表	
•一体式输氧宝：安装并打开流量表，检查氧气表装置是否完好，有无漏气，关闭流量表，检查输氧宝后与流量表连接，打开流量表，观察有无漏气，关闭流量表	
6.鼻氧管与湿化瓶出口相连接，调节氧流量，试通畅	
7.操作中查对	
8.将鼻氧管与患儿连接	
9.固定鼻氧管	-松紧适宜
10.患儿安置舒适体位	
11.整理床单位	
12.核对	
13.操作结束后洗手，做好记录	

【技术标准操作评分细则】

见表9-6。

表9-6　技术标准操作评分细则

项目	评分细则	满分	得分
护士准备	护士着装整洁，修剪指甲，仪表符合要求	3	
用物准备	治疗盘、弯盘、处置卡、鼻氧管、生理盐水、无菌棉签、灭菌注射用水、治疗碗（内放冷开水）、纱布、湿化瓶、通气管、吸氧装置、供氧装置、PDA、手消毒液、感染性废物桶、生活性废物桶	5	
	物品放置合理	3	
核对	核对医嘱	3	
核对告知	PDA扫描患儿腕带，核对患儿信息	3	
	说明操作目的，协助患者取舒适体位	3	
评估	评估患儿的病情、日龄、意识、治疗情况，呼吸状况及缺氧程度，选择合适的鼻氧管路	6	
	评估患儿鼻腔情况	5	
操作步骤	洗手、戴口罩	3	
	用生理盐水棉签清洁患者鼻孔	3	
	安装空氧混合仪，并打开流量表，检查氧气表装置是否完好，有无漏气，关闭流量表	3	
	取出输氧宝，检查有效期，将输氧宝与流量表连接	5	
	按无菌原则连接鼻氧管，打开流量表，检查氧气流出是否通畅，有无漏气，关闭流量表	5	
	根据医嘱调节氧流量、氧浓度	5	
	将鼻氧管前端放入治疗碗冷开水中湿润，并检查鼻氧管是否通畅及有无漏气	5	
	操作中查对（医嘱、氧流量、患者身份）	3	
	将鼻氧管轻轻插入患者鼻孔，并进行妥善固定	6	
操作后	协助患者取舒适卧位，整理床单位	3	
	操作后查对（医嘱、氧流量、患者身份）	3	

项目	评分细则	满分	得分
	注意事项：①密切注意血氧饱和度的变化，当血氧饱和度长时间持续大于95%时，调节氧流量，预防视网膜病变；②保持管路中的氧气湿化；③输氧宝及吸氧管定期更换；④需要调节氧流量时，应先将患儿鼻氧摘除，调节完毕后再与患儿连接	7	
	正确处理用物	3	
	洗手、记录（给氧时间、氧流量、患者反应）	4	
评价	操作熟练，遵守无菌原则，符合操作规程	6	
	操作过程体现人文关怀	5	
总分		100	

第三节　新生儿胃管置入技术

【目的】

1. 将胃管从口腔插入到胃内，以监测胃内容物的变化。

2. 为不能经口喂养的患儿，通过胃管给予所需的奶量和药物，以维持患儿营养和治疗的需要。

【护理评估】

1. 评估患儿病情、意识、口腔及腹部的状态。

2. 评估患儿胃管置入的长度。

3. 评估用物准备是否齐全。

【操作前准备】

1. 用物准备　一次性胃管Fr6或Fr8、一次性药碗、注射器、无菌手套、胶布、听诊器、标示贴。

2. 人员准备　洗手、戴口罩。

【操作步骤与要点】

见表9-7。

表9-7　操作步骤与要点

操作步骤	操作要点
1.核对医嘱	
2.备齐用物、合理放置	-根据患儿的情况选择合适的胃管
3.至患儿床旁，核对，评估	-评估患儿的腹部体征、症状
4.洗手、戴口罩	
5.安置患儿，平卧，头偏向一侧	
6.检查口腔，清洁口腔、准备胶布	-检查口腔有无破损，使用生理盐水清洁口腔
7.戴无菌手套取出胃管	
8.测量胃管长度	-插入长度：口插，鼻尖→耳垂→剑突+2cm；鼻插，发际→鼻尖→剑突+2cm
9.用生理盐水润滑胃管前段	-勿使用液状石蜡，以免误入气管引起不良刺激
10.用注射器连接胃管末端	-防止插入时胃液反流出胃管外
11.轻轻插入胃管	-观察患儿的面色呼吸，有无发绀
12.检查胃管在胃内	-证实胃管在胃内：①抽取胃液；②用空芯针将少许空气打入胃管内，听诊有无水泡音；③将导管末端放入盛有水的碗中，无气泡溢出。如有大量气泡，证明误入气管
13.经口固定胃管：将胃管置于口鼻正中位置，固定，采用2步固定法固定胃管，封闭胃管	-必要时使用辅料让皮肤与胶布分离，保护患儿皮肤 -每天做口腔护理，每4小时1次，胃管按时更换
14.在胃管末端贴上标示贴，注明插管的日期、时间、并签名	
15.核对	
16.安置患儿舒适体位	
17.整理床单位	
18.洗手、记录	

【技术标准操作评分细则】

见表9-8。

表9-8　技术标准操作评分细则

项目	评分细则	满分	得分
护士准备	护士着装整洁，修剪指甲，仪表符合要求	2	
用物准备	治疗盘、弯盘、处置卡、无菌包（治疗碗2个、镊子2把）、一次性胃管、20ml注射器、纱布、治疗巾、生理盐水、手电筒、棉签、无菌手套、胶布、听诊器、面巾纸、手消毒液、感染性废物桶、生活性废物桶、压舌板（必要时）	3	
	物品放置合理	1	
核对	核对医嘱	2	
核对告知	PDA扫描患儿腕带，核对患儿信息	3	
	说明操作目的	3	
评估	评估患者的日龄、病情、意识、营养状态	2	
	评估患者的口腔情况，口腔黏膜有无肿胀、炎症、破损	3	
操作步骤	协助患儿平卧位，显露剑突，头偏向一侧	3	
	洗手、戴口罩	2	
	铺治疗巾于患者颌下，弯盘置于便于取用处	2	
	用棉签蘸生理盐水清洁口腔	3	
	打开无菌包，将胃管、注射器、纱布放入无菌包内，无菌物品摆放合理	3	
	戴无菌手套，检查胃管是否完好、通畅	3	
	用生理盐水润滑胃管前端	3	
	测量胃管插入长度，并标记（测量方法：插入长度为前额发际至胸骨剑突+2cm或由鼻尖经耳垂至胸骨剑突处的距离+2cm）	6	
	操作中查对	3	
	轻轻下拉下颌，将胃管沿口腔轻轻插入	5	
	将胃管缓缓向前推进至预定长度，插入不畅时应检查口腔，检查胃管是否盘在口咽部	5	

续表

项目	评分细则	满分	得分
	检查胃管是否在胃内：①在胃管末端连接注射器抽吸，能抽出胃液，并测量pH；②置听诊器于患者胃部，快速经胃管向胃内注入5ml空气，听到气过水声；③将胃管末端置于盛水的治疗碗内，无气泡逸出（3种方法任选其一）	6	
	确认胃管在胃内后，擦净口鼻，脱手套	2	
	将胃管置于口鼻正中位置，封闭胃管	3	
	采用胶布2步固定法手法平整固定胃管	2	
	标记插管深度和插管时间	3	
操作后	协助患儿取舒适体位，整理床单位	3	
	操作后查对	3	
	操作后注意事项：①胃管1周更换1次，若发现脱出，立即弃去重新更换；②留置的胃管避免打折、扭曲、受压；③留置的胃管每日口腔护理时，管体使用消毒湿巾擦拭，注射器连接部位使用95%乙醇消毒，避免感染	5	
	正确处理用物	2	
	洗手、记录	2	
评价	操作熟练，遵守无菌原则，符合操作规程	6	
	操作过程体现人文关怀	6	
总分		100	

第四节　新生儿十二指肠插管、检测及喂养技术

【目的】

对经胃喂养不耐受的患儿通过十二指肠置管注入流质食物或药物，保证患儿摄入足够的营养、水分和药物，促进胃肠功能尽早建立，以维持患儿营养和治疗的需要。

【护理评估】

1. 评估患儿病情、意识、口腔及腹部的状态。

2. 评估胃内容物的颜色、性状、量。

3. 评估患儿十二指肠置管的长度。

4. 评估用物准备是否齐全。

【操作前准备】

1. **用物准备**　一次性胃管、一次性药碗、注射器、无菌手套、胶布、标示贴，pH试纸，生理盐水、注射器。

2. **人员准备**　洗手、戴口罩。

【操作步骤与要点】

见表9-9。

表9-9　操作步骤与要点

操作步骤	操作要点
1.核对医嘱	
2.备齐用物、合理放置	
3.至患儿床旁，核对，评估	
4.洗手、戴口罩	
5.安置患儿，平卧或右侧卧位，头偏向一侧	
6.检查口腔，清洁口腔、准备胶布	-检查口腔有无破损，使用生理盐水清洁口腔
7.戴无菌手套取出十二指肠管	-十二指肠长度：口插，鼻尖→耳垂→剑突+8cm；鼻插：发际→鼻尖→剑突+8cm
8.测量十二指肠管长度	
9.用生理盐水润滑十二指肠管前段	
10.用注射器连接十二指肠管末端	
11.轻轻插入十二指肠管，当确认进入胃内后，用手指轻柔腹部，由外向内向幽门方向滑动，促使胃管随胃蠕动波顺利进入幽门，同时慢慢送管，每次0.2～0.3cm，以防止胃管在胃内打折	

续表

操作步骤	操作要点
12. 用pH试纸确定十二指肠置管位置	- 抽取十二指肠液测得pH试纸为绿色，则插入成功，若十二指肠液抽不出，则采用饲奶后3～30分钟抽十二指肠液检测pH，pH为6～9；饲奶后3～30分钟由十二指肠置管内抽出黄绿色液体
13. 固定十二指肠管：用胶布将置管固定在口唇中部位置，封闭置管	- 必要时使用辅料让皮肤与胶布分离，保护患儿皮肤
14. 在十二指肠管末端贴上标示贴，注明插管的日期、时间、并签名	
15. 核对奶瓶上的床号，奶量，种类，试温，抽奶后缓慢注入，结束后用1ml温水冲净管内奶汁	- 推注奶汁速度缓慢每分钟1～3ml
16. 饲奶后3～30分钟回抽十二指肠液，检测pH	
17. 用1ml温水将十二指肠液冲净	- 每天做口腔护理，每4小时1次，十二指肠管按时更换
18. 核对	
19. 整理床单位	
20. 洗手、记录	

【技术标准操作评分细则】

见表9-10。

表9-10 技术标准操作评分细则

项目	评分细则	满分	得分
护士准备	护士着装整洁，修剪指甲，仪表符合要求	2	
用物准备	治疗盘、弯盘、处置卡、无菌包（治疗碗2个、镊子2把）、一次性胃管、20ml注射器、纱布、治疗巾、生理盐水、奶汁、手电筒、棉签、无菌手套、胶布、pH试纸、面巾纸、手消毒液、感染性废物桶、生活性废物桶、压舌板（必要时）	3	
	物品放置合理	1	

项目	评分细则	满分	得分
核对	核对医嘱	2	
核对告知	PDA扫描患儿腕带，核对患儿信息	3	
评估	评估患者的日龄、病情、意识、营养状态	2	
	评估患者的口腔情况，口腔黏膜有无肿胀、炎症、破损	3	
操作步骤	协助患者平卧位，显露剑突，头偏向一侧	3	
	洗手、戴口罩	2	
	铺治疗巾于患者颌下，弯盘置于便于取用处	2	
	用棉签蘸生理盐水清洁口腔	3	
	打开无菌包，将胃管、注射器、纱布放入无菌包内，无菌物品摆放合理	3	
	戴无菌手套，检查胃管是否完好、通畅	3	
	用少许生理盐水润滑置管前端	3	
	测量十二指肠管插入长度，并标记（测量方法：胃管长度加6～8cm）	6	
	操作中查对	3	
	轻轻下拉下颌，将胃管沿口腔轻轻插入	5	
	将胃管缓缓向前推进胃内后，用手指轻柔腹部，促使胃管随胃蠕动波顺利进入幽门，同时慢慢送管，每次0.2～0.3cm，以防止胃管在胃内打折	9	
	将胃管推送至预定长度后抽取十二指肠液做pH测定。若pH为酸性，说明胃管在胃内，可将管拔出6～8cm，重新慢慢插入。若十二指肠液抽不出，则采用饲奶后3～30分钟抽十二指肠液检测pH	6	
	用胶布固定在口唇中部，标记胃管深度及留置时间	3	
	测量奶液的温度，给予饲奶，推注奶汁速度缓慢，每分钟1～3ml。结束后，用1ml温水冲净管内奶汁，封闭十二指肠置管管。	3	
	协助患儿取舒适体位，整理床单位	3	

续表

项目	评分细则	满分	得分
操作后	操作后查对	3	
	注意事项：①十二指肠管到达胃内后，应配合按摩手法缓慢送管；②若无法确认十二指肠管位置，必要时可采用X线片辅助定位；③若奶前由胃管内抽出残留超过0.5ml，则视为残留，及时通知医生	8	
	正确处理用物	2	
	洗手、记录	2	
	操作熟练，遵守无菌原则，符合操作规程	6	
评价	操作过程体现人文关怀	6	
总分		100	

第五节　新生儿光照疗法

【目的】

对高胆红素血症的患儿进行光照疗法，促进胆红素的排泄。

【护理评估】

1. 评估患儿周身皮肤、巩膜黄染程度。

2. 评估患儿周身皮肤完整性。

3. 评估患儿神志系统有无改变，预防胆红素脑病的发生。

4. 评估患儿体温是否异常。

5. 评估用物准备是否齐全。

【操作前准备】

1. 用物准备　光疗箱、遮光眼罩、体温计。

2. 环境准备　酌情调节室温，箱温，使用屏风与非光疗患儿隔开。

【操作步骤与要点】

见表9-11。

表9-11　操作步骤与要点

操作步骤	操作要点
1. 核对医嘱	
2. 备齐物品	
3. 洗手	
4. 检查光疗箱有无损坏、漏电、松脱，蓝光灯有无破损、灯管是否亮	
5. 光疗箱水槽内加入足够的水	
6. 接上电源，箱温预热至30 ～ 32 ℃（早产儿32 ～ 35 ℃），相对湿度为55% ～ 65%	
7. 给患儿剪短指甲	- 防止光疗时患儿哭吵而抓伤皮肤
8. 清洁皮肤	- 粉剂和油剂可以阻碍光线的穿透，影响治疗效果
9. 双足外踝处用透明薄膜保护性粘贴	- 防止损伤
10. 患儿双眼戴黑色眼罩，用胶布固定	- 光线进入眼睛易引起损伤
11. 更换尿布，以最小面积遮盖会阴部	
12. 脱去患儿衣裤，使其裸体	- 患儿光疗时较烦躁，容易移动体位，因此在光疗过程中，注意观察患儿在光疗箱中的位置，及时纠正不良体位
13. 将患儿置于光疗箱的床中央	
14. 记录光疗开始时间	
15. 每4小时测体温、脉搏、呼吸1次，每3个小时喂乳1次	- 随着外界环境温度的升高或降低，患儿有高热或体温不升的可能
16. 光疗时需经常更换体位，仰卧、俯卧交替，常巡视，防窒息	
17. 按时巡回，保持光疗箱的清洁	- 保持光疗箱的清洁，一旦被汗水、呕吐物、大小便污染应立即擦拭干净，保持其通透度，以免妨碍光线透过，影响治疗效果

续表

操作步骤	操作要点
18. 观察患儿病情变化，有无呼吸暂停、腹泻等情况	-光疗时不显性失水增加，需适当补充液体
19. 有补液者需每小时记录入液量	
20. 洗手	
21. 光疗结束后测量体温	
22. 脱下眼罩，更换尿布，清洁全身皮肤	-光疗可能会产生一过性的皮疹或红斑，因此必须检查患儿周身皮肤情况，观察有无皮疹，有无皮肤破损及黄疸情况
23. 给患儿穿衣，包裹	
24. 核对患儿	
25. 整理用物，清洁光疗箱，备用	
26. 洗手	
27. 记录光疗箱停止时间，体温、脉搏、呼吸及黄疸情况	

【标准操作评分细则】

见表9-12。

表9-12　标准操作评分细则

项目	评分细则	满分	得分
护士准备	护士着装整洁，修剪指甲，仪表符合要求	2	
用物准备	光疗箱、黑色眼罩、胶布、无菌注射用水、体温计、尿布、面巾纸、感染性废物桶、生活性废物桶	3	
	物品放置合理	2	
核对	核对医嘱	2	
核对告知	PDA扫描患儿腕带，核对患儿信息	3	
	说明操作目的	3	
评估	评估患者的日龄、病情、意识、营养状态	5	
	评估患者周身皮肤黄染程度及完整性	3	
操作步骤	检查光疗箱有无损坏、漏电、箱温监测是否正常	3	
	检查蓝光灯有无破损，灯管发光正常	3	

项目	评分细则	满分	得分
操作步骤	光疗箱水槽内加入足够的无菌注射用水	3	
	接上电源，预热温箱，将箱温设置为30～32℃（早产儿32～35℃），相对湿度设置为55%～65%	5	
	洗手	3	
	为患儿测量体温	3	
	患儿准备：脱去衣裤，清洁全身皮肤；剪短指甲；双眼戴黑色眼罩；双足外踝用透明薄膜覆盖；更换尿布；以最小面积遮盖会阴部	12	
	将患儿置于光疗箱正中央，肤温探头与患儿连接	4	
	操作中查对	3	
	光疗中勤巡视，定时更换体位，观察体温及生命体征的变化	5	
	治疗毕，关闭光疗箱，清洁备用	5	
	检查患儿周身皮肤	3	
操作后	清洁患儿皮肤，穿上衣服，协助患儿取舒适体位，整理床单位	6	
	操作后查对	3	
	正确处理用物	2	
	洗手，记录	2	
评价	操作熟练，遵守无菌原则，符合操作规程	6	
	操作过程体现人文关怀	6	
总分		100	

第六节　新生儿换血疗法

一、外周手动换血疗法（适用于无输血泵条件下）

【目的】

1. 通过换血可换出致敏红细胞和血清中的免疫抗体，阻止继续溶血。

2. 降低胆红素，防止核黄疸发生。

3. 纠正溶血导致的贫血、缺氧和心功能不全。

【操作前护理评估】

1. 评估患儿神志系统是否发生改变，生命体征是否稳定。

2. 评估患儿所需的换血总量。

3. 评估患儿是否需要镇静。

4. 评估患儿外周动、静脉血管条件。

5. 评估用物准备是否齐全。

【操作前准备】

1. 用物准备　生理盐水（100ml/袋）1袋、肝素（12 500U）1支、输血器、留置针、透明敷料、输液接头2个、微量电子秤、血糖仪、血糖试纸、血清管、一次性使用无菌注射器（5ml、20ml、50ml若干）、体温计、电极片、监护仪、无创血压袖带、远红外辐射抢救台。

2. 环境准备　远红外辐射抢救台预热备用。

【操作步骤与要点】

见表9-13。

表9-13　操作步骤与要点

操作步骤	操作要点
1.服装、鞋帽整洁，特别强调在进行操作前严格按照7步洗手法进行手卫生消毒	
2.环境准备	-将远红外辐射台处于备用状态
3.核对，评估患儿，给予患儿做换血前准备工作	-核对患儿，将患儿置于远红外辐射台上，肤温控制36.5℃，并连接心电、血压、血氧饱和度监护，遵医嘱根据患儿情况使用镇静药或给予安慰奶嘴进行安抚，必要时四肢可适当约束
4.洗手，戴口罩	

操作步骤	操作要点
5.准备用物 　配制淡肝素：1ml=10U肝素（12 500 　U/2ml）0.16ml+100ml 生理盐水	
6.建立动、静脉通路	
7.换血开始前监测生命体征：呼吸、 　心率、血压、血氧饱和度、体温， 　抽取动脉血测血糖、血气分析、 　血清胆红素、肝肾功能、电解质、 　DIC、血常规，记录抽血量	
8.核对血袋，血袋室温下复温	
9.双人再次核对血袋及床头卡、腕 　带，确认无误开始换血	-两人核对血袋，并在用血报告单 　上签字将血袋称重，血袋室温 　下放置30分钟，升温至室温
10.储血袋连接输血器，排气，用输 　血器滴壶的滴数判定输入血液的 　速度	-按照输血时三查八对进行核对 　血液
11.准备20ml注射器，为便于计数， 　5个一组（100ml）	
12.开始换血，保持匀速，抽出20ml 　血后迅速更换注射器	-用量杯或5ml注射器针筒测量输 　注2ml血液所需滴数从而计算 　出输血速度 -输血速度与抽血速度保持一致
13.每隔5分钟监测1次无创血压	
14.换血5分钟，监测生命体征：呼 　吸、心率、血压、血氧饱和度、 　体温	-根据血压波动调节出入量速度 -密切观察患儿生命体征的变化
15.保持抽血通路通畅，每抽出50ml 　血用1ml（10U）淡肝素0.5ml间 　断正压冲洗动脉留置针	
16.监测血糖，每换100ml血测1次 　血糖，维持血糖正常，每200ml 　测量1次血气分析	
17.换血结束后，抽血复查血气、血 　常规、电解质、血糖、DIC及 　血清胆红素，监测血压、心率、 　SpO_2 及体温	
18.输血袋称重以计算患儿出入液 　量，并记录	

续表

操作步骤	操作要点
19. 换血结束后拔除动脉置管	
20. 患儿安置舒适体位	
21. 整理床单位	
22. 整理用物	- 置换出的血液加入浓过氧乙酸，灭菌后装入黄色垃圾袋中弃去
23. 双人核对输血袋，核对患儿	
24. 操作结束后洗手，做好记录	- 记录换血量，换血过程是否顺利，有无异常化验指标，给予的处理，以及患儿有无输血反应

【技术标准操作评分细则】

见表9-14。

表9-14　技术标准操作评分细则

项目	评分细则	满分	得分
护士准备	护士着装整洁，修剪指甲，仪表符合要求	2	
用物准备	生理盐水（100ml/袋）1袋、肝素（12 500U）1支、输血器、留置针、透明敷料、输液接头2个、微量电子秤、血糖仪、血糖试纸、血清管、一次性使用无菌注射器（5ml、20ml、50ml若干支）、体温计、电极片、监护仪、无创血压袖带、远红外辐射抢救台、感染性垃圾桶、生活性垃圾桶、必要时准备抱球、面罩、喉镜、气管插管、吸氧管	3	
	物品放置合理	1	
核对	核对医嘱	1	
核对告知	PDA扫描患儿腕带，核对患儿信息	2	
	说明操作目的	1	
评估	评估患儿的年龄、病情、意识状态、生命体征	1	
	评估患儿的心理状态，评估是否需要镇静	1	
	评估所需的换血总量	2	
操作步骤	洗手，戴口罩、帽子	2	

续表

项目	评分细则	满分	得分
	配备淡肝素液备用（肝素钠注射液0.16ml+生理盐水100ml）	5	
	建立动、静脉通路	10	
	监测生命体征：呼吸、心率、血压、血氧饱和度、体温	3	
	安抚患儿，让患儿保持安静	2	
	遵医嘱抽取动脉血测血糖、血气分析，采集所需的血标本，记录抽血量	10	
	核对血袋，并在用血报告单上签字，血袋复温	5	
	血袋称重，记录血液总量	2	
	双人再次核对血袋及床头卡、腕带，确认无误后开始换血	2	
	储血袋连接输血器，排气，测量2ml血液的滴数，用输血器滴壶的滴数判定输入血液的速度	5	
	开始换血，抽血与输血保持匀速，抽出20ml血后迅速更换注射器	5	
	密切监测生命体征：呼吸、心率、血压、血氧饱和度、体温，每换血100ml检测1次血糖，每200ml做1次血气分析	2	
	输血结束，重新测量生命体征，遵医嘱复查血气，抽取血样标本	8	
	双人核对血袋，血袋称重，计算出入液量	4	
	拔出动脉留置针	2	
	置换出的血液加入浓过氧乙酸14ml，灭菌后装入黄色垃圾袋中弃去	2	
操作后	核对患儿	2	
	患儿安置舒适体位，整理床单位	1	
	正确处理用物	1	
	操作结束后洗手，做好记录	1	
	注意事项：严格执行无菌操作，防止发生败血症等感染；保持输入和抽出液量平衡；保持患儿安静，以免影响输血速度；输血速度不宜过快，尤其是早产儿，负荷过重可致心力衰竭，也影响脑血流；换血后注意监护，观察有无早期核黄疸症状及输血相关NEC等症状	6	

续表

项目	评分细则	满分	得分
评价	操作熟练，遵守无菌原则，符合操作规程	3	
	操作过程体现人文关怀	3	
总分		100	

二、全自动新生儿换血疗法（适用于有输血泵条件下）

【目的】

1. 通过换血可换出致敏红细胞和血清中的免疫抗体，阻止继续溶血。

2. 降低胆红素，防止核黄疸发生。

3. 纠正溶血导致的贫血、缺氧和心功能不全。

【护理评估】

1. 评估患儿神志系统是否发生改变，生命体征是否稳定。

2. 评估患儿所需的换血总量。

3. 评估患儿是否需要镇静。

4. 评估患儿外周动、静脉血管条件。

5. 评估用物准备是否齐全。

【操作前准备】

1. 用物准备 生理盐水（100ml/袋）1袋、肝素（12 500U）1支、一次性无菌引流袋、输血器、输液器，输血泵、输液泵各1台，留置针、透明敷料、输液接头4个、微量电子秤、血糖仪、血糖试纸、血清管、一次性使用无菌注射器（5ml、20ml、50ml各若干支）、体温计、电极片、监护仪、无创血压袖带、远红外辐射抢救台。

2. 环境准备 远红外辐射抢救台预热备用。

【操作步骤与要点】

见表9-15。

表9-15　操作步骤与要点

操作步骤	操作要点
1.服装、鞋帽整洁,特别强调在进行操作前严格按照7步洗手法进行手卫生消毒	
2.环境准备	-将远红外辐射台处于备用状态
3.核对,评估患儿	-核对患儿,将患儿置于远红外辐射台上,肤温控制36.5℃,并连接心电监护,根据患儿情况使用镇静药或给予安慰奶嘴进行安抚
4.洗手,戴口罩、帽子	
5.准备用物 　配制淡肝素:①1ml=10U〔肝素(12 500U/2ml)0.16ml+100ml生理盐水〕;②用1ml(10U)肝素溶液将连接输液器的空的一次性使用引流袋排气,备用	
6.建立动、静脉通路	-静脉用于输血,动脉用于置换出带致敏红细胞和血清中的免疫抗体的血液
7.核对血袋、血袋复温	-两人核对血袋,并在用血报告单上签字,将血袋室温下放置30分钟,升温至室温
8.连接抽血通路,将三通接头一端连接输液器,接空一次性无菌引流袋;另一端接患者动脉出血处	
9.将输液泵管装上输血泵,一次性无菌引流袋置于微量称上称重	
10.储血袋连接输血器,排气,与输血泵连接,末端接三通,与静脉留置针连接,输血用	

操作步骤	操作要点
11.换血开始前监测生命体征：呼吸、心率、血压、体温、血氧饱和度，抽取动脉血测血糖、血气分析、血清胆红素、肝肾功能、电解质、DIC、血常规，记录抽血量	
12.双人再次核对血袋及床头卡、腕带，确认无误后开始换血	按照输血时三查八对进行核对血液
13.调节出血与输血的速度，并在输液泵上设置好换血总量，开始换血	
14.每隔5分钟监测1次无创血压	
15.换血5分钟，测体温、SpO₂及心率	根据血压波动调节出入量速度
16.保持抽血通路通畅，每抽出50ml血用1ml（=10U）淡肝素0.5ml间断正压冲洗动脉留置针，观察血袋及三通内有无血凝血，必要时给予更换	观察有无输血反应
17.监测血糖，每换100ml血测1次血糖，维持血糖正常，每200ml血分析1次血气，观察一次性无菌引流袋内重量有无持续增加	
18.两袋血间用生理盐水冲洗输血通路	
19.换血结束后，抽血复查血气、血常规、电解质、血糖、红细胞形态、凝血全套及血清胆红素，监测血压、心率、呼吸、SpO₂及体温	
20.一次性无菌引流袋、输血袋称重以计算换出入液量	保持出入量平衡
21.换血结束后拔除动脉置管	
22.整理用物	
23.患儿安置舒适体位	
24.双人核对输血袋、核对患儿	
25.操作结束后洗手，做好记录	记录换血过程是否顺利，有无异常化验指标，换血过程中给予的处理及患儿有无输血反应

【技术标准操作评分细则】

见表9-16。

表9-16　技术标准操作评分细则

项目	评分细则	满分	得分
护士准备	护士着装整洁，修剪指甲，仪表符合要求	2	
用物准备	生理盐水（100ml）1袋、肝素（12 500U）1支、一次性无菌引流袋、输血器、输液器，输血泵、输液泵各1台，留置针、透明敷料、输液接头4个、微量电子秤、血糖仪、血糖试纸、血清管、一次性使用无菌注射器（5ml、20ml、50ml各若干支）、体温计、电极片、监护仪、无创血压袖带、远红外辐射抢救台、感染性垃圾桶、生活性垃圾桶、必要时准备抱球、面罩、喉镜、气管插管、吸氧管	3	
	物品放置合理	1	
核对	核对医嘱	1	
核对告知	PDA扫描患儿腕带，核对患儿信息	2	
	说明操作目的	1	
评估	评估患儿的年龄、病情、意识状态、生命体征	1	
	评估患儿的心理状态，评估是否需要镇静	1	
	评估所需的换血总量	2	
操作步骤	洗手，戴口罩、帽子	2	
	配备淡肝素液备用：1ml=10U［肝素（12 500U/2ml）0.16ml+100ml生理盐水］	5	
	建立动、静脉通路	10	
	监测生命体征：呼吸、心率、血压、血氧饱和度、体温	3	
	安抚患儿，让患儿保持安静	2	
	遵医嘱抽取动脉血测血糖、血气分析，采集所需的血标本，记录抽血量	9	
	核对血袋，并在用血报告单上签字，血袋复温	5	
	血袋称重，记录血液总量	2	
	双人再次核对血袋及床头卡、腕带，确认无误开始换血	2	
	储血袋连接输血器、排气，与输血泵连接，末端接三通，一端连接静脉留置针，输血用	5	

续表

项目	评分细则	满分	得分
	连接抽血通路，将三通一端接输液器，末端接一次性引流袋，另一端接患者动脉出血处	5	
	调节出血与输血的速度，并设置好换血总量，开始输血	3	
	密切监测生命体征，注意血压、体温的变化，每换血100ml血检测1次血糖，每200ml测量做1次血气分析	2	
	输血结束，重新测量生命体征，遵医嘱复查血气，抽取血样标本	9	
	双人核对血袋，血袋称重，计算出入液量	3	
	拔出动脉留置针	2	
操作后	核对患儿	2	
	患儿安置舒适体位，整理床单位	1	
	正确处理用物	1	
	操作结束后洗手，做好记录	1	
	注意事项：①严格执行无菌操作，防止发生败血症等感染；②保持输入和抽出液量平衡；③保持患儿安静，以免影响输血速度；④输血速度不宜过快，尤其是早产儿，负荷过重可致心力衰竭，也影响脑血流；⑤换血后注意监护，观察有无早期核黄疸症状及输血后NEC症状等	6	
评价	操作熟练，遵守无菌原则，符合操作规程	3	
	操作过程体现人文关怀	3	
总分		100	

第七节　新生儿经外周置入中心静脉导管

【目的】

1. 为需要长期静脉高营养支持的患儿提供安全有效的静脉通路。

2. 减少静脉穿刺次数，减轻患儿痛苦。

3．减少感染的风险。

4．避免药物对外周静脉的刺激。

【护理评估】

1．评估患儿需要静脉输液或给药的时间。

2．评估患儿是否存在感染。

3．评估患儿预穿刺部位皮肤情况、肢体活动度。

4．评估患儿外周血管的条件。

患儿家属需签署高值耗材及PICC穿刺术知情同意书，方可进行上述操作。

【操作前准备】

1．用物准备　PICC穿刺套装（PICC管道、穿刺针、无菌治疗巾8块、无菌换药碗1个、无菌剪刀1把、无菌手套2副、无菌镊子、无菌止血带1条、无菌胶带1个、无菌纱布数块、无菌输液接头1个、无菌剪刀）、无菌隔离衣、无菌穿刺包、帽子、口罩、无菌手套、乙醇、碘伏、10ml注射器、透明敷料胶布、纸尺，生理盐水100ml 1瓶，心电图仪，复方利多卡因乳膏1支。

2．环境准备　将患儿置于开放式远红外辐射台上，调节好室温和台温。

【操作步骤与要点】

见表9-17。

表9-17　操作步骤与要点

操作步骤	操作要点
1.服装、鞋帽整洁，特别强调在进行操作前严格按照7步洗手法进行手卫生消毒	
2.用物准备，核对患儿	-查看家属是否签署置管知情同意书
3.洗手，戴口罩、帽子	-以最高标准的无菌技术执行操作

续表

操作步骤	操作要点
4.评估患儿，取合适体位，注意安抚	- 评估患儿是否耐受；生命体征是否平稳，注意安全，加强保暖，适当抚慰患儿
5.测量 （1）上肢：将患儿的手臂外展成90°，从预穿刺点开始沿静脉走行至右胸锁关节+1cm （2）下肢：将患儿的下肢外展45°，从穿刺点沿静脉走向腹股沟至脐至剑突	- 上肢首选贵要静脉或肘部贵要静脉，其次肘正中静脉；下肢可选大隐静脉或股静脉（慎选）
6.选择穿刺部位，测量长度，首选贵要静脉，长度测量。方法为：保持患儿头部正中位，穿刺上臂外展90°，从预穿刺点开始沿静脉走行至右胸锁关节+1cm。用复方利多卡因乳膏涂抹预穿刺点30分钟	
7.助手以穿刺点为中心消毒，先75%乙醇2遍，后碘伏2遍，消毒部位为整条手臂，上至腋下、下至手腕部。消毒时力度适中。消毒后术者穿隔离衣、戴无菌手套，用手轻抓住患儿消毒侧手，抬起手臂防止消毒区域被污染助手再消毒手腕部皮肤	- 严格按照无菌操作，消毒部位为整条手臂，上至腋下，下至手腕部。消毒时力度适中，充分待干后方可进行下次消毒
8.助手打开无菌包，将各种穿刺用物推进无菌包。穿隔离衣，戴无菌手套。铺无菌巾。先铺术者一侧，再铺靠近助手一侧，铺孔巾建立最大无菌区域	- 整个无菌区域范围要大，避免有其他物品触及无菌区
9.术者用无菌镊子夹取消毒棉球再次消毒穿刺处，先碘伏后乙醇	
10.助手剪小块纱布3～5块，剪管至预测长度，生理盐水滑润导管	
11.助手扎止血带	
12.助手检查导管型号、日期，按预置长度修剪修剪导管，确认无斜面，无毛茬	
13.连接注射器，排气，预冲导管，检查导管完整性。准备导入针、镊子、小纱布	
14.操作中查对	
15.术者绷紧皮肤，以15°～30°直刺血管.见回血后再平行送入3～5mm	

操作步骤	操作要点
16.助手松开止血带	
17.助手轻压穿刺血管的近心端止血,术者左手固定导入鞘,右手缓慢将钢针从导入鞘中取出	-压在套管尖端的血管上,可减少血液流出
18.术者用镊子轻夹导管,将导管缓慢送入导入鞘。每次送入3~5mm,送管过程中可用生理盐水间断冲管	-送管要慢,以免刺激和损伤血管内膜,引起机械性静脉炎,回血不畅可能位置不理想,可重新调整导管长度
19.当导管进入5cm,助手将患儿头部偏向穿刺侧肩部,下颌紧贴穿刺侧锁骨。同时抬高上半身。防止导管进入颈静脉。术者继续向前送导管	-缩小头部与肩的角度,防止导管误入颈内静脉
20.导管送入预置长度后,助手连接心电图仪,采集心房内心电图波形,根据P波及QRS波形态,适当调整导管位置,使之达到最佳位置	-采集心电图时,要保证患儿处于安静状态及自然体位,上肢自然屈曲,勿过度外展,下肢自然屈曲,勿过度伸直,根据P波及QRS波形态,适当调整导管深度,使之达到最佳位置
21.固定住圆盘,防止滑脱,用纱布按压住穿刺点。术者从静脉内缓慢撤出	
22.助手清洁导管及皮肤	
23.先用一条胶布固定圆盘,外露导管弯曲呈"L"形,再用3M透明敷料固定,透明敷料需全部覆盖住导管及圆盘	-避开关节处,以免影响患儿肢体的活动,敷料不要把肢体全包围,过分压迫会影响血液循环,导致回流不畅
24.再用另一条胶布在圆盘处蝶形固定。蝶形胶布需左右粘住圆盘,以起到再次固定的作用	-体外部分必须有效地固定,任何的移动都意味着导管尖端位置的改变
25.连接输液接头,输液接头先用10ml注射器冲管,接于延长管之上	
26.在蝶形胶布上记录穿刺日期时间	

续表

操作步骤	操作要点
27.拍床头X线片，理想的导管尖端位置为：①上肢，应位于上腔静脉的下端1/3内或Cavoatrial结处；②下肢，位于下腔静脉膈肌位置	-PICC摄片定位时，患儿置管处的肢端姿势应为内收和屈曲的自然功能位
28.整理用物，患儿安置舒适体位	
29.核对患儿	
30.操作结束后洗手，做好记录	

【技术标准操作评分细则】

见表9-18。

表9-18 新生儿经外周置入中心静脉导管技术标准操作评分细则

项目	评分细则	满分	得分
护士准备	护士着装整洁，修剪指甲，仪表符合要求	2	
用物准备	PICC穿刺套装（PICC管道、穿刺针、无菌治疗巾8块、无菌换药碗1个、无菌剪刀1把、无菌手套2副、无菌镊子、无菌止血带1条、无菌胶带1个，无菌纱布数块、无菌输液接头1个、无菌剪刀）、无菌隔离衣、无菌穿刺包、帽子、口罩、无菌手套、乙醇、碘伏、10ml注射器、透明敷料胶布、纸尺，生理盐水100ml 1瓶，感染性垃圾桶、生活性垃圾桶、心电图仪、复方利多卡因乳膏1个	5	
	物品放置合理	1	
核对	核对医嘱	2	
核对	PDA扫描患儿腕带，核对患儿信息	2	
评估	评估患者病情，营养状况	2	
	穿刺部位皮肤情况，肢体活动度，血管的弹性，血管的粗细	2	
	评估患儿是否需要镇静、镇痛	2	
操作步骤	洗手，在进行PICC穿刺之前进行流动水洗手，严格按7步洗手法洗手，戴口罩，口罩需遮住口鼻	2	
	将患儿置于预热的辐射抢救台上	1	

续表

项目	评分细则	满分	得分
	选择穿刺部位,测量长度,首选贵要静脉,长度测量方法为:保持患儿头部正中位,穿刺上臂外展90°,从预穿刺点开始沿静脉走行至右胸锁关节+1cm。给予复方利多卡因乳膏涂抹预穿刺点30分钟	3	
	助手以穿刺点为中心消毒,先75%乙醇消毒2遍,后碘伏2遍,消毒部位为整条手臂,上至腋下,下至手腕部。消毒时力度适中。消毒后术者穿隔离衣、戴无菌手套用手轻抓住患儿消毒侧手,抬起手臂防止消毒区域被污染助手再消毒手腕部皮肤	5	
	助手打开无菌包,将各种穿刺用物打进无菌包。穿隔离衣、戴无菌手套,铺无菌巾。先铺术者一侧,再铺靠近助手一侧,铺孔巾建立最大无菌区域	2	
	术者用无菌镊子夹取消毒棉球再次消毒穿刺处,先碘伏后乙醇	2	
	助手剪小块纱布3～5块,剪管至预测长度,生理盐水滑润导管		
	助手扎止血带	2	
	助手检查导管型号,日期,按预置长度修剪修剪导管,确认无斜面,无毛茬	2	
	连接注射器,排气,预冲导管,检查导管完整性。准备导入针、镊子、小纱布	2	
	操作中查对	2	
	术者绷紧皮肤。以15°～30°直刺血管,见回血后再平行送入3～5mm	4	
	助手松开止血带	2	
	助手轻压穿刺血管的近心端止血,术者左手固定导入鞘,右手缓慢将钢针从导入鞘中取出	2	
	术者用镊子轻夹导管,将导管缓慢送入导入鞘。每次送入3～5mm,送管过程中可用生理盐水间断冲管	4	
	当导管进入5cm,助手将患儿头部偏向穿刺侧肩部,下颌紧贴穿刺侧锁骨;同时抬高上半身。防止导管进入颈静脉。术者继续向前送入导管	4	

续表

项目	评分细则	满分	得分
	导管送入预置长度后，助手连接心电图仪，采集心房内心电图波形，根据P波及QRS波形态，适当调整导管位置，使之达到最佳位置	5	
	固定住圆盘，防止滑脱，用纱布按压住穿刺点。术者从静脉内缓慢撤出	3	
	助手清洁导管及皮肤	2	
	先用一条胶布固定圆盘，外露导管弯曲呈"L"形，再用透明敷料固定，透明敷料需全部覆盖住导管及圆盘	2	
	用另一条胶布在圆盘处蝶型固定。蝶形胶布需左右粘住圆盘，以起到再次固定的作用	2	
	连接输液接头，输液接头先用10ml注射器冲管，接于延长管之上	2	
	在蝶形胶布上记录穿刺日期时间	1	
操作后	整理用物，协助患儿取舒适体位	2	
	在PICC记录表中详细记录患儿的相关信息，便于术后观察和护理	2	
	操作后查对	2	
	拍床头X线片确认导管尖端位置。导管尖端应在上腔静脉中下段，即胸骨右缘第5～7后肋	2	
	注意事项：①严格无菌操作。②操作过程中注意观察患儿生命体征。③采集心电图波形或拍胸部X线时保证患儿处于安静状态及自然体位，即上肢或下肢均自然屈曲状态，勿过度外展或过度伸直。X线片显示理想的导管尖端位置：上肢，应位于上腔静脉的下端1/3内或Cavoatrial结处，下肢，位于下腔静脉膈肌位置。④PICC置管需定期维护	4	
	正确处理用物	2	
	核对患儿、洗手、记录	2	
评价	操作熟练，遵守无菌原则，符合操作规程	4	
	操作过程体现人文关怀	4	
总分		100	

（姜 红 孙方丽）

第10章

新生儿常见诊疗操作技术

第一节　新生儿动脉穿刺术

【适应证及禁忌证】

1. 适应证　监测血压或采取动脉血标本。

2. 禁忌证

（1）凝血功能障碍。

（2）四肢循环不良。

（3）局部感染。

（4）桡动脉或足背动脉侧支循环不良。

【操作准备】

1. 23～25号静脉穿刺针（或最细头皮针），1ml注射器。

2. 常规消毒物品。

【注意事项与并发症】

1. 注意事项

（1）选用最细针头尽量减少血管壁损伤。

（2）浅表动脉采取15°～25°针头斜面向上刺入，深部动脉采取45°，针头斜面向下刺入。避免垂直穿透双侧动脉壁，穿刺方向应直接对向血流。

（3）操作结束必须按压至完全止血。

（4）穿刺结束后，需检查穿刺动脉远端的循环情况

（包括皮肤色泽、脉搏、毛细血管充盈时间等），应注意有无供血不良现象。

（5）穿刺动脉选择，一般采用周围动脉。首选桡动脉，其次为足背动脉及胫后动脉，股动脉一般应保留在紧急状态时使用。不建议使用上臂动脉，因为侧支循环较少，并有损伤正中神经的危险。

（6）若用桡动脉监测血气时宜用右侧桡动脉，为动脉导管前血液。

（7）首次穿刺失败需重复穿刺时，应更换新针及重新再消毒。

2. 并发症

（1）止血不良或损伤动脉壁引起血肿：尽量使用小针头，拔出针头后立即压迫5分钟可减少血肿的发生。血肿一般可自然吸收。

（2）缺血（动脉痉挛引起远端缺血）、血栓和栓塞：尽量使用小针头可以降低此类并发症，血栓通常经过一段时间后可再通，极少数需要手术治疗。动脉痉挛通常能够自然缓解。

（3）感染，骨髓炎：严格执行无菌操作，可以降低感染发生率。

（4）其他：神经损伤（如胫后神经）。

【操作步骤】

（一）桡动脉穿刺术

1. Allen试验：若准备桡动脉插管，应先进行Allen试验，以确定尺动脉是否能够提供充足的血液灌注整个手掌。①轻轻地持续挤压全手或以弹性绷带缠压全手，驱出部分血液；②同时压住桡动脉和尺动脉以阻断其血流，手掌变白；③解除对手的挤压，手掌仍然保持转白，继续压住桡动脉；④放松尺动脉，若在10秒内手掌恢复正常颜色，提示尺动脉能够充分供应手掌血液，可以安全地进行桡动脉插管。如果15秒钟或更长时间没有恢复，表明尺动脉侧支循环较差，尽量不要使用这侧的桡动脉，可尝试另一侧桡动脉进行Allen试验。

2. 手掌向上，伸展腕部，勿过度伸展以免动脉受压。

3. 消毒皮肤及穿刺者手指，手指触摸桡动脉定位，或以强光源侧面透照桡动脉定位。

4. 于腕横纹线上针头对向桡动脉血流方向，与皮肤成30°～45°，针头斜面向上刺入（极低体重儿以15°～25°斜面向下刺入），至针筒内有搏动血出现。当穿刺针完全插入仍未见回血时慢慢退出针头至皮下重新进针直至血液回出。

5. 收集标本后，移除针头，压迫止血5分钟，注意压力保证止血充分，但不能使血管闭塞，检查穿刺远端的循环灌流。

（二）足背动脉穿刺

1. 于足背部（足背伸𧿹长肌与伸趾肌肌腱间）触及足背动脉搏动之最强点。

2. 针与皮肤成15°～25°，针头朝向动脉血流，斜面向下刺入皮肤取血。

3. 其他步骤与桡动脉穿刺相同。

（三）胫后动脉穿刺

1. 于跟腱及内踝间，触及胫后动脉搏动定位。

2. 针与皮肤成45°，针头朝向动脉血流，斜面向上刺入皮肤取血。

3. 其余步骤与桡动脉穿刺相同。

第二节 新生儿脐动脉穿刺术

【脐动脉导管置管方法】

1. 出生体重 $3\times$+9cm。

2. 肩脐距 +2cm+ 脐带残端距离。

【适应证及禁忌证】

1. 适应证

（1）需要经常或持续监测动脉血气。

（2）持续动脉压监测。

（3）换血治疗。

（4）血管造影。

2. 禁忌证

（1）下肢或臀部有局部供血障碍者。

（2）腹膜炎。

（3）坏死性小肠结肠炎。

（4）脐炎或脐膨出。

【操作准备】

1. 带托盘的脐动脉插管包，通常包括无菌孔巾、测量尺、持针器、缝线剪、止血钳、镊子、手术刀、三通接头、脐动脉导管（体重＜1500g用3.5Fr，体重＞1500g用5Fr，如使用双腔管可增加一个通道）。

2. 脐带结扎丝带、胶带、纱布垫、消毒液、手套、口罩和帽子，10ml注射器、盐水、肝素盐水。

【操作步骤】

1. 将患儿放置仰卧位，用尿布包裹住双下肢。

2. 确定脐动脉导管应插入的深度（低位插管导管顶端位于$L_3 \sim L_4$水平，高位插管导管顶端位于隔上，$T_6 \sim T_{10}$水平，具体深度见附录A）。

3. 严格洗手，无菌操作，穿无菌手术衣，戴无菌手套、口罩、帽子。

4. 准备脐导管托盘，用10ml注射器抽取盐水（或肝素盐水）并注满脐动脉导管。

5. 用消毒液（早产儿应注意使用碘伏及乙醇后造成皮肤损伤，使用后需用无菌用水洗掉）清洁脐带及周围皮肤，铺巾，显露头部及双足，密切观察患儿在操作过程中是否出现双下肢血管痉挛或窘迫表现。

6. 用剪刀或手术刀切断过长的脐带，保留1～1.5cm的残段，可见2个脐动脉和1个脐静脉开口。动脉比较小，常位于4点和7点的位置。静脉壁通常塌陷。

7. 用镊子打开并扩张脐动脉约1分钟。

8. 一旦脐动脉被充分扩张，立即插入脐导管，在通过2cm（腹壁处）及5～7cm处常有阻力，可将导管退出少许，再旋转推进，在推进过程中可能存在以下问题。

（1）导管未进入腹主动脉，可以使用双管技术，尤其是第一个置管未在脐动脉内腔内，保持原始导管不动，沿脐动脉管腔插入第2个导管。

（2）导管进入腹主动脉但出现打折或移位。在进管过程中可能出现大腿或臀部的发绀或发白，尤其容易出现在体重大的患儿插入管径小的导管（3.5Fr）时，考虑为股动脉痉挛所致。有些时候，应用较大（5Fr）较硬的导管能更好的进入主动脉；或将导管退回脐动脉，适当旋转再次进入，也可以到达主动脉。如仍无法进入，则考虑改为另一条脐动脉插管。体重大的患儿应用小管径导管时，也会出现导管进入主动脉后打折情况，导管也可能从主动脉以外进入其他血管。如果导管无法进入预定的位置，那么将导管放置低位或拔出。

（3）如果存在持续的发绀、苍白或明显末梢灌注减低，可以给予患侧热敷，颜色恢复后在进行插管，如30分钟无缓解则拔出导管。导管移动也可以引起血尿。

9. 导管一旦达到预定深度后，抽吸证实有回血。

10. 摄床旁X线片，证实导管的位置，调整插管深度。

11. 将脐切面用丝线做荷包缝合，固定导管，将胶布粘成桥形以固定插管，连接三通开关。

【注意事项】

1. 应用肝素是否能降低血栓相关并发症的发生率目前尚无定论，可以选择输注稀释的肝素液（0.5U/ml）。

2. 没有有效证据证明低位和高位的脐动脉置管哪个更好，低位置管合并症的发生率可能较高位更高，主要表现为单侧或双侧下肢发生发绀或苍白的次数更多。高位置管在肾并发症及胃肠栓子形成的方面更为多见。

3. 脐动脉置管并发症的发生与留置时间密切相关，时间越长，发生并发症的概率越大，因此，需要每天评估置管的必要性，尽早拔管，通常置管时间不要超过1周。

4. 对于脐动脉置管的患儿，一般不建议应用预防性抗生素，只有高度怀疑发生感染并有实验室证据时才考虑应用。

5. 出现以下任何一种情况，应拔出脐动脉导管：①患儿病情好转，无须再进行持续监测及频繁的采血化验；②疾病控制与预防（CDC）中心建议脐动脉置管最多保留7天，避免发生感染及血栓形成；③出现并发症。

6. 拔出导管要缓慢，时间为30～60秒，避免出血较多。缝线也需移除，如果用了上述方法仍有出血，需要按压脐部残端数分钟直至血止。

【并发症】

脐动脉置管可以引起比较严重的疾病，这些合并症主要源于血管的意外，包括肾、肠道、下肢的血栓形成，脊髓也可能发生栓塞。临床上可以表现为血尿、高血压、坏死性小肠结肠炎等或后背、臀部及大腿皮肤的发绀或苍白。其他合并症还包括感染、弥散性血管内凝血（DIC）及血管穿孔等。一旦发生合并症，应移除导管，仔细观察皮肤、监测有无血尿、监测血压，同时进行以下处置。

1. 应用多普勒超声检查主动脉及肾血管，如发现血栓立即拔出导管。

2. 如果血栓较小没有临床症状或仅有血压增高，移除导管，治疗高血压；如果出现无脉搏或减弱，或者出现凝血功能障碍，同时没有颅内出血，可以考虑肝素化治疗；如果有大的血栓块形成造成灌注损伤，考虑使用纤维蛋白溶解药物，通常情况下不需要外科治疗。

3. 插管时或插管后动脉痉挛影响肢体血供，可见一侧下肢发白。应将插管退出并热敷对侧下肢达到反射性的解除痉挛作用。当皮肤颜色恢复正常后，再插入观察。若经过上述处理不见好转，拔管和改插另一脐动脉。

第三节　新生儿脐静脉穿刺术

【脐静脉导管置管方法】

1. 出生体重 1.5×+5.5cm。

2. 肩脐距 0.75×−1.5cm

【适应证及禁忌证】

1. 适应证

（1）中心静脉压监测。

（2）紧急情况下静脉输液的快速通路。

（3）交换输血或部分交换输血。

（4）极低及超低体重儿长期中心静脉通路。

2. 禁忌证 同脐动脉穿刺术。

【操作准备】

同脐动脉插管，体重＜3.5kg用5Fr管，体重＞3.5kg用8Fr管。

【操作步骤】

1. 准备工作同脐动脉插管。

2. 确定插入导管的长度（导管顶端位于横膈及左心房之间，具体深度见附录B）。

3. 识别脐静脉，脐静脉为一条大的薄壁血管，位于脐带切面12点钟位置进入腹壁。

4. 同脐动脉插管操作步骤。

5. 摄床旁X线片证实导管的位置并加以调整，正确的位置是导管的头部在膈肌上0.5～1.0cm。

6. 如插管遇到阻力，导管不能进入到期望的深度或感觉到导管的"跳动"时，要怀疑进入了门静脉，用下列方法纠正：①一边注射液体，一边推进导管，这样有时比较容易使插管通过静脉导管；②用手在右上腹部轻压肝区。

【注意事项】

1. 导管前端不能置于肝血管、门静脉及卵圆孔处，应置于静脉导管或下腔静脉处。

2. 换血时，导管仅需插至顺利抽血即可，位于门静脉或肝静脉分支时不能换血。

3. 导管前端不在下腔静脉时，不能输高渗液体。

4. 脐静脉通路建议不要用于静脉注射钙剂。

5. 导管尖端在下腔静脉内可以输入高张液体，如果位置尚未确定最好输注等张或低张液体。

6．紧急情况下，插管只要进入2～5cm见到血液回流即可。

7．如果其他静脉通路未建立，脐静脉置管最多可保留14天。

8．在插管过程中，导管充满稀释的肝素（1U/ml）溶液或生理盐水，注意避免导管与空气相通从而因胸腔负压导致空气栓塞。

【并发症】

1．血栓或栓塞、感染　其处理同脐动脉置管。

2．肝坏死、门静脉血栓　由于输注高渗液体和长时间留置导管引起，避免插管长时间停留在门静脉系统。

3．心律失常　由于导管太深刺激心脏引起，需将导管抽出1～2cm。

第四节　新生儿气管插管术

【适应证】

1．窒息复苏或需要气管内吸引清除胎粪时。

2．需要机械通气时。

3．行支气管肺清洗时。

4．需气道给肺泡表面活性物质时。

5．缓解声门狭窄时。

【操作准备】

选择适合新生儿的气管插管（表10-1）。新生儿用喉镜和镜片（体重＜1000g用00号镜片；体重在1000～3000g用0号；体重＞3000g用1号，直镜片优于弯镜片）；有储氧袋的面罩复苏气囊、空氧混合仪、吸引器、氧气管、听诊器、胶布、剪刀、手套。

表10-1　气管导管型号的选择

导管内径（mm）	新生儿体重（g）	胎龄（周）
2.5	＜1000	＜28
3.0	1000～2000	28～34
3.5	2000～3000	34～38
3.5～4.0	＞3000	＞38

【操作步骤】

1. 插管前准备

（1）选择适当型号的镜片并安装至喉镜上，检查喉镜电源。

（2）连接吸引器装置。

（3）准备复苏囊和面罩，连接氧气管及空氧混合仪。

（4）剪胶布或准备固定装置。

2. 插管

（1）摆正体位，鼻吸气位，不要使颈部过度仰伸，否则声门高于视线，气管变狭窄；也不要使头部过分屈曲，否则无法直视声门。

（2）喉镜镜片沿着舌面向右边滑入，将舌推至口腔左边，推进镜片直至其顶端达会厌软骨谷。采用一抬一压手法，轻轻抬起镜片，上抬时需将整个镜片平行于镜柄方向移动，使会厌软骨抬起即可显露声门和声带。如未完全显露，操作者用小指或由助手用示指向下稍用力压环状软骨使气管下移有助于看到声门。右手持管，沿口腔右侧进入导管，声门张开时，插入导管顶端，直到导管上的声门线达声门水平（表10-2）。整个操作要求在20～30秒完成。插管完成后，一手固定导管，一手退出喉镜。

表10-2　不同体重新生儿气管导管插入深度的选择

新生儿体重（g）	插入深度（cm）*
1000	6～7
2000	7～8
3000	8～9
4000	9～10

注：*为上唇至气管导管管端的距离；新生儿体重＜750g，仅需插入6cm

（3）胎粪吸引管的使用：施行气管内吸引胎粪时，将胎粪吸引管直接连接气管导管，以清除气管内残留胎粪。吸引时复苏者用右手示指将气管导管固定在新生儿的上腭，左手示指按压胎粪吸引管的手控口使其产生负压，边退气管导管边吸引，3～5秒将气管导管撤出气管外，并随手快速吸引1次口腔内分泌物。

3. 判断气管导管位置的方法

（1）胸廓起伏对称。

（2）听诊双肺呼吸音一致，尤其是腋下，且胃部无呼吸音。

（3）无胃部扩张。

（4）呼气时导管内有雾气。

（5）心率、血氧饱和度和新生儿反应好转。

（6）有条件可使用呼出二氧化碳检测器，可快速确定气管导管位置是否正确。

（7）X线确认，导管放置正确管端在气管中央，声门与气管隆突连线中点上。

4. 其他　胶带固定气管插管，环氧乙烷对镜片进行消毒。

【注意事项】

1. 在显露声门时，不可上撬镜片顶端抬起镜片。

2.　如插入导管时声带关闭，助手用右手示指、中指两指在胸外按压的部位向脊柱方向快速按压1次，促使呼气产生，声门即张开。

【并发症】

1.　喉头水肿。

2.　插管位置错误，最常见为插入食管内。

3.　管道堵塞和扭曲。

4.　声门下狭窄，见于长期气管插管，严重时需要外科治疗。

第五节　新生儿腰椎穿刺术

【适应证及禁忌证】

1.　适应证

（1）需要脑脊液用于中枢神经系统疾病的诊断，如疑有化脓性脑膜炎、脑炎或颅内出血。

（2）脑室内出血合并交通性脑积水者，做脑脊液引流。

（3）鞘内药物治疗。

（4）检查脑脊液监测中枢神经系统感染的抗生素疗效。

（5）不明原因的惊厥。

2.　禁忌证

（1）穿刺部位感染。

（2）凝血功能异常。

（3）颅内占位性疾病、脑疝或疑有脑疝者。

（4）严重疾病无法耐受。

【操作准备】

1.　腰穿包（7号穿刺针、无菌标本瓶、无菌孔巾、无菌纱布）。

2．常规消毒用品、利多卡因、胶布条、手套。

【操作步骤】

1．患儿侧卧，助手用双手在肩部和臀部固定患儿，使患儿头和腿屈曲，腰椎尽可能弯曲（注意不要屈曲颈部，以免影响呼吸）。

2．确定腰穿位置，触摸髂嵴，用手指向下滑动至第4腰椎椎体，在脊柱中线水平，第4～5腰椎间隙作为腰穿位置。

3．术者戴无菌口罩、手套。常规消毒腰椎穿刺部位，从穿刺点开始，环形向外消毒至髂嵴处，无菌孔巾覆盖。

4．再次找到穿刺位点，皮下注射利多卡因镇痛（目前也可以考虑使用利多卡因凝胶在腰椎穿刺前30分钟于腰穿处涂抹）。沿腰穿位点进针，方向指向脐部缓慢进针。通常早产儿深度0.5～0.7cm，足月儿1cm左右可达蛛网膜下腔，进入蛛网膜下腔时常有轻微落空感，进针过程中不时抽出针芯，观察有无脑脊液流出。

5．收取脑脊液，立即观察颜色和混浊度，将脑脊液分别装入3～4只标本瓶，每份标本留取0.5～1ml（第1管做生化及免疫学检测，第2管做培养和药敏试验，第3管做细胞计数和分类，第4管为选项，可做特殊病原的检测）。

6．缓慢拔出腰穿针，重新消毒穿刺点及周围皮肤，以纱布覆盖粘贴以胶布。

【注意事项】

1．如果流出脑脊液内有血，应考虑以下情况：①观察第2管和第3管的透明度，出血减少，则考虑穿刺损伤；②如果出血没有减少且凝结成块，很可能血管被刺破，需要重新穿刺；③如果出血没有减少，但没有凝集，考虑可能存在脑室内或蛛网膜下腔出血。

2. 对高度怀疑颅内感染的患者，尽量在抗生素使用之前留取标本送检。

3. 新生儿腰穿针可以用5ml注射器和6.5号针头或6.5号头皮针代替，其中早产儿建议使用头皮针。

【并发症】

1. 感染。

2. 脊髓和神经损伤。

3. 呼吸暂停和呼吸过缓，通常新生儿被束缚过紧可发生呼吸抑制。

第六节　新生儿腹腔穿刺术

【适应证及禁忌证】

1. 适应证

（1）诊断性穿刺确定腹水性质及原因。

（2）治疗措施，如抽出腹水有利于通气。

（3）腹膜透析。

2. 禁忌证

（1）穿刺部位感染。

（2）凝血功能异常。

【操作准备】

1. 无菌孔巾，无菌手套。

2. 常规消毒用品及腹水检测的标本瓶、10ml注射器、22～24G套管针、纱布块、胶布条。

【操作步骤】

1. 患儿仰卧位，助手帮助固定，主要控制腿部的活动。

2. 选取脐与髂前上棘连线中下1/3交界处为刺入点，从穿刺点开始从内向外做环形消毒。

3. 术者戴口罩、无菌手套，铺无菌孔巾，在所选穿刺点进针。与皮肤垂直进针，到皮下时，平移0.5cm再穿透腹壁，预防穿刺后腹水持续漏出。边进针边进行抽吸直到注射器内出现液体，缓慢抽吸适量腹水。为了收集足量腹水，可适当调节套管针位置，留取腹水放入标本瓶进行常规、生化及细菌培养等检测，一旦达到所需腹水量即可缓慢拔出套管针。

4. 拔针后用无菌纱布盖住穿刺点，手掌按压直到没有液体漏出，以纱布块覆盖粘贴以胶布。

【注意事项】

抽吸腹水时不宜过多或过快，可能会导致低血压，甚至休克的发生。

【并发症】

1. 低血压　通常为抽出腹水过多过快所致，抽出检查需要或改善通气需要的腹水量，并注意缓慢抽取，即可将低血压的发生减少到最小。

2. 肠穿孔　控制进针深度，明确穿刺点位置可以减少肠穿孔的发生。

3. 膀胱穿孔　有尿潴留的患儿一定要注意穿刺位点的选择，建议排尿后穿刺。

4. 其他　感染。

第七节　新生儿胸腔穿刺及引流术

【适应证及禁忌证】

1. 适应证

（1）气胸导致的呼吸困难和回心血量减少，并引起心排血量减少和低血压。

（2）胸腔积液的诊断和治疗。

2. 禁忌证

（1）穿刺部位感染。

（2）凝血功能异常。

（3）严重疾病无法耐受。

【操作准备】

1. 带针芯的透明导管（套管针），20ml注射器。需要引流时，需备切开缝合包，8Fr、10Fr导管（顶端侧壁加开几个小孔），负压引流装置。

2. 利多卡因，常规消毒用品，无菌布，纱布块，胶布等。

【操作步骤】

1. 患儿体位以方便进行穿刺和放置引流管为目的，最常用的的是仰卧位，上臂放置与受累一侧胸壁成90°。

2. 使用胸部X线片或超声确定穿刺部位（气胸紧急情况时常在患侧锁骨中线的第2肋间隙穿刺排气），常规消毒，铺无菌巾。

3. 术者戴口罩、无菌手套，铺无菌孔巾，利多卡因在穿刺点进行麻醉，麻醉到肋间肌并延伸至胸膜前壁。使用套管针在穿刺点沿肋骨上缘向内侧与平面成45°刺入，避免刺入过深伤及肺组织。进入胸膜腔时有落空感，抽吸时在注射器内可见液体或气体被抽出。

4. 通过套管针上夹闭开关，分次抽出气体或积液。拔针后局部重新消毒，覆以纱布块，粘贴上胶布条。

5. 持续引流者，在局部麻醉后于穿刺点的肋骨上缘做一小切口（大约同导管粗细的宽度）。在切口插入弯头止血钳，向下钝性分离组织到肋骨，用止血钳的头部在肋骨上缘刺破胸膜，并轻轻扩开。刺破胸膜时，常可听到气体溢出的声音。张开止血钳，插入导管，确定导管的侧孔在胸膜腔内。多数情况下早产儿胸导管应插入2～3cm，足月儿3～4cm。在置管过程中，注意夹闭导管，以防气体进入。先用手固定导管，连接到负压引流装置。切口处荷包缝合，将丝线交叉缠绕导管固定，消毒、覆以无菌纱布，用胶布粘贴牢固。摄X线胸片检查导管位置。待患儿呼吸窘迫消失，胸腔导管无气体排出，X线胸片示气胸消失24～48小时，可以停止负压吸引并夹住导管，若6～12小时无气漏征象，可以拔管。

6. 拔管后缝合切口，重新消毒局部，纱布覆盖，粘贴上胶布条。

【注意事项】

1. 抽吸胸腔积液时不宜过多或过快，否则会导致复张性肺水肿的发生。

2. 导管应该从肋骨上缘通过，避免损伤走行于肋骨下缘的肋间神经。

【并发症】

1. 气胸　通常为穿刺针气体逸漏或其下的肺创伤产生的气胸。

2. 出血　在操作过程中遇到大血管被穿破或肺损伤，可以发生出血。

3. 其他　①神经损伤；②感染；③皮下气肿。

第八节　新生儿骨髓穿刺术

新生儿骨髓穿刺检查部位多采用胫骨，因此，本节主要对胫骨骨髓穿刺术进行说明。

【适应证及禁忌证】

1. 适应证

（1）各类血液病的诊断及治疗随访。

（2）不明原因的红细胞、白细胞、血小板增多或减少及形态学异常。

（3）不明原因发热的诊断。

2. 禁忌证 ①穿刺部位感染；②凝血功能异常。

【操作准备】

1. 骨髓穿刺包：12号骨髓穿刺针、弯盘、5ml和20ml注射器、无菌洞巾、纱布、干棉球、持物钳。

2. 载玻片、推玻片，按需要准备细菌培养瓶等。

3. 利多卡因，常规消毒用品，无菌布，纱布块、胶布等。

【操作步骤】

1. 患儿取仰卧位，操作助手固定患儿肢体。穿刺点取胫骨粗隆下1cm之前内侧。

2. 穿刺点周围常规皮肤消毒，直径约15cm，术者戴口罩及无菌手套。

3. 检查骨髓穿刺针是否通畅，将骨髓穿刺针的固定器固定在适当的长度上（1.0～1.5cm），铺无菌孔巾。

4. 拇指、示指固定穿刺部位皮肤，用利多卡因做局部皮内、皮下和骨膜麻醉。先倾斜5°～10°在穿刺点进针，针头斜面朝上，打一直径0.5～1.0cm的皮丘，再垂直骨面一直麻醉到骨膜，骨膜水平应上、下、左、右多点麻醉。

5. 持骨髓穿刺针在穿刺点先垂直进针，达骨膜后针头向下与骨长径成60°进针，缓慢刺入骨质。当感到穿刺阻力消失，且穿刺针已固定在骨内时，表明穿刺针已进入骨髓腔。拔出针芯，用20ml注射器抽吸，抽取的骨髓液一般为 0.1 ～ 0.2ml。将骨髓液滴在载玻片上，制备骨髓液涂片。

6. 骨髓液抽取完毕，重新插入针芯，拔出穿刺针，覆盖无菌纱布，按压 1 ～ 2 分钟，对有出血倾向者，按压时间适当延长。纱布外敷，胶带固定。

【注意事项】

1. 抽取骨髓液时避免用力过猛或抽吸过多，会使骨髓液稀释。如果做骨髓液细菌培养，应在留取骨髓液进行涂片后，再抽取 2 ～ 4ml。

2. 推片与载玻片成 30° ～ 45°，稍用力推开，髓片应头、体、尾分明并有一定的长度，使骨髓小粒分布均匀。

3. 如未能抽出骨髓液，则可能是针腔被皮肤或皮下组织块堵塞，通畅针腔后重新穿刺抽吸。

【并发症】

1. 感染。

2. 穿刺部位局部血肿。

（姜　红　陈　丹）

第11章

新生儿亚低温治疗的护理

医学上低温分为轻度低温（33～35℃）、中度低温（28～32℃）、深低温（17～27℃）和超深低温（0～16℃），其中轻度和中度低温（28～35℃）又称为亚低温。亚低温疗法是指用人工方法将患儿体温降低2～5℃（即体温降至33～35℃），以达到改善神经病理学、能量代谢、电生理及功能预后的治疗目的。在新生儿期，主要用于足月或近足月儿围生期窒息缺氧引起的脑损害。

一、低温疗法作用机制

1. 窒息系指在分娩过程中，急性或慢性的胎盘血流中断，严重影响胎儿大脑和全身血液循环灌注，造成多器官功能实质性损害，缺氧缺血性脑病即是其严重后果之一。尽管围生期复苏和护理方面持续改进，但脑瘫等长期神经后遗症的发生率仍然居高不下。大量的证据表明，新生大脑的损伤并不仅仅发生在其受到打击的即刻，相反，它是一个不断进展的过程，最终导致细胞凋亡。

（1）原发能量衰竭阶段［原发性神经元死亡（坏死）］。大脑缺氧缺血后即时发生：ATP缺失、细胞毒性水肿、兴奋性氨基酸累积。

（2）再灌注损伤（潜伏阶段）。脑循环恢复，组织氧化代谢逐渐正常，细胞毒性脑水肿可能会在30～60分钟消退；动物实验数据表明潜伏期持续约数小时。

（3）二次能量衰竭阶段（继发性神经元死亡）。发病6～15小时，病情可能会出现恶化：氧自由基形成、兴奋性氨基酸进一步释放、脑细胞乳酸升高，诱导细胞凋亡、激活炎症，导致迟发性癫痫（次级细胞毒性水肿）；本阶段可持续数天。

2. 潜伏阶段的存在，促使复苏后新的干预手段（即低温治疗）的出现，其目的在于减少急性缺血性事件后的二次能量衰竭。但对于慢性产前缺氧缺血导致的脑损伤，低温疗法是否有效尚不明确。

在评估新生动物研究和多项人类临床随机对照研究（RCT）结果的基础上，美国国家儿童保健和人类发育研究院（NICHD）在2005年提出将亚低温治疗作为新生儿HIE的治疗模式，可以降低神经系统发育障碍后遗症而无明显不良应；2010年美国儿科学会将亚低温治疗作为新生儿窒息复苏后的常规管理方法。亚低温疗法作为一种非特异性的神经保护疗法，作用机制主要包括：①降低脑细胞代谢水平，减少氧和能量的消耗；②减少细胞外谷氨酸积累；③减少再灌注期间充血；④抑制缺氧缺血后细胞因子的释放；⑤抑制氧自由基的释放，以及细胞膜的脂质过氧化反应；⑥抑制caspase酶，阻止程序性细胞死亡；⑦减少癫痫发作。

二、亚低温的临床实施

实施亚低温的方法主要有3种：全身亚低温、头部亚低温和头部亚低温联合全身轻度降温。全身性亚低温不仅降低脑部细胞基础代谢水平，全身基础代谢率也同时下降，对各系统的损伤恢复可能更好。但随着全身温度的下降，低温带来的全身不良反应也相应增多。目前的研究显示，全身亚低温、头部亚低温对脑性瘫痪、神经运动发育障碍的发生差异无统计学意义。目前临床上选择哪种方法效果更好尚有争论。

（一）时间窗

1. 在确定纳入标准前，在产房或转运途中即开始对婴儿被动降温（≥35～<36℃）。

2. 必须在6小时内启动降温，越早越好。

3. 最初的几个小时至关重要。有研究显示，更早的实施低温（出生后3～4小时）有更好的预后。

（二）纳入标准

不同的地区和医疗单位新生儿急性脑病实施亚低温治疗纳入标准有所差异，目前我国大部分单位仍然遵循《亚低温治疗新生儿缺氧缺血病方案（2011）》（卫生部新生儿疾病重点实验室/复旦大学附属儿科医院）：胎龄≥36周、出生体重≥2500g，并且同时满足下列三项条件。

1. 胎儿宫内窘迫的证据

（1）急性围生期事件，如胎盘早剥或脐带脱垂或严重胎心异常变异或迟发减速。

（2）OR脐血pH<7.0或BE>16mmol/L。

2. 新生儿窒息的证据

（1）5min Apgar评分<5分。

（2）OR脐带血或生后1小时内动脉血气分析pH<7.0或BE>16mmol/L。

（3）OR需正压通气至少10分钟。

3. 新生儿HIE或aEEG脑功能监测异常的证据

（1）HIE的诊断依据中华医学会儿科学分会、新生儿学组制定的新生儿HIE诊断标准。

（2）ORaEEG脑功能监测异常的证据，至少描计20分钟并存在以下任意1项：①严重异常，上边界电压≤10μV；②中度异常，上边界电压＞10μV和下边界电压＜5μV；③惊厥。

（三）排除标准

新生儿HIE出现以下情况之一则不宜进行亚低温治疗：①出生12小时以后；②存在严重的先天性畸形，特别是复杂发绀型先天性心脏病、复杂神经系统畸形、存在21-三体、13-三体或18-三体等染色体异常等；③颅脑创伤或中、重度颅内出血；④全身性先天性病毒或细菌感染；⑤临床有自发性出血倾向或血小板（PLT）＜50×10⁹/L。

（四）温度目标

1. 选择性头部亚低温鼻咽部温度维持在33.5～34℃（目标温度），可接受温度为33～34.5℃，同时直肠温度维持在34.5～35℃。

2. 全身亚低温直肠温度维持在33.5～34℃（目标温度），可接受温度为33～34.5℃。

（五）临床管理重点

1. 避免高温，关掉任何暖气装置。

2. 持续直肠温度监测，注意不要造成过度冷却，避免复温过程中体温过高。

3. 每天进行神经系统评估；持续的脑电图、生命体征监测。

4. 每天进行血常规、生化、凝血功能及代谢参数检测。

5. 每天行头颅超声检查。

6. 避免不必要的刺激，提供足够的镇静；及时控制惊厥。

7. 注意低温后期的并发症，包括肺部感染、免疫抑制等。

8. 复温过程可能出现并发症如惊厥复发，注意监测。

三、亚低温治疗的监护

低温的不良反应与围生期窒息本身的表现有时很难区分，尽管目前的对照研究罕见有不良反应，除原发病的综合监护外，亚低温实施过程中仍需要意密切监护，包括以下内容。

1. 循环系统　心排血量下降、心动过缓、低血压、心律失常、出现Osborn波（J波）。

2. 血液系统　血小板减少、血液黏滞度增加。血小板减少症（$< 150 \times 10^9/L$）可能在体温降低时出现，然而，严重的凝血障碍和出血并没有更多的报道。

3. 代谢指标　维持电解质平衡，注意低血糖、代谢性酸中毒。

4. 肝、肾功能　防止液体过载；注意低温下药物（吗啡、抗惊厥剂和氨基糖苷类药物等）代谢时间的改变。

5. EEG监测　①所有罹患脑病和（或）惊厥的新生儿，都应该进行至少24小时的常规EEG监测；②aEEG不能够检测到所有的惊厥发作；③新生儿常见临床症状不明显的惊厥，尤其在应用了Luminal后，因此需要EEG监测；④复温过程中惊厥发作可能复发，建议继续EEG监测。

四、亚低温治疗的护理干预

（一）体温管理

一旦患儿家属签署知情同意书，护士应立即关闭辐射台或温箱等加温设备，而不必等待相关物品准备到位；当然，更加理想的是患儿原本就处于被动低温状态。待物品准备到位后立即实施亚低温治疗。实施亚低温期间，严密监控体温情况。

1. 诱导阶段　一般要求在 1～2 小时达到目标温度。

2. 维持阶段　要求体核温度恒定或小范围波动（不超过 0.2～0.5℃），一般维持 72 小时。

3. 复温阶段　强调缓慢复温。复温过度（>38.0℃）或过快均可能对 HIE 患儿造成不利影响，削弱低温治疗的效果、降低神经保护效应，应避免。复温速度一般为每 2 小时升高 0.5℃。建议在复温后的 24 小时内继续保留直肠温度探头，目标温度为 36.0～36.5℃，确保婴儿头部无覆盖物，自然冷却。

4. 具体实施方法

（1）婴儿放置于远红外辐射式抢救台或暖箱中，优先选择远红外辐射式抢救台。

（2）关闭远红外辐射式抢救台或暖箱电源。

（3）新生儿尽量裸露，除去身体部位一切可能的加温设施。

（4）选择合适的冰帽或冰毯。冰帽覆盖头部，但不遮盖眼睛；冰毯覆盖躯干和大腿。

（5）婴儿的体温对环境的热变化非常敏感，塑料薄膜覆盖有助于避免温度的波动。

5. 肠温监测　亚低温治疗中，持续的直肠温度监测是必需的，因为在不监测核心温度的情况下主动冷却可能会导致婴儿过度冷却。皮肤温度不应被使用，由于皮肤血管收缩和环境温度改变，皮肤和直肠温度之间可能存在很大的差异。温度探头放置的具体要求如下。

（1）直肠温度探头：插入直肠 5cm 左右，并固定于大腿一侧。

（2）鼻咽部温度探头：放置长度相当于鼻孔至耳垂的距离，蝶形胶布固定。

（3）食管温度探头：放置长度相当于鼻孔至耳垂，然后向下至剑突的距离再减4cm，蝶形胶布固定。

（4）温度探头放置后应标记位置，以防滑脱。

（二）呼吸系统管理

低温可导致呼吸变浅、频率减慢，潮气量和换气量减少，出现二氧化碳潴留，甚至呼吸抑制，护士应密切观察婴儿呼吸频率、节律、呼吸动度及血氧饱和度变化情况。有条件可以监测经皮氧分压（$TcPO_2$）及二氧化碳分压（$TcPCO_2$）；避免低二氧化碳分压，因为会减少脑灌注（PCO_2目标值 $40 \sim 55mmHg$）；避免高氧分压，因为会增加氧化应激（PO_2目标值 $50 \sim 100mmHg$）。$TcPO_2/TcPCO_2$ 作为无创血气分析的监测技术，具有连续、无创的优点，可避免反复采血，减少刺激。低温时，咳嗽反射和吞咽反射被抑制，呼吸道分泌物容易积聚。必须重点关注气道管理，做好气道加温加湿；机械通气时湿化器温度按常规设置为37℃，必要时吸痰。由于患儿处于抑制状态，容易并发肺不张，有条件可进行床旁肺部B超检查，根据肺部具体情况针对性进行排痰和肺复张。

（三）循环系统管理

1. 低温状态下常见心动过缓，甚至心律失常，严重时可出现心室颤动，因此，治疗过程中要求严密观察心率变化情况。低温时每分钟心率通常会低至 $90 \sim 100$ 次，监护仪报警值可设置为每分钟80次，如果心率持续降低或者出现心律失常，应及时报告医生，必要时停止亚低温治疗。低温治疗过程中通常会观察到窦性心动过缓和Q-T间期延长，因此，在正常范围内的心率可能表明婴儿正承受压力应激，提示可能需要更深层的镇静。

2.心排血量（cardiac output，CO）可能会有暂时性下降，复温后可恢复。低血压常见，建议留置动脉留置针持续监测有创血压，维持平均动脉压（MAP）＞40mmHg，治疗上根据血流动力学监测结果酌情选择多巴胺和（或）多巴酚丁胺。如果积极支持治疗下患儿仍持续低血压，平均动脉压＜35mmHg，应及时报告医生。

3.低温下肺血管阻力可能增加，但未见因持续的肺动脉高压而增加死亡的报道。如果发生肺动脉高压，可以使用一氧化氮，但应避免高氧。

（四）神经系统管理

亚低温本身对脑组织无损伤，但低温可能会掩盖颅内出血的症状，应警惕。复温过快可导致颅内压增高，因此，应注意颅内压的监测，严密观察意识、前囟、瞳孔及四肢肌张力情况，必要时给予镇静、脱水等治疗。

（五）动、静脉通路管理

1.亚低温治疗期间患儿多数需禁食，需要静脉输入TPN，由于TPN为高渗液体，外周静脉输入易发生外渗；同时，由于患儿体温过低，血管收缩，穿刺难度大，故亚低温期间首选中心静脉（PICC或脐静脉）置管或腋静脉。腋静脉属大静脉，其具有易穿刺、留置时间长、可耐受较高渗透压等特点，可作为亚低温治疗期间的主要静脉通路。

2.为方便血流动力学管理，亚低温期间常需要留置动脉留置针行有创血压监测，由于低温状态下末梢循环较差，容易导致血栓形成，应密切观察留置动脉留置针侧肢体血供情况。观察局部皮肤颜色有无发白、花纹，留意肢端温度、血管搏动等情况。同时，亚低温下婴儿皮肤可能发暗发灰，影响护士对动脉栓塞的观察及判断，护士在护理过程中应特别注意。

（六）皮肤管理

窒息亚低温治疗下皮肤血管收缩易发生冻伤、硬肿及压疮，特别是皮肤的低位（如骶尾部和耳朵等）。治疗过程中，护士要及时评估患儿的全身皮肤情况，做好皮肤护理，每1～2小时变动1次体位及按摩背部受压皮肤，使用纱块保护患儿双耳以防冻伤；每4小时检查全身皮肤1次，每班交接患儿皮肤完整性，一旦出现并发症，尽快给予局部保暖等处理；如果皮肤发暗发灰，但SpO_2正常，则不需特殊处理，报告医生并密切观察即可。

（七）发展性照护

保持病房安静、光线幽暗，控制噪声≤55分贝。在低温治疗过程中婴儿应避免压力，因为它可能会削减亚低温治疗的神经保护作用，因此，可考虑应用吗啡。患儿置于舒适体位，模拟宫腔环境，使用鸟巢式护理。不舒适会引起患儿躁动，进而导致体温上升而影响降温，护士应结合心率加快、血压增高等生命征的变化及时评估，并采取适当的药物和非药物（如给予安抚奶嘴、少量口服5%GS等）干预措施缓解婴儿不适感。

（列锦艮 何晓光）

主要参考文献

鲍秀兰.新生儿行为和0～3岁教育［M］.北京：中国少年儿童出版社，1995.

蔡桂兰.新生儿行为神经测定临床应用价值分析［J］.青海医药杂志，2015，31（7）：18-19.

陈杭健，陈京立.住院早产儿父亲情感体验的质性研究［J］.中华护理杂志，2015，50（5）：625-628.

崔炎.儿科护理学.5版.北京：人民卫生出版社，2014.

谷传丽，姜春明.新生儿败血症诊断进展［J］.中华围产医学杂志，2018，21（5）：346-349.

郭惠子，田红霞，张宁.NICU早产儿父母压力护理的研究进展［J］.中华现代护理杂志，2017，23（6）：885-888.

黄小斐，林峰，等.新生儿体温不同测试方法研究［J］.护士进修杂志，2006：21（5）.

黄雪群，刘绍基，黎小玲.初生24小时内新生儿体温异常及其影响因素［J］.实用儿科杂志，2007，22（23）：1772-1807.

江载芳，申昆玲，沈颖.褚福堂实用儿科学［M］.8版.北京：人民卫生出版社，2015.

江载芳，申昆玲，沈颖.等.实用儿科学［M］.北京：人民卫生出版社，2015.

孔德凤，马莉.实用新生儿护理［M］.山东科学技术出版社，2002.

李天浩，林新祝.新生儿细菌感染的预防性管理策略［J］.中华新生儿科杂志，2017，32（6）：473-475.

李小妹，朱京慈，卜秀梅，等.护理学导论［M］.2版.北京：人民卫生出版社，2011.

立晶，沈蓓蓓，唐晓武，等.新生儿血压的研究进展［J］.齐齐哈尔医学院学报，2012，33（10）：1350-1352.

刘富菁，顾莺.危重新生儿医源性皮肤损伤的护理进展［J］.上海护理，2011，11（1）：67-70.

刘敏.实用新生儿治疗学［M］.青岛：中国海洋大学出版社，

2008.

刘亚丽，许丽，魏克伦.出生早期新生儿低体温及防治现状［J］.中华实用儿科临床杂志，2017，32（2）：158-160.

刘志伟，陈惠金.新生儿低血糖的诊断与治疗［J］.临床儿科杂志，2010，28（3）：212-219.

卢岩，高玲玲，王平.住院早产儿父母的心理需求及其影响因素研究［J］.中华护理杂志，2005，40（4）：247-250.

陆宇晗.我国安宁疗护的现状及发展方向［J］.中华护理杂志，2017，49（1）：659-664.

蒙景雯，陈华，李变.以家庭为中心的护理方案对早产儿家长照顾能力的影响［J］.护理学杂志，2017，32（9）：5-7.

皮玉菊，廖华.早期新生儿行为神经评分的影响因素分析及干预对策［J］.中国实用神经疾病杂志，2014，17（19）：16-17.

邱岸花，邓靖怡.新生儿病区院内感染的护理管理［J］.南方护理学报，2005，12（1）：83-84.

邵肖梅，叶鸿瑁，丘小汕.实用新生儿学［M］.4版.北京：人民卫生出版社，2011.

邵肖梅，叶鸿瑁，丘小汕.实用新生儿学［M］.4版.北京：人民卫生出版社，2013.

邵肖梅.亚低温治疗新生儿缺氧缺血性脑病方案（2011）［J］.中国循证儿科杂志，2011，6（5）：337-339.

苏绍玉，胡艳玲.新生儿临床护理精辟［M］.北京：人民卫生出版社，2017.

苏绍玉，胡艳玲.新生儿临床护理精粹.北京：人民卫生出版社，2018.

孙献梅.实用新生儿危重症监护学［M］.山东：济南山东科学技术出版社，2011.

王文亮，李红.新生儿低血糖68例临床分析［J］.海南医学院学报，2011，17（4）：546-548.

王颖，桑田.早产儿呼吸窘迫综合征的呼吸支持策略及研究进展［J］.中国小儿急救医学.2014，21（10）：613-621.

魏克伦，刘绍基.新生儿常见疾病的诊断与处理［M］.北京：人民卫生出版社，2013.

魏克伦.新生儿急救手册.北京：人民卫生出版社，2012.

肖昕，周晓光.新生儿重症监护治疗学［M］.江西：南昌江西科学技术出版社，2008.

薛辛东，富建华."新生儿机械通气常规"解读［J］.中华儿科杂志，2015，53（5）：331-333.

张欣，李时雨，陈京立.新生儿重症监护室临终关怀护理研究进展［J］.中华护理杂志，2012，47（6）：574-576.

张玉侠.实用新生儿护理学［M］.5版.北京：人民卫生出版社，2015.

张珍，陈戟.新生儿皮肤护理［J］.临床儿科杂志，2016，34（4）：318-320.

赵继军.疼痛护理学［M］.2版.北京：人民军医出版社，2010.

赵燕琳，侯宁.健康足月新生儿行为神经测评影响因素研究［J］.山西医药杂志，2015，44（4）：428-429.

中华儿科杂志编辑委员会，中华医学会儿科学分会新生儿学组，中华医学会儿科分会儿童保健学组.早产儿/低出生体重儿喂养建议.中华儿科杂志，2009，47（7）：508-510.

中华医学会肠内肠外营养学会科学组，中华医学会儿科学分会新生儿学组，中华医学会小儿外科学分会新生儿学组.中国新生儿营养支持临床应用指南.中华小儿外科杂志，2013，34（10）：782-787.

周明芳，藤本荣子，晏玲，等.新生儿重症监护室出院早产儿母亲育儿生活体验的质性研究［J］.中华护理杂志，2012，47（8）：680-682.

American Association of Colleges of Nursing（AACN）.CARES：Competencies and rec ommendations for educating undergraduate nursing students：preparing nurses to care for the seriously ill and their families.［EB/OL］.［2016-01-08］.http：//www.aacn.nche.edu/elnec/New-Palliative-Care-Competencies.pdf.

Dombrowski MA，Anderson GC，Santori C，Burkhammer M.Kangaroo（skin-to-skin）care with a postpartum woman who felt depressed.MCN Am J Matem Child Nurs，2001.

Donabedian A.The quality of care，how can it be assessed？［J］.JAMA Pediatr，1988，260（12）：1743-1748.

Doyle K J，Bradshaw W T.Sixty Golden Minutes［J］.Neonatal Netw，2012，31（5）：289-294.DOI：10.1891/0730-0832.31.5.289.

Lebiedz P，Meiners J，Samol A，et al.Electrocardiographic changes during therapeutic hypothermia.［J］.Resuscitation，2012，83（5）：

602-606.

Liu L, Yenari M A.Therapeutic hypothermia: neuroprotective mechanisms. [J].Frontiers in Bioscience A Journal & Virtual Library, 2007, 12 (3): 816.

Lunze K, Hamer D H.Thermal Protection of the Newborn in Resource-limited Environments [J].J Perinatol, 2012, 32 (5): 317-324.DOI: 10.1038/jp.2012.11.

Maiook SA, Sulliva MC, Salisbury A, et al.Variation of NICU sound by location and time of day [J].Neonatal Netw, 2010, 29 (2): 87-95.

Mancuso T, Burns J.Ethical concerns in the management of pain in the neonate [J].Paediatr Anaesth, 2009, 19 (10): 953-957.

McCann ME, Bellinger DC, Davidson AJ, et al.Clinical research approaches to studying pediatric anesthetic neurotoxicity [J]. Neurotoxicology, 2009, 30 (5): 766-771.

Milford CA, Zapalo BJ, Davis G.Transition to an individualroom NICU design: process and outcome measures [J].Neonatal Netw, 2008, 27 (5): 299-305.

Mueller C, Karon SI- ANA nurse sensitive quality indicatorsfor long term care facilities [J].J Nurs Care Qual, 2004, 19 (1): 39-47.

Rajadurai V S.Therapeutic hypothermia for neonatal hypoxic-ischaemic encephalopathy [J].Early Human Development, 2010, 86 (6): 361-367.

Sharma A.Provision of Therapeutic Hypothermia in Neonatal Transport: A Longitudinal Study and Review of Literature [J]. Cur ē us, 2015, 7 (5): 270.

Sheila H, Claire S.Effectiveness of bereavement interventions in neonatal intensive care: a review of the evidence [J].Seminars in Fetal &Neonatal Medicine, 2008: 13 (2): 341-356.

Takenouchi T, Iwata O, Nabetani M, et al.Therapeutic hypothermia for neonatal encephalopathy: JSPNM & MHLW Japan Working Group Practice Guidelines Consensus Statement from the Working Group on Therapeutic Hypothermia for Neonatal Encephalopathy, Ministry of Health, Labor and Welfare (MHLW), Japan [J]. Brain & Development, 2012, 34 (2): 165-170.